细说40周
孕育 202 个细节

XISHUO 40ZHOU
YUNYU 202GE XIJIE

—— 陶红亮　徐　山◎编著 ——

上海科学技术出版社

图书在版编目（CIP）数据

细说 40 周孕育 202 个细节 / 陶红亮，徐山编著 . —上海：
上海科学技术出版社，2015.1
ISBN 978-7-5478-2437-5

Ⅰ. ①细… Ⅱ. ①陶… ②徐… Ⅲ. ①妊娠期 - 妇幼保
健 - 基本知识 Ⅳ. ① R715.3

中国版本图书馆 CIP 数据核字（2014）第 254559 号

细说 40 周孕育 202 个细节

陶红亮 徐 山 编著

上海世纪出版股份有限公司
上海 科 学 技 术 出 版 社 出版
（上海钦州南路 71 号 邮政编码 200235）

上海世纪出版股份有限公司发行中心发行
200001 上海福建中路 193 号 www.ewen.co
浙江新华印刷技术有限公司印刷
开本 700×1000 1/16 印张 16.5 字数：280 千字
2015 年 1 月第 1 版 2015 年 1 月第 1 次印刷
ISBN 978-7-5478-2437-5/R·821
定价：29.80 元

本书如有缺页、错装或坏损等严重质量问题，
请向承印厂联系调换

❊ 前 言 ❊

每一位婚后的女性，在享受甜蜜的爱后，都会想要孕育一个聪明、可爱的宝宝。从精子和卵子顺利结合的那一刻起，胎儿点滴的变化都会牵动准爸爸、准妈妈紧绷的神经。然而，生活中不知有多少人面临着怀孕的困境，在妊娠经历中半途而废。孕育是一个很艰难的过程，也是一种无比幸福的体验。想要健康的宝宝如期而至，需要在孕育过程中精心呵护，全身心用爱去浇灌。

孕育就好比种庄稼，只有先拥有精壮的种子、肥沃的土壤、充足的空气和养分，禾苗才能茁壮地成长。而孕育的"种子"就是精子和卵子的结合体——受精卵。在女性的排卵期，男性的精子通过女性子宫进入输卵管，与卵子结合，并至子宫中扎根发育，这也就意味着胎儿正式开始从无到有，一点点地发育成长。

怀孕几乎是每一位女性难免的经历，也是人生中一件很重大的事，然而现实中有很多人不把这件事放在心上，所谓的随遇而安、顺其自然，其实是一种逃避的借口。很多人由于不注意优生问题，甚至有的没有做好身体和心理的准备就未婚先孕，最终追悔莫及。

夫妻双方要有孕育宝宝的蓝图：想要优生，一定要做好孕前准备。怀孕过程是很幸福的，也是很艰辛的。一旦宝宝开始在子宫中发育，生活将会翻开新篇章，只有合理规划，做好准备，才可能孕育出健康的宝宝。这样的准备包括：选择最佳孕期，养成良好的习惯，告别烟酒，加强营养补充，制定一套适合自己的健身计划，保持良好的心态，等等。

在决定怀孕之前，面对不得不考虑的现实问题，可以多问自己几个"是否"。如夫妻是否都愿意要宝宝？是否愿意为孕育宝宝而付出时间和精力？是否掌握了以后照顾和教育宝宝的方法？是否能协调好宝宝出生后的家庭关系？是否……只有周全地考虑孕育过程中可能出现的每一个问题，才能做到有备无患，才会减少烦恼，避免后悔。

除了孕前准备，10个月的孕育期是一个重要的里程，这段岁月的保健直接决定宝宝的健康，同时也决定着孕妈妈的健康和安危。临床育儿医学将孕期分为孕早期、孕中期和孕后期，本书也是根据宝宝生长的自然规律，按照类似的顺序阐述，为大家提供全面的理论指导。

孕早期，受孕10天左右就能测试出是否怀上了宝宝，这时孕妈妈的幸福之情油然而生。在这个时期，宝宝会有什么样的变化？孕妈妈又会发生什么样的变化，出现哪些不适，又该如何应对呢？对于孕妈妈来说，早期妊娠反应不可避免，如出现呕吐、头晕、嗜睡等。孕早期是胎儿发育极不稳定的时期，孕妈妈一定要安心养胎，要随着时间的推移调整饮食、摄取足够的营养，适当增强体育锻炼，保持轻松愉悦的心情，因为胎儿的发育会受到妈妈心情的影响。

孕中期，胎儿的发育进入相对稳定的时期，这也是孕妈妈感觉最舒适的阶段。孕妈妈可以适时调整生活状态，以更加轻松的姿态迎接每一天。不过，这时的宝宝也将变得不安分，孕妈妈常会感觉到明显的胎动；胎儿需要更多营养；胎儿身体一天天长大，开始能感受到外界的声音，这时就可以对其开展胎教，比如时常听听轻音乐，对着宝宝讲故事、唱唱动听的歌曲等，在培养宝宝感知能力的同时，也放松着孕妈妈的身心。

孕妈妈的腹部会逐渐隆起，以前苗条的身材消失得无影无踪，因而要全面认识自己的身体变化，接纳任何身体上的变化，以保证胎儿健康地成长。宝宝在子宫里活跃地成长着，胎动越来越明显，孕妈妈要注意监测胎动，如果胎动异常，需要及时就诊，以免造成不良后果。

孕后期，宝宝会安分起来，胎动的幅度会越来越小。不要因为宝宝的活动减少而产生不良情绪，因为这会影响宝宝的发育。为了保证孕妈妈和胎儿的健康，体检变为每周1次，而且每次检测都有各自重点。这样的体检很有必要，不要因为害怕麻烦而不去检查。

从孕37周开始，宝宝就可算足月儿，随时都可能降临到这个世界。所以，要提前做好准备，比如宝宝的衣服、孕妈妈的必需品、待产的医院、分娩方式、工作安排等，一切都要妥当安排，孕妈妈调整好心情，充分休息调养，耐心等待宝宝降生的那一刻。

　　如今由于受到环境污染、工作压力、缺乏营养、缺乏孕育技巧等因素影响，不少人在怀孕过程中不经意间造成了流产，胎儿先天畸形、智力低下等情况也屡见不鲜。本书详细介绍了孕前准备、孕中的饮食、运动保健技巧、分娩事项等方面的知识，孕妈妈们可以根据自己和胎儿的每一个细微的变化，在书中找到相应对策。希望广大正准备怀孕或已经怀孕的朋友们更好地度过40周的育儿历程，避免在怀孕过程中出现令人惋惜的情况。

　　本书将实用的孕育经验传授给大家，为朋友们提供理论指导，希望大家能在孕育前做好功课，以轻松、愉悦的姿态走过关键的孕育期，最终分娩出一个健康、聪明的宝宝。

编著者

⊰目 录⊱

孕中期 胎儿迅速成长

孕晚期　做好迎接宝宝的准备

准备篇　甜蜜的期盼

　　孕育出一个健康、聪明的宝宝，是准妈妈、准爸爸共同的心愿。而想要实现这样的心愿，从夫妻开始实施"造人计划"之前就需要做好充分的孕前准备。做个简单的比喻：耕作时只有种下基因优良的种子，加上良好的培育，才能长出苗壮的幼苗，孕育的道理也同样如此。很多人没有孕育计划就怀孕，容易由于在怀孕过程中没有科学对待而孕育了一个不健康的胎儿，悔恨不已。所以，夫妻双方必须在孕前先做好生理与心理、物质和精神的准备，再开始妊娠期的生活。

科学制定孕前计划

　　为保证孕妈妈拥有一个健康的身心，以饱满的精神状态迎接宝宝的降临，需要制定一个为期1年的孕育计划。有人会觉得1年的时间太漫长，准备怀孕也有那么多的事要做吗？每个人的情况不同，你可以针对自己的情况，按部就班地进行准备。

　　提前12个月：开始记录体温变化，做一次全面的身体检查。根据体温的变化周期，你可以更好地掌握自己的生理周期。身体检查包括妇科检查、血常规、尿常规、肝功能、血压、口腔检查等，还有艾滋病毒等检查，如有发现异常及时治疗。

　　提前11个月：注射乙肝疫苗。我国目前还没有专为女性设计的怀孕免疫计划，不过专家建议有两种疫苗最好能注射：一是风疹疫苗，二是乙肝疫苗。

　　提前10个月：改变不良的生活习惯。戒掉烟、酒、咖啡、软饮料等对身体有刺激的东西。尤其是烟和酒，父母都要禁止。妈妈要有一套锻炼身体的计划。在饮食方面多吃新鲜水果和蔬菜，增加维生素和钙等微量元素的吸收。

　　提前8个月：注射风疹疫苗。这是为了避免孕期感染风疹病毒而导致胎儿畸形。

　　提前6个月：考虑停服有致畸作用的药物，去看一次牙科。有的药物含有致畸成分,可能引起胎儿畸形。因此,要在怀孕前一段时间停服,使身体有充足的时间代谢掉有害物质。另外,牙病不仅影响妈妈的健康,还会导致胎儿发育畸形、早产甚至流产,所以要及早诊治。

提前 5 个月:抗体检测。检查一下注射乙肝和风疹疫苗后,是否有抗体产生。如果没有应该补种。

提前 3 个月:补充维生素,尤其是叶酸,停服避孕药。提前补充叶酸,可以预防胎儿神经管畸形的发生。

提前 1 个月:更好地清洁牙齿,放松心情。平时就应该定时清洁牙齿,保证牙齿健康,准备怀孕了更是如此。注意清洁牙齿,整个孕期都不会受牙病的困扰。

孕育箴言

孕前良好的计划是宝宝健康的前提。优生优育,没有良好的计划就无从谈起,所以说,孕前应先从各个方面做好准备,以便孕育一个健康、聪明、可爱的宝宝。

做好孕前检查

为了拥有一个健康可爱的宝宝和一个幸福美满的家庭,夫妻双方做一个孕前检查是非常必要的,切不可掉以轻心。这一检查可以在很大程度上防止生下畸形宝宝或患有先天性疾病的宝宝。

男性的检查要在停止性生活至少 1 周后进行,其检查的项目主要包括以下几项:

其一,精液检查。目的是检查精子是否健康,了解男性的精子质量。

其二,生殖系统检查。目的是明确男性有无生殖道感染等生殖系统疾病。及时明确有无性病,发现后要马上给予治疗,以免对胎儿造成伤害。

女性孕前检查的项目比较多,应在例假结束后检查,以最基本的身体检查为主,了解生殖系统及阴道有无炎症。孕前检查的重要检测对象是生殖器官以及与之相关的免疫系统等。检查项目主要包括:肝、肾功能,血常规,尿常规,心电图,染色体,基础体温测定,TORCH,等等。

血常规检查:主要是判断是否贫血,血红蛋白正常值是100～160克/升。轻度贫血对孕妈妈及分娩的影响不大,重度贫血可引起早产、低体重儿等。

尿常规检查:正常情况下,尿检的各项指标均为阴性。如果蛋白阳性,提示有妊娠高血压、肾脏疾病的可能。如果糖或酮体阳性,说明有糖尿病的可能,需进一步检查。如果发现有红细胞和白细胞,则提示有尿路感染的可能。

血型检查:检查血型,以备生产时输血,女性了解自己的血型十分重要。

宫颈刮片检查:子宫是宝宝在母体内发育10个月的地方,若该处存在病灶,会影响胎儿发育。所以应进行一个简单的宫颈刮片,以及时发现疾病,孕前进行治疗。

肝、肾功能检查:检查女性有无肝炎、肾炎等疾病,怀孕时肝脏、肾脏的负担会加重。如果检查指标超过正常范围,提示肝、肾功能异常,怀孕会使原来的疾病更加严重。

当然,女性孕前检查的项目远不止这些,比如还有乙型肝炎病毒检查、丙型肝炎病毒检查、梅毒血清学试验、淋病的细菌学检查、获得性免疫缺陷综合征(艾滋病)的血清学检查、唐氏综合征产前筛查以及麻疹抗体检查等。我们只需有所了解,积极入院检查,其他工作则由医生完成。

孕育箴言

> 孕前检查是保证父母健康的方法,更是保障宝宝健康的重要途径。做好检查,才不至于将某些疾病遗传给宝宝,使宝宝能健健康康地来到人世间。孕前检查包括夫妻二人的检查,而且宜在打算受孕前3～6个月进行检查。

学会推算排卵期

月经周期规律的女性,排卵一般发生在月经周期28日的中间,即下次月经前14日左右。如果月经周期不规则,下次月经的日期不好计算,可粗略推算本次月经后的第15日为排卵日,其排卵期计算公式为:排卵期第一日＝最短一次月经周期天数减去18日;排卵期最后一日＝最长一次月经周期天数减去11日。

育龄女性一般每月排卵1～2个,可由左右两侧卵巢轮流排出,或由一侧卵巢连续排出。只单纯根据月经周期进行推算有时尚不能确定排卵日期,因为排卵与环境、情绪、身体健康状况、性生活、服避孕药等因素有关。以下方法也有助于测定排卵日期。

1.基础体温的测量

基础体温是早晨醒后未进行任何活动时,躺在床上测得的体温,它能间接地反映卵巢的功能。排卵前基础体温比正常体温低,在排卵时体温继续下降0.1～0.2℃,排卵后体温立即升高0.3～0.5℃,一直到月经来潮前,来潮前1～2日,体温又会下降。即所谓的双相曲线,表示有排卵。如体温始终接近同一水平,称单相曲线,表示无排卵。

受测者需经睡眠6～8小时后测。把所测数据记录在坐标纸上,连续测量2～3个月经周期。

2.白带的观测

白带的质和量随月经周期变化。例假结束后,白带色白、量少,呈糊状。在月经中期卵巢即将排卵时,由于宫颈腺体分泌旺盛,白带增多,透明、微黏、似蛋清样。排卵2～3日后,白带变混浊、稠黏而量少。月经前后,因盆腔充血,阴道黏膜渗出物增加,白带常常增多。

3.比林斯法

这是一种自我观察宫颈黏液并预测排卵的方法。既可用于避孕,又可用于受孕。每晚临睡前,用手纸擦一下阴道口(不要擦入阴道内),观察手纸上黏液的透明度、量、拉丝度(用空白手纸轻贴手纸上的黏液后慢慢拉长),并把外阴的感觉(干燥或湿或滑)记录下来。滑的感觉可能持续1～3日。滑润感的最后一天称为"黏液高峰日"。月经过后开始产生黏液的第1日到"黏液高峰日"后第3日视为可孕期,其余为安全期。

孕育箴言

首先计算孕妈妈的排卵期,然后在合适的时间同房,以提升受孕的成功率。综合各方面条件,选择最理想的受孕日。在排卵期前,应有计划地减少同房的次数,以保证精子的数量和质量。

选择合适的受孕季节

宝宝在合适的时间出生，不论对父母还是宝宝都有好处。那么，到底孩子何时出生较好呢？有专家做过一项研究，查证那些世界上著名的伟人与科学家出生的时间，结果发现他们大都在3月、4月、5月出生。这种"巧合"说明了出生可能也是有最佳时期的。按照出生时间推算，这些人的生命是在上一年的6月、7月、8月开始，其中以6月、8月最为理想。

6月左右怀孕的好处主要有这些：一般怀孕42日开始出现恶心、呕吐、厌食等早孕反应，若此时期摄入营养不足，会影响胚胎发育。6月左右怀孕，到反应期正值8月、9月，蔬菜水果丰富，可不断调换品种，变换口味，改善饮食，保证营养物质的供应；早孕反应在怀孕3个月后逐渐消失，此时正值秋天，新鲜瓜果更多，营养更充足。

秋冬或冬春季节交替时，气温变化较大，人们容易感冒。怀孕前3个月的胚胎，各器官刚开始发育，母体感冒易导致胎儿畸形。而6月左右怀孕者，到此时胎儿各器官已发育成形，此忧虑减少。

孩子降生于3月，初生的3个月在春天度过，气温不冷不热。到6月后，天气变暖，可以把孩子抱出室外，经常晒太阳，防止佝偻病等缺钙性疾病。

8月也是怀孕的好时节。8月正值初秋时节，天气凉爽，炎热天气造成的体力消耗正在恢复。各种含有维生素的新鲜瓜果、蔬菜均已上市，肉、蛋、鱼等也很充足，为母体及时摄取并储备各种营养创造了有利的条件。

隆冬到来之际，流行性感冒病毒和风疹病毒开始流行，不过这时的孕妈妈已平安地度过了胎儿最易感染病毒的致畸敏感期。

到了养教并重的妊娠中后期，已是春暖花开、景色宜人之时，这样，就可以为胎教提供理想的外界环境，有助胎儿健康发育。

待到临产时，正是凉热适宜的春末夏初，既可以避免婴儿出生后天气太热而出痱子，又容易为哺乳的母亲提供较丰富的新鲜食品，还有利于产后的身体迅速恢复。

凡事不能一概而论。受孕季节的选择一般以夏、秋季节最好,能巧妙避开流行病毒感染,保证母子合理的营养结构和营养量,春、夏季节分娩可为产妇和婴儿提供易于恢复和生长的良好气候条件。但同时还要考虑夫妇双方的身体条件、精神状态等因素。

孕前生活禁忌多

为了能怀上健康的宝宝,夫妻双方尤其是女性,在孕前的居家生活中要多注意,因为稍不谨慎就可能会导致未来的胎儿不健康。

孕前女性最忌讳的就是频繁接受X线照射。女性在怀孕前一段时间内要避免受X线照射。据调查表明,不少宝宝有三色盲现象,而在他们出生之前母亲腹部都曾接受过X线照射。

有些女性因病需要长时间服用某些药物。而药物中如激素、某些抗生素、止吐药、抗癌药、治疗精神病药物等,会不同程度地影响生殖细胞。卵子成熟约需14日,在此期间卵子最易受药物影响。因此,长期服药的女性不要急于怀孕。通常,女性在停服药物20日后受孕,就不会影响下一代。当然有些药物影响的时间可能更长些,最好在准备怀孕时请医生指导,然后确定怀孕时间。

孕前女性最好不要染发,尽量不要接触有害化学物质。因为脱色脱染剂的主要成分有过硫酸铵、过硫酸钾、过硫酸钠等,这些成分可能会影响胎儿的安康。另一方面,工作中常接触有害化学物质的孕前女性,应增强防护或更换工作。

孕前女性不要从事繁重的工作劳动,除适度的公务、劳务之外,应暂时停止繁重的工作劳动,尤其是所从事工作以体力劳动为主的人,应掌握好劳动时间和劳动强度。

孕前不要住进刚装修完的新房,因为刚装修完的房内残留着很多有害物质,这些有害物质会增加胎儿的畸形率。

虽然孕前生活禁忌多,但锻炼和合理的饮食必不可少。夫妇宜经常开展体育锻炼,保持身体健康。锻炼项目有跑步(慢跑)、散步、做健美操等,节假日还可以从事登山、郊游等活动。

在饮食上，孕前女性要保持饮食平衡。摄取足够的营养，胎儿才能健康地发育。不同食物中所含的营养成分不同，所以吃的品种应当多一些，以确保营养的平衡。

孕妈妈的健康决定着胎儿的健康，妈妈不要做任何可能影响胎儿发育的举动，比如滥用药物、孕前和孕期染发、进行剧烈运动等，否则胎儿可能会无法正常发育。

制定孕育计划后男性注意饮食健康

饮食合理与否，对人体性功能有重要影响，正如古人所云："嗜食醇酒厚味，酿生湿热，流往下焦，扰动精室，则遗精；嗜食辛肥甘，损伤脾胃运化失常，湿热下注，致阳事不举。"这里所说的遗精、阳事不举，均是饮食不当所引起的男性性功能障碍，因此，为了保持正常的性功能，一定要注意饮食的宜忌。

不吃肥甘厚味的食物。因为肥腻之物易伤脾胃，而脾胃运化失常，可导致精气不足，精亏血少，体虚气弱，可致性欲减退。

不吃太咸的食物。因为咸味先入肾，适度的咸味养肾，但饮食过咸则伤肾，而人体性功能的强弱与肾又密切相关。因此，在饮食上宜清淡，多吃补肾益精的食品，如蔬菜、动物肝脏、蛋、鱼、花生、芝麻等。

不吃寒凉的食物。因为过食寒凉的食品，可令肾阳不足，肾阳虚衰，命门大衰，可致精少阴冷，性功能衰退。现在已经发现可导致性功能减退、精子减少、阳痿的食物有菱角、茭白、海松子、兔肉、猪脑等。

日本学者发现，大豆和豆制品、章鱼、鳗鱼、泥鳅、鳝鱼等含有大量生成精子的物质——精氨酸，有利于精子的形成和增强精子的活力；牡蛎含丰富的锌，而人体缺锌会导致性功能下降；动物肝脏、蛋、乳制品、鱼、蟹、贝类、甘蓝、菠菜、芹菜、番茄中富含胡萝卜素；蛋黄、豆类、植物油、鸡肉、麦片、花生、芝麻中含维生素E，而维生素A和维生素E对延缓衰老，避免性功能减退，都有积极作用。这些食物,打算实施"造人计划"的男性都应该多吃。

孕育箴言

> 如果男性营养不足或身体不健康,精子的发育也必将受到影响,精子质量低、存活率不高等情况将时有发生,而这种精子与卵子结合,就难以发育成优质胚胎。

孕前和坏习惯说拜拜

我们都知道,孕前如果夫妻双方有良好的生活习惯,对孕育下一代非常有好处,所以,若打算怀孕的夫妇,必须要在孕前很长一段时间内就戒掉坏习惯。

在饮食上,夫妻双方都要戒掉节食和挑食的坏习惯。节食和挑食会造成某些营养素缺乏,使精子和卵子的活力下降,孕前营养不足还会影响孕初刚形成的胚胎发育。

不要食用腌制食物。腌制食物内含亚硝酸盐、苯丙芘等,长期食用会导致胚胎畸形。

不要过量食用辛辣食物。辛辣食物经常引起正常人的消化功能紊乱,如胃部不适、消化不良、便秘等,妈妈身体不健康,胎儿的营养供给会受影响。

不要过量食用高糖食物。怀孕前若经常食用高糖食物,可能引起糖代谢紊乱,甚至成为潜在的糖尿病患者;怀孕后,由于孕妈妈体内胎儿的需要,孕妈妈摄入量增加或继续维持怀孕前的饮食结构,则极易出现孕期糖尿病。孕期糖尿病不仅危害孕妈妈本人的健康,更重要的是会危及孕妈妈体内胎儿的健康发育和成长,极易出现早产、流产或死胎。

孕前不要减肥。不管哪种减肥方法,都有可能导致孕妈妈和胎儿的营养不良。若用减肥药来减肥,则可能导致妊娠中毒或胎儿畸形。

孕前一定要戒烟、戒酒。不管是男性还是女性吸烟都不好,因为香烟里的烟碱(尼古丁)会影响生殖细胞和胚胎的发育,造成遗传基因方面的突变,进而导致胎儿畸形。吸烟还会引起女性不孕。另外,怀孕后最好不要进入有人吸烟的场所。

嗜酒也会对胎儿造成不利影响，男性嗜酒会导致精子质量下降，女性嗜酒会使受精卵不健全。若在酒后受孕，可造成胎儿发育迟缓、智力低下，甚至成为严重智障者。

要戒掉喝浓茶和咖啡的习惯。茶叶中的单宁酸会降低人体对铁质的正常吸收，易形成缺铁性贫血，女性最好不要饮浓茶；经常喝咖啡则容易流产或早产，所以，孕前女性最好选择无咖啡因的饮料，或尽量减少咖啡因摄取量。

孕育箴言

在怀孕过程中，有的孕妈妈情绪波动较大，变得抑郁、多愁善感，虽然以前不会抽烟喝酒，但是为了缓解压力，会借烟酒消愁，从此一发不可收拾，其实这是孕育时的大忌。

孕前宜补充的食物

孕前营养充足可为女性怀孕后胎儿良好的大脑发育和健康的体格奠定物质基础。胎儿时期是大脑发育最关键的时期之一，一个人的脑结构是否完善，智力水平的高低，在母亲腹中时就受母亲所摄入的食物影响。

现实生活中，孕前营养补充的环节常被忽视。有些女性过分关心自己的体形美，怕吃得好引起肥胖，破坏了苗条的身材，因此极力控制饮食，结果造成营养不良。或者有些女性爱吃的一下子吃得很多，不爱吃的一口不吃，结果造成体内营养处于不平衡状态，没有给受孕准备良好的营养环境。此时受孕不能满足胎儿的营养需要，可造成胎儿发育迟缓，出生后脑细胞数目比正常婴儿少。

所以准备做妈妈的育龄女性，应该注意合理的饮食和均衡的营养，那么等到怀孕时体内就有了充分、全面的营养储备，孕期只需要适当补充一些营养即可，也就不必担心孩子出生后大脑发育不全了。当然决定人智力的还有许多方面，但营养这一因素是很重要的，不容忽视。

说到这里，相信大家都想知道，到底哪些食物是女性孕前最应该吃的呢？

水果：多吃水果对大脑的发育有很大的好处。胎儿在生长发育过程中，细胞不断生长和分裂，需要大量的热量和蛋白质，但合成细胞的每一个步骤,都需要大量天然的有机化合物来促成,这种具有催化作用的特殊物质就是维生素。

小米、玉米:每100克小米和玉米中蛋白质、脂肪、钙、胡萝卜素、维生素B$_1$及维生素B$_2$含量,均是大米、面粉所不及的。营养学家指出,小米和玉米是健脑、补脑的有益主食。

海产品:可为人体提供易被吸收利用的钙、碘、磷、铁等矿物质和微量元素,对于促进大脑的生长、发育,防治神经衰弱,有着极高的效用。

芝麻:《本草纲目》中说芝麻具有"补气、强筋、健脑"的效果。黑芝麻含有丰富的钙、磷、铁,同时含有19.7%的优质蛋白质和近10种重要的氨基酸,这些氨基酸均为构成脑神经细胞的主要成分,必须随时进行补充。

> 胎儿和妈妈的健康需多种营养素来维持,而这些营养并不是一两种食物就能提供的,而是要从多种食物中获取,所以要合理选择食物种类。

叶酸能降低畸形儿发生率

叶酸是一种水溶性维生素,是胎儿在早期神经发育时必需的一种营养物质。如果男性叶酸不足,会降低其精液的浓度,还可能造成精子中染色体分离异常;如果女性叶酸不足,会导致胎儿营养不足。不管是男性还是女性叶酸不足,都可导致畸形儿的产生。

人体胚胎发育的第3～4周是神经管闭合的时期,而一旦缺乏适量的叶酸,作为神经系统雏形的神经管就不能如预期的闭合,进而导致脊柱裂、中枢神经发育异常、无脑等神经管畸形。如果宝宝患有脊柱裂,即使可以存活,也可能留下终身残疾;而无脑畸形属于严重的大脑发育不良,并带有颅骨缺损,这样的胎儿往往会在生产前或刚出生时死亡。

育龄女性在孕前和孕期保证摄取足量的叶酸,能够减少婴幼儿神经性畸形的发生,其中比较重要的是要在孕前就开始摄取充足的叶酸。很多女性是直到怀孕后才开始补充叶酸,但这时其实已经有些晚了,胚胎已经在发育了，胎儿的脑部和脊髓在早期发育时若摄取不到足够的叶酸，会导致发育不健全。因此，在怀孕之前就应该考虑补充叶酸。

含叶酸的食物很多，但由于叶酸遇光、遇热就不稳定，容易失去活性，所以人体真正能从食物中获得的叶酸并不多。如蔬菜贮藏2～3日后叶酸会损失50%～70%；煲汤等烹饪方法会使食物中的叶酸损失50%～95%；盐水浸泡过的蔬菜，叶酸的成分也会损失很大。

因此，孕妈妈要改变一些烹制习惯，尽可能减少叶酸流失，同时增加富含叶酸食物的摄入，必要时可补充叶酸制剂、叶酸片、多维元素片。

当然，叶酸虽然作用很大，但也不能滥补，否则也会给孕妈妈和胎儿造成伤害。比如长期过量摄入叶酸，会干扰孕妈妈的锌代谢，锌一旦摄入不足，就会影响胎儿的发育。所以，孕妈妈最好能在医生的指导下服用叶酸制剂。

孕育箴言

叶酸对胎儿的发育有着无可替代的作用，如果在怀孕头3个月内缺乏叶酸，胎儿神经管发育出现缺陷，就会增加裂脑儿、无脑儿的发生率，还会引起早产等。

孕早期 新生命的孕育

怀孕前3个月被称为孕早期,这是受精卵发育的关键时期。当强壮的精子和成熟的卵子相遇,在女性的子宫"安营扎寨",新生命就开始迈出成长的脚步。这时孕妈妈会因为腹中有了宝宝而无比兴奋,但又常出现呕吐、腹痛等早期妊娠反应,情绪常常陷入低谷而无所适从。孕早期若不注意在生理和心理上进行调试,极容易出现流产、早产、畸形等情形,为此,孕妈妈要注意加强饮食营养、重视运动锻炼、做好孕期体检,确保自身和宝宝的健康,为宝宝的发育打下基础。

怀孕第1周:"孕"程刚刚开始

精壮卵肥的第1周

通常所说的根据月经周期推算的"孕几周"与实际受精的时间有区别。怀孕1周时,尚未形成的胚胎还是存在于爸爸妈妈体内的精子和卵子,受到爸爸妈妈前3个月的营养滋养,长得"精壮卵肥"。虽然这一周精子和卵子还是两个独立的个体,也还未形成受精卵,但是精子和卵子汲取了足够的营养,只等着相遇的那一刻。

当精子与卵子结合时,形成的受精卵不断分裂细胞,移入子宫腔后形成胚泡。胚泡与子宫内膜接触并植于子宫内膜,称为"着床"。着床一般在受精后6～7日开始,在11～12日内完成。着床后的胚胎慢慢长大,这时大脑的发育已经开始,受精卵不断地分裂,一部分形成大脑,另一部分则形成神经组织。

在第1周,女性的身体没有明显变化,也没有什么异常反应,小腹依旧平坦,身材依旧曼妙,只不过经过前3个月的孕前准备,女性的脸色更加红润了。

在这1周,需要叶酸的滋养。孕妈妈准备怀孕的前3个月,医生一般都会叮嘱要及时摄取富含叶酸的食物或者直接进补叶酸,那么在怀孕第1周时,仍要坚持给母体补充叶酸。补充叶酸还可以降低宝宝神经管畸形的发生率,使胎儿发生唇裂的危险减少50%，并且可以减少早产儿和低体重儿的发生率。

孕妈妈在怀孕第1周，还应多摄取含锌多的食物。锌元素主要存在于海产品、动物内脏中，动物性的食物含锌量一般比植物性的食物为多。含锌较多的食物有瘦肉、动物肝脏、蛋、奶制品、莲子、花生、芝麻、核桃、紫菜、海带、虾、栗子、瓜子、杏仁、芹菜、柿子等。

孕育箴言

> 锌是人体必需的元素之一，参与人体的新陈代谢。如果人体缺乏锌元素，新陈代谢就会产生异常。锌促进脑细胞的发育和分裂，对儿童的智力发育起着重要的作用。所以，在怀孕期间，孕妈妈要注意合理补充锌元素。

要吃得有营养

孕早期的膳食营养强调营养全面、合理搭配，避免营养不良或过剩。虽然第1周时精子和卵子还未真正结合在一起，但也一定要遵循这样的饮食原则。

孕妈妈在每天清晨空腹喝1杯白开水或矿泉水，其中最理想的饮料是白开水，其有排毒作用，还能改善器官功能。要避免饮用浓茶、浓咖啡及碳酸型饮料。

孕妈妈一定要改掉不吃早餐的坏习惯，不仅要吃，而且还要保证质量。为了保证足够的营养，最好有50克主食（包括面包或饼干等），1个鸡蛋，250毫升牛奶或豆浆，再配上少量蔬菜。这样丰盛美味的早餐满足了孕妈妈的营养需求，也满足了胎儿（尚未存在的胎儿）的营养需求。

早、中、晚三餐基本要做到定时，并开始按照"三餐加两餐"的方式进食，这也符合少食多餐的健康饮食原则。而总体来说，要遵循以下饮食原则。

少食多餐，勿暴饮暴食：在妊娠期既要注意摄入充分的营养，又要注意饮食有节，无论餐桌上摆的是美味珍馐，还是粗茶淡饭，最好都只吃七八成饱。如果遇到好饭菜便吃十二分饱，会使消化系统的负担骤然增加，轻则造成消化不良、胃炎、肠炎，重则可引起急性胰腺炎等。

晚饭要少吃,进餐时间不要过晚:对常人来说,"晚饭少一口,活到九十九",对孕妈妈也是这样。许多家庭只有晚上全家人才能聚在一起,因此晚餐准备得比较丰盛,也拖得比较晚。全家人边吃边谈,难免吃得过饱,而且时间拉得长。这样会给孕妈妈胃肠道加重负担,也不利于睡眠。孕妈妈的早餐和午餐应丰盛些,晚餐则以稀、软、清淡为好。

怀孕第1周,孕妈妈应适当增加糖类和蛋白质的摄入量,糖类每天150克以上,蛋白质每日不少于40克。另外要确保矿物质、钙质和维生素的供给。

怀孕第1周孕妈妈理想的膳食是:每日牛奶250～500克,鸡蛋2个,瘦肉150～200克,蔬菜250～500克,水果2个,谷类500克;豆制品、鱼、动物肝脏等每周也可加用3次左右。

怀孕后,有的孕妈妈就会出现胃口下降的状况,会感觉不适,因而在饮食方面要少食多餐。普通人一日三餐,怀孕妈妈可以吃4～6餐,每餐进食量适中,别撑着也不能饿着。

孕妈妈不能做的5件事

孕早期很多女性不知道自己是否怀孕,所以无论生活还是工作依然像往常一样。而怀孕后养成良好的生活方式和生活习惯,才能让宝宝在子宫内健康地发育。下面谈一谈哪些是孕妈妈不能做的事。

不能做的事之一:吃嫩火锅。

羊群中弓形虫的感染率为61.4%。弓形虫的幼虫往往藏匿在受感染的羊肉细胞中,而吃火锅时的短时加热并不能杀死寄生在肉片细胞内的弓形虫幼虫。进食后幼虫可在肠道中穿过肠壁随血液扩散至全身,并通过胎盘传染给胎儿,导致胎儿畸形,严重者可发生流产、导致死胎。

不能做的事之二:大量补钙和鱼肝油。

长期大量食用鱼肝油和高钙食品,会引起食欲减退、皮肤发痒、毛发脱落、眼球突出等。同时,有的胎儿出生时已萌出牙齿,除了婴儿早熟的缘故,另一个可能是孕妈妈在妊娠期间大量服用维生素A和钙制剂或含钙质的食品,使胎儿的牙滤泡在宫内过早钙化而萌出。如果因治病需要,应按医嘱服用。

不能做的事之三：熬夜。

生活作息正常，有助于全身各器官和系统的衡定状态，进而提供胎儿稳定的成长环境。经常熬夜会影响孕妈妈本身的生理和心理健康，不利于胎儿的健康成长。

不能做的事之四：戴隐形眼镜。

孕妈妈角膜的含水量比常人高，若戴隐形眼镜，容易因为缺氧导致角膜水肿，从而引发角膜发炎、溃疡。而且一旦眼镜不洁净，极容易感染，甚至最终可能导致失明。

不能做的事之五：染发烫发。

现在的女性都希望能做个漂亮妈妈。但是，从准备怀孕的前3个月开始，诸如摩丝、发胶、染发剂等美发产品都要远离。因为这些产品中的化学成分会阻碍胎儿的骨骼发育。

孕育箴言

对于孕妈妈来说，也许在常人看来只是很小的一件事，却可能会对她们的孕育产生重大影响。只有注意生活中的每一个细节，才能健康妊娠。

避免对胎儿有害的工作

上班族孕妈妈可以参加一般的日常工作，但不宜从事以下可导致流产、早产、胎儿致畸等严重后果的危害母亲及胎儿健康的工作。

其一，繁重的体力劳动。繁重的体力劳动消耗热量很多，增加心脏的负荷，加重孕妈妈的负担，会影响胎儿的生长发育，甚至造成流产、早产。

其二，频繁弯腰、下蹲或攀高的工作。长时间蹲位或弯腰会压迫腹部，影响胎儿发育，可引起流产、早产。孕晚期，行动不便，且常伴有下肢水肿，更不适宜从事这类工作。

其三，高空或危险作业。有跌落危险的作业，距地面2米以上高度的作业以及其他有发生意外事故危险的作业不宜参加。

其四，接触化学有毒物质或放射性物质等的作业。化学有毒物质及放射性物质等有致畸、致癌作用,严重危害母子健康。化学物质中的铅、汞、砷、氮化物、一氧化碳、氮气、苯、甲苯、二甲苯、环氧乙烷、苯胺、甲醛等,在空气中的浓度如超过卫生标准时,应该远离。

其五,高温作业、振动作业和噪声过大的工种。研究表明,工作环境温度过高,或振动很剧烈,或噪声过大,均会对胎儿的生长发育造成不良影响。

其六,接受电磁辐射过多的工种。研究结果表明,电磁辐射对胎儿来说是看不见的凶手,可严重损害胎儿,甚至会造成畸胎、先天愚型和死胎。所以,接触工业生产放射性物质,从事电磁辐射研究、电视机生产以及医疗部门的放射线工作的人员要加强防护。

其七,医务工作者在传染病流行期间,经常与各种病毒感染患者接触,而风疹病毒、流感病毒、巨细胞病毒等会对胎儿造成严重危害。因此,临床医务人员在计划受孕或早孕阶段,如果正值病毒性传染病流行期间,要加强自我保健和防护。

孕育箴言

　　上班族基本上每天要长时间面对电脑,不得不受到电脑辐射的影响。而在怀孕前3个月,胎儿仍然处于胚胎发育期,辐射可使受精卵异常,遗传基因和染色体发生突变,最后造成孕妇流产或胎儿畸形,所以一定要注意防范。

妊娠第1周的推荐菜谱

怀孕期间要调整好自己的身体,拥有健康的身体才能孕育出健康的宝宝,孕妈妈也能保持良好的身体和精神状态,享受孕育带来的快乐。下面是适合孕妈妈的菜谱。

1. 瓜片拌猪肝

【原料】黄瓜200克,熟猪肝150克,香菜50克,海米25克,精盐、味精、酱油、醋、花椒油适量。

【做法】黄瓜洗净,切成3厘米长、0.9厘米宽、0.3厘米厚的片,放在盘内;熟猪肝去筋,切成4厘米长、0.9厘米宽、0.3厘米厚的片,放在黄瓜上;香菜洗净去根,切成

1.5厘米长的段,撒在肝片上;虾米用开水发好,倒入盆内,调料搅匀,浇在瓜片和肝片上即成。

【功效】猪肝含有大量的铁,与新鲜黄瓜配菜,清香味美,增进食欲。

2. 砂仁鲫鱼汤

【原料】砂仁3克,鲜鲫鱼150克,生姜、葱、食盐适量。

【做法】将鲜鲫鱼去鳞、去鳃,剖腹去内脏,洗净;将砂仁放入鱼腹中,投入锅内(以砂锅为好),加水适量,用文火烧沸,汤烧沸后,放入生姜、葱、食盐,即可食用。

【功效】醒脾开胃,利湿止呕,适用于恶心呕吐,不思饮食,或病后食欲缺乏。

3. 咖喱牛肉土豆丝

【原料】牛肉500克,土豆150克,咖喱粉5克,食油10克,酱油15克,盐5克,团粉5克,葱、姜各1克。

【做法】牛肉自横断面切成丝,将团粉、酱油、料酒调汁浸泡牛肉丝;土豆洗净去皮,切成丝;将油热好,先干炒葱、姜,再将牛肉丝下锅干炒后,将土豆丝放入,再加入酱油、盐及咖喱粉,用旺火炒几下即成。

【功效】富含铁、维生素B_2等,适合孕妈妈食用。

孕育箴言

　　中国历来注重膳食调理、养身,妊娠期的调理也离不开"食养"。俗话说"医食同源",膳食调理在补充营养的同时,还可确保身体健康。

怀孕第2周：即将迎来幸运的结合

妊娠第2周的推荐菜谱

　　为了迎接一个健康的胎儿,孕妈妈和准爸爸要多多摄取高蛋白、高脂肪、高热量的食物。孕妈妈应重点吃谷类和海产品。而且,这1周仍要继续补充含叶酸的食品,因为叶酸的摄取是胎儿神经系统正常发育的关键物质之一。

　　胎儿如果缺碘,会造成大脑皮质中主管语言和智力的部分发育不完全,胎儿出生后可能表现为不同程度的聋哑、痴呆、身材矮小、智力低下等,所以,孕妈妈还应注意摄取含碘的食物。

这周给孕妈妈推荐的菜谱为:红烧带鱼、糖醋腌鸡翅。

1.红烧带鱼

【原料】带鱼、葱丝、姜片、蒜片、盐、糖、酱油、水淀粉、料酒、鸡精。

【做法】先将带鱼洗净切段,然后用盐、料酒腌制10分钟左右;准备汁,取一干净小碗,放入葱丝、蒜片、盐、糖、酱油待用;另起锅放油,八成熟时放入2片姜,然后将腌好的带鱼裹上水淀粉放入油锅内煎至金黄。然后把之前准备好的汁放入锅中,再放半碗水,大火烧沸,再转入小火,等汤汁变糊状,再撒点鸡精就可以出锅。

【功效】鱼肉含有丰富的蛋白质、脂肪、矿物质、维生素等成分,这些营养成分都是孕妈妈不可缺少的营养素。

2.糖醋腌鸡翅

【原料】鸡翅、姜及其他原料。

【做法】在鸡翅上撒点酒,再抹上淀粉;将糖、醋、酱油混合均匀之后再放些姜丝,在锅里稍微煮一下,制成腌制汁;把腌好的鸡翅放入油锅炸片刻,捞出控干油;然后将炸过的鸡翅放入腌制汁里浸泡数分钟;最后入盘,加上姜丝和芝麻即可食用。

【功效】这道菜所含的营养物质也非常丰富,包括蛋白质、糖等。这些营养物质非常适合孕早期的孕妈妈食用,且能够为卵子提供高质量的营养成分。

孕育箴言

怀孕初期应该按部就班地增加营养,多吃富含叶酸的食品,如樱桃、山楂等,也可以在医生的指导下服用叶酸片,以补充宝宝发育所需的营养。

孕育初期的测孕方法

夫妻计划"造"宝宝后,便开始行动,但在怀孕初期,又常常苦于不知道是否怀孕了。其实在实际受孕第2周后,就可以大致测试是否怀孕,下面是一些实用的测试方法。

1.早孕试纸

从实际妊娠的第7日开始,孕妇的尿液中就能测出一种特异性的激素。在一般情况下,早孕试纸检测结果有两种:将尿液滴在试纸上的检测孔中,如在试纸的对照区出现一条有色带(有的试纸显红色,有的试纸显蓝色),表示未受孕;反之,如在检测区出现明显的色带,则表示阳性,说明已妊娠。

2.到医院初诊

首先是初诊的时间,如果月经周期规律,在月经期超过10日以上时,便可去医院接受检查。为了便于掌握整个孕期的情况,孕期检查和分娩最好选择在同一个医院。

医院有综合性医院、妇产科医院、助产所等,并各有其优缺点。可根据距离、费用、有无慢性病等自身情况来选择合适的医院。

3.参考问诊、触诊和视诊记录

问诊包括多方面:月经方面是否正常;是否恶心,小便如何;以前曾患过何种疾病;有无妊娠、分娩史;家庭成员健康状况。通过对这些情况进行分析,可以帮助判断是否怀孕。

另外,医生还会通过触诊、视诊的方式判断是否怀孕。如子宫大小与形状,子宫在妊娠前左右对称,而在妊娠初期,受精卵着床,形成胎盘的一侧膨大,子宫出现不对称。

子宫硬度在妊娠时变得柔软,而在检查时则会急剧收缩变硬,这也是妊娠的表现。

子宫、阴道的着色也是判断依据之一。妊娠后,子宫阴道颜色由浅红色逐渐变浓,称为着色。

4.尿液妊娠试验

孕妇尿液中含有大量绒毛膜促性腺激素(HCG),可将抗HCG抗体和其他动物红细胞与尿液混合,观察其反应。检测者尿中含有HCG时,抗血清与尿中的HCG便发生抗原抗体反应而结合,红细胞沉淀,在试管底部形成一个红圈。看到红圈时,便可判断为阳性,即已怀孕。

5.超声波断层法确诊妊娠

子宫内胚胎的断层可显示在荧光屏上,可以看到胚胎心脏搏动和手脚的活动。妊娠6周后,可观察到胚胎的发育情况和胎盘的位置。15周以后可以看到胎儿的面部。

怀孕期间,可能会产生各种病理变化,导致孕产妇疾病或胎儿异常,如出现流产、早产、胎儿发育迟缓、先天畸形等,严重者危及孕妈妈的生命。定期检测不仅能知道是否怀孕,而且有助于确保胎儿和孕妈妈的健康。

女性怀孕后的表现

女性怀孕后,虽然精子与卵子相结合形成的受精卵很小,只能在显微镜下显出整个结构,但其对母体的影响却绝不容忽视。那么,女性妊娠后会有哪些变化呢?

1.害喜

女性妊娠后,最先出现早孕反应,常见症状如恶心、呕吐、择食、厌异味等,有的人则表现为唾液增多、畏寒、头晕、嗜睡、便秘等症状,俗称"害喜"。害喜的消化系统症状往往在停经40日以后出现。那些月经未过期有消化道症状的朋友,应及时到医院请医生检查,以排除胃肠炎、肝炎、食物中毒等的可能。

2.停经

有性生活的育龄女性,月经未按期来潮,首先应想到是否怀孕了。

有的人认为,放置了宫内节育器很"保险",不会怀孕,其实不然。宫内节育器如避孕环异位时,即会失掉避孕作用,可导致带器妊娠。另外,做过绝育手术的女性出现停经,也不能完全排除怀孕的可能。因为结扎的输卵管也可再通,切断的输卵管可再生吻合而复通。因此,施行过绝育术的女性一旦出现闭经,也应想到有怀孕的可能,千万不可掉以轻心。

3.乳头变黑,乳房变大

女性怀孕后,妊娠黄体分泌大量孕酮,孕酮刺激乳腺发育,使乳房变大,乳头、乳晕有黑色沉着而变黑。女性停经后乳头变黑、乳房胀大,或哺乳期女性奶水突然减少,均应警惕有可能怀孕了。

4.基础体温升高

若您的月经未按期来潮,您可测量一下基础体温(晨起睡醒时,不讲话,不排尿,不做任何活动,卧床测得的体温)。若持续升高0.3 ~ 0.5℃,即体温在36.8 ~ 37.1℃,连续超过20日左右,怀孕的可能性很大。女性怀孕后，由于其卵巢上的妊娠黄体分泌孕酮对体温中枢的作用，使孕妇体温偏高。

停经后自觉是怀孕，无论此次怀孕是计划内还是意外妊娠，均应该到医院请妇产科医生为您做进一步检查，以确定闭经是生理性（怀孕），还是病理性。

推算妈妈的预产期

预产期可以计算出来。算好了预产期，就可以判断是不是"过期妊娠"，胎儿是否早产等情况，这对采取新生儿保健措施很重要。

然而，部分孕妈妈不大注意对预产期的计算，以为孩子什么时候生下来都行；也有的孕妈妈不会计算预产期，从而使经常在一起生活的夫妇很难判断是哪一天受孕的。为了让妈妈们更科学地孕育，这里介绍一下预产期的计算方法：

一般来说，妊娠期约需280天。推算怀孕的日期，应从末次月经的第1天算起。推算的方法是用末次月经的第1天的月份和日期，把月份加9（或减3），日期加7，就得出预产期的月份和日期。如末次月经是2010年2月5日，则预产期为2010年11月12日。又如末次月经为2011年11月8日，11（月份）减3为下一年的8月份，8（日）加7为15日，那么预产期则为2012年8月15日。若按农历计算，其月份也是加9或减3，日期则应加14天（因农历每月只有29天或30天）。如果不记得末次月经日期，孕早期可去医院检查，医生可根据子宫大小来推算孕期。

另外，也可通过第1次胎动计算预产期。通常于妊娠18～20周开始自觉胎动。初产妇从第1次自觉胎动的时间加20周或经产妇加22周即为预产期。

联合国世界卫生组织统一规定，预产期前3周，即37周末以后分娩的即为足月妊娠，因为此时出生的婴儿发育已基本成熟；预产期过2周（即妊娠42周末）以后分娩的则为过期妊娠。

但是，月经不规则，尤其是月经后期的女性需根据月经周期情况做精细推算。假如一个孕妈妈平时月经周期为45日，她的预产期则要相应推迟10 ~ 15日。

> 预产期实际就是预计宝宝出生的日期。当你算出预产期，对自己哪天分娩就能够做到心里有数，可以提前做好准备。但是，预产期毕竟是推测出来的结果，它只是一个大概日期，妊娠妇女在预产期前后2周分娩一般都属于正常情况。

优生与血型之间的关系

怀孕期间孕妈妈血液循环的一个最重要的改变是：母体的血液要通过胎盘与胎儿的血液进行物质交换，从而供给胎儿氧气和营养物质，同时排出胎儿代谢过程中所产生的二氧化碳和其他废物。而当胎儿和母体血型不合时，可以导致流产、早产、胎死宫内或新生儿溶血症等。

因此，怀孕后孕妈妈要到医院进行血型检查，胎儿的父亲也应同去，这样才好预测胎儿血型，由此确定对策。

每个人的血型类别在胚胎期就已确定，而且终身不变。人类有两种主要血型体系，即ABO血型系统和Rh血型系统。

血型检查的一个重要内容是用Rh型和ABO型分类法，检查明确生育的夫妇血型是否相合，以及未来孩子和母亲的血型是否相符，是否可能出现血型不合导致溶血性贫血等。

首先，Rh血型不合。Rh血型分Rh阳性和Rh阴性。当母亲的血型是Rh阴性，而胎儿血型是Rh阳性时，就会发生Rh血型不合，母亲会产生对抗胎儿血液的抗体。

初次怀孕时，这个反应发生较晚，所以对胎儿没有多大影响，能顺利分娩。但是，如果再次怀孕，胎儿还是Rh阳性，因为这次从一开始母亲的血液中就有抗体，胎儿的红细胞就会逐渐被破坏，胎儿为此可能因重症贫血而死于子宫内。即使生下来，也可能患重症黄疸，妨碍脑及其他各重要器官的发育，引起智力障碍。这些病变的总称叫作新生儿溶血症。

其次，ABO血型不合。ABO血型分为A型、B型、AB型、O型。O型血的女性和非O型血的男性结婚以后怀孕时,有的会引起血型不合。但是,与Rh血型不合比起来,新生儿重症黄疸的很少,病情较轻。

孕妈妈在妊娠期间要进行多次体检,其目的之一是检测有无贫血现象,更重要的是检查胎儿是否有某些疾病,尤其有些胎儿与孕妈妈血型不合,便可能会损害宝宝的健康,甚至导致胎儿死亡。由此可见,血液检测对孕妈妈来说至关重要。

怀孕第3周：种子诞生了

本周胚胎发育和孕妈妈的饮食

这一周,孕妈妈已进入排卵期,最有可能受孕。有的准妈妈会有"第六感",会觉得这一天的自己与往日有点不同。也许,在你心有所动时,新生命的孕育就已经开始。

在这一周,孕妈妈的身体正在进行着一场大革命。众多精子经过子宫到输卵管,走过了十几厘米的路程。精子与卵子相遇时,卵子像块磁铁,吸住一大群精子。许多精子穿过卵子的表层,但最终只有一个精子钻入卵细胞内,与卵细胞融合。精子进入卵子后,便失去了自己的尾巴,头部的细胞核开始增大,一直增大到与卵细胞核大小基本相等为止。接着,两个细胞核逐渐靠近,然后接触,最后融为一体,这时,一个新生命的第一个细胞诞生了。

因为受精卵刚刚形成,尤其对叶酸、锌、铜、碘的需求比较大,所以要继续补充叶酸,如进食山楂、樱桃等新鲜水果。而在补充叶酸的同时,也要注意加强锌、铁等微量元素的摄入,避免缺乏微量元素对胚胎造成神经系统发育障碍。

本周给孕妈妈推荐的菜谱为:蒸茄子、山楂炖牛肉、烩双菇。

1.蒸茄子

【原料】茄子、大蒜、橄榄油、干辣椒。

【做法】先把茄子洗干净,切成几块,然后加入橄榄油若干,如果能吃辣的,再加一点点干辣椒,置高压锅中旺火蒸10分钟;把大蒜做成蒜茸,放到蒸透的茄子上,加盐,调匀即可食用。

【功效】这道菜营养丰富,清凉可口,非常适合怀孕初期的孕妈妈食用。

2.山楂炖牛肉

【配料】牛肉、山楂、红花、大枣、胡萝卜、绍酒、葱、姜、盐。

【做法】把牛肉清洗干净用热水焯一下,切成块备用,再把山楂和大枣洗净去核,红花洗净去杂质,姜切片,葱切段;然后把牛肉、绍酒、盐、葱、姜放入炖锅中加水,用大火烧沸,再改用中火煮半小时;之后放入胡萝卜、山楂、红花,用中火炖50分钟即可。

【功效】可补气血,气血不足的孕妈妈可以食用这道菜。

3.烩双菇

【原料】鲜蘑菇、香菇、盐、味精、白糖、湿淀粉。

【做法】将香菇用开水浸发30分钟,捞出,去蒂洗净,挤干水,浸香菇水去沉淀泥沙后备用,蘑菇洗净;然后将香菇水、盐、味精、白糖、湿淀粉置碗中搅匀,做芡汁待用;最后锅中下精制豆油,油热后放入香菇煸炒1分钟,再投入蘑菇翻炒片刻,最后投入芡汁,待汤汁微沸,勾芡均匀时即可出锅。

【功效】香菇和蘑菇都含有蛋白质、维生素等营养成分,营养价值极高。

孕育箴言

孕妈妈和发育中的胎儿都需要营养,需要及时补充营养物质。不过日常生活中很多孕妈妈选择大补特补,购买许多营养品,完全没有必要,因为只要合理调整饮食计划,便能满足日常所需的营养。除非日常饮食不能满足营养需求,否则不要随意吃补品。

孕妈妈应慎养宠物和花草

有的人喜欢养猫、狗、鸟等小动物,常会把它们抱在怀中,还会与宠物睡在一起,与宠物亲昵,根本不去理会它们是否会携带致病菌或传染疾病。实际上,在宠物身上有种称为"弓形虫"的寄生虫,对孕妈妈的危害很大。

猫和狗不仅可以传播狂犬病,还可以传播弓形虫病。其实,几乎所有哺乳动物和多种鸟类都能感染弓形虫病,猫和狗是主要传染源。

弓形虫是一种需借助显微镜才能观察到的微小寄生虫——原虫。弓形虫引起的弓形虫病,是一种人畜共患的寄生虫病。猫和狗的粪便中含有弓形虫卵囊,人食入被弓形虫卵囊污染的水或食物即可感染此病。如与猫、狗等动物密切接触,通过飞沫、伤口等途径也可直接进入人体,因为猫、狗的痰液和唾液中也含有弓形虫。

饲养小动物平时不会对身体产生危害,因为身体抵抗力强。当怀孕后,女性身体抵抗力减弱,就容易受到弓形虫的感染。孕早期的孕妈妈感染后,会造成流产、死胎、早产或胎儿畸形;弓形虫可以导致脑部损害,可引起胎儿小头畸形、脑积水、无脑儿、神经发育异常等现象。有的孩子出生时无症状,但在数月或数年后发生神经系统及眼部损害的症状。因此,孕妈妈饲养宠物,既可能害了自己,也会伤害了下一代。

在孕妈妈的居室里,不宜摆放花草。因为有些花草可对孕妈妈不利。如茉莉花、丁香、水仙、木兰等花卉,具有浓烈的香味,会减退孕妈妈的食欲和嗅觉,甚至引起头痛、恶心和呕吐。又如万年青、仙人掌、五彩球、洋绣球、报春花等花卉,能引起皮肤过敏反应,一不小心接触后会发生皮肤瘙痒、皮疹等过敏现象。此外,孕妈妈新陈代谢旺盛,居室需要充分的氧气,而有些花卉,如夜来香、丁香等,吸入新鲜氧气,呼出二氧化碳,会夺走居室内的氧气,对孕妈妈及胎儿的健康十分不利。

孕育箴言

花草既可美化环境、清洁空气,又能令人赏心悦目、养性怡情。孕妈妈可选择性地养些能抑制细菌的紫罗兰、蔷薇等,能吸尘除害的吊兰、芦荟、菊花等,能增加氧气的仙人球。

孕妈妈要与电"绝缘"

从这一周开始,胎儿就正式入住孕妈妈的子宫,孕妈妈在日常生活中要格外注意,尤其是要少与"电"打交道,以防给胎儿造成伤害。

怀孕初期,会有打冷战的情形,这时需注意不要让腰部与背部受凉。但取暖时最好不要使用电暖炉、电热毯、电暖器等取暖电器,可以准备热水袋两个,感觉疲劳时马上躺下,将热水袋一个放在腰部、一个放在背部,温暖这两个部位。脚踝如果冷的话,要用热水冲淋,使之温暖,再穿起长裤。

孕妈妈也要尽量少使用电吹风。因为电吹风的石棉纤维微粒会通过呼吸道和皮肤进入血液,经胎盘循环进入胎儿体内,诱发胎儿畸形。此外,电吹风工作时会形成电磁场,电磁场的微波辐射对孕妈妈及胎儿都不利。

微波炉在产生微波的同时,会产生强电磁波,是目前所有家用电器中产生电磁波最强的一种电器。微波炉产生的电磁波可致胎儿先天性白内障,妨碍胎儿大脑发育,所以孕妈妈一定要远离微波炉。

电视机工作时,显像管不断发出肉眼看不见的X射线,这些射线有一部分射到机器外,可对胎儿造成不良影响。显像管除发出X射线外,还产生高压静电,释放出大量正离子,正离子能吸附空气中带负电的尘埃,使荧光屏上积留灰尘。专家们发现,荧光屏上积留的尘埃中,含有大量微生物和"术态粒子",若长时间地看电视,这些带有微生物的灰尘会附着于人的皮肤上,使人脸部出现斑疹等皮肤症状。而这种现象在孕妈妈身上表现得尤为明显。

X射线还不是对孕妈妈产生最大影响的因素,影响最大的是放电视的房间内的空气质量。由于正离子附着了周围空气中的负离子,剥夺了人体健康十分重要的电离环境,会使孕妈妈感到头痛、气闷,并产生生物化学方面的改变,这对1~3个月的胎儿危害尤其严重,这也是造成孕妈妈流产、早产、胎儿畸形和死胎的一个原因。

孕育箴言

生活中的绝大多数电器都会产生辐射波。当辐射波较少时,一般不会对人体产生影响,而当辐射量达到一定程度后就会对人体产生危害,所以孕妈妈要远离辐射强烈的环境。

提早预防病毒感染

虽然宝宝住在孕妈妈的子宫内相对安全,但一些病毒却可以通过孕妈妈进而感染宝宝。孕早期是宝宝的器官分化与成形期,安全度过孕早期对胎儿各器官的发育是非常重要的。很多常见的病毒都能通过胎盘进入胎儿体内，影响胎儿生长发育，导致畸形或者胎儿死亡。所以，在孕早期一定要预防病毒感染。

病毒主要通过3种方式使胎儿受到损害：一是直接感染精子和卵子，可导致早期流产；二是通过胎盘或脐带血侵入胎儿体内；三是分娩时通过产道感染胎儿。在已知与人类有关的300多种病毒中，至少有10余种病毒能通过胎盘屏障危害胎儿。可导致胎儿畸形的病毒有风疹、流感、水痘、麻疹、脊髓灰质炎、腮腺炎、单纯疱疹、病毒性肝炎、巨细胞病毒等。

孕妈妈要预防病毒感染应注意做到以下几点。

(1)实行孕前计划免疫，加强体育锻炼，以便增强体质，提高自身的免疫能力，这是预防病毒感染的基本措施。

(2)孕妈妈尽量不到公共场所，避免同病毒携带者接触。孕妈妈不同于普通的健康者，因怀孕后雌激素水平增高，机体免疫系统受到抑制，抵抗力下降，容易被病原体感染，到公共场所参加活动会大大增加感染机会，影响优生。

(3)注意饮食、增加营养。一部分病毒可通过消化道感染，如食入不洁食品，使用公用餐具，都可能引起感染。故孕期应尽量注意饮食，不到公共就餐场所用餐。

(4)选择受孕期，避开易感季节。病毒感染多发生在冬春季节，此期人群易患病毒感染性疾病。另外，孕期感染易发生在孕早期，而且早期感染对胚胎发育影响严重。根据这两大特点，如果是计划"造人"，可以选择受孕时期，避开易感季节，这样可以减少感染机会，减轻感染对胎儿的影响。

孕育箴言

> 由于孕妈妈身体的抵抗力下降，容易遭受病毒感染，所以平时要注意室内的清洁卫生，加强室内空气消毒，保持室内通风顺畅，确保能呼吸到新鲜的空气。

孕妈妈运动要悠着点

怀孕后虽然子宫里多了一个胎儿，但还是可以正常活动。不过活动应适量，过重的、过多的活动对身体不好，活动过少也不好。

活动过多会引起疲劳、呼吸困难，导致胎儿缺氧、发育过小，甚至造成流产或早产;活动过少可导致孕妈妈食欲低下、消化不良、便秘等。因此,妊娠期活动应适中,以不觉得疲劳和呼吸困难为宜。要避免剧烈活动,不要参加体育比赛,不宜跳高、跳远和进行其他腹部活动。

孕妈妈在孕早期活动要特别小心,由于胚胎刚刚种植到宫腔中,胎盘尚未完全形成,所以宝宝和妈妈的连接还不稳定,这时候比较容易发生流产。因此这个阶段的孕妈妈要避免剧烈的运动,但也不能只卧床休息不运动,适当的运动对孕妈妈和胎儿都有好处。

孕早期应该多做有氧运动。游泳是孕妈妈最好的有氧运动之一,具体根据个人身体情况而定。如果是怀孕前就一直坚持游泳的人,怀孕期间身体状况良好,那么从孕早期到后期都可以继续进行该项运动。最重要的是,游泳让全身肌肉都参加了活动,促进血液循环,能让宝宝更好地发育。

不疲劳的前提下,孕妈妈在孕早期时可以做一些日常家务,如做饭、扫地等。做家务时不能过累,注意不搬重东西、不压迫腹部等。

孕妈妈在孕早期千万不要骑自行车,骑自行车时腿部用力的动作过大,会引起流产。晾衣服时,因为是向上伸腰的动作,腹部要用很大的力气,长时间这样做也有可能会引起流产。同时这个阶段要减少夫妻性生活的次数,对于那些有流产史或早孕期间有先兆流产迹象的孕妈妈,应避免夫妻性生活。因为外力的撞击,会引起子宫的收缩引起流产。

虽然孕早期适量的运动对孕妈妈和胎儿有益,但患有心脏病、糖尿病、重度贫血等病症,以及子宫颈部异常或颈管无力症、胎盘前置或羊水过多的孕妈妈和子宫内胎儿因某种原因发育迟缓的孕妈妈,运动前要听取医生的指导和建议,切不可盲目运动。

孕育箴言

　　女性怀孕后,心、肺、肾等内脏器官的负担加重,平时也变得容易疲劳、嗜睡,如果整天待在家里,情绪容易低落,不利于胎儿发育。孕妈妈应该多出去走走,尤其是到环境优美的大自然中感受自然的魅力,愉悦身心,而且这个过程中又锻炼了身体。

怀孕第4周：开始有了早孕反应

本周胚胎发育和孕妈妈饮食

这周受精卵在受精后7～11天着床，然后渐渐地长大。这时期的胎儿还是胚胎，重量也不足1克，其大小刚好能肉眼看到。胎儿的整个身体分成了两个部分，头部非常大，比例占身体总长的一半。胎儿还长有长长的尾巴，其形状很像小海马。此时胎儿的胳膊、腿大体上形成了，但因为太小，还看不清楚。

这一周孕妈妈的身体开始出现疲倦、嗜睡的症状，还伴有轻微的恶心呕吐，而且对食物有特殊好恶。孕妈妈的乳房变得丰满、沉重，有触痛，乳晕也有变黑倾向。

在这周，胚胎的体积不断增大，细胞的快速分裂过程需要大量的叶酸，因此仍必须补充叶酸。含叶酸的食物包括蛋、鱼、深绿色蔬菜（如芦笋、莴苣、菠菜等）等，水果中柑橘和香蕉也含较多叶酸，小麦胚芽，还有动物性食物中肝脏、牛肉含有的叶酸较多。

在摄取叶酸的同时，也要补充其他营养。本周给孕妈妈推荐的食谱为：素炒黑白菜、栗子鱼肚。

1. 素炒黑白菜
【原料】水发木耳、大白菜、葱花、盐、鸡精。

【做法】烧锅放油，爆炒葱花，再将木耳放入锅中爆炒；然后放入切好的白菜，放盐和鸡精，再爆炒2分钟即可。

【功效】黑木耳和白菜搭配起来食用，营养丰富，经常食用对胎儿的成长非常有益。

2. 栗子鱼肚
【原料】栗肉、鱼肚、葱、姜、白糖、醋、盐、味精、黏面粉各适量。

【做法】水发鱼肚洗净晾干，黏面粉放油锅炸黄捞出；煸香葱、姜；栗肉切碎放油锅中翻炒，放入盐、醋、味精、白糖即可食用。

【功效】这道菜营养丰富，对孕妈妈和胎儿都非常有利。

孕育箴言

> 孕妈妈知道自己怀孕以后,应该记录孕育的过程,包括自己孕期的各种喜怒哀乐,还有腹中宝宝的动态以及每次产检的结果,这样能充实自己的生活,并且所记录的生活点滴,能成为以后珍贵的回忆。

警惕早期妊娠的异常

怀孕第4周,胎儿已经在孕妈妈的子宫里"安营扎寨",但切不能掉以轻心,异常妊娠的出现会给孕妈妈和胎儿造成不利影响。下面介绍下这个时期常见的异常状况。

(1)早期怀孕出血与胚胎萎缩:在怀孕初期,常会有血样的阴道分泌物或阴道出血,有的还伴有轻微下腹疼痛,这样的情况称为"先兆流产"。

若是在怀孕6～7周时超声检查仍不见胎心,应考虑是否是"萎缩性胚囊"。胚胎萎缩有60%左右是因为受精卵染色体异常,或受精卵本身有问题所致,属于物竞天择下的自然淘汰。

(2)子宫颈闭锁不全:子宫颈闭锁不全,是子宫颈"无痛性扩张"而无法锁紧,使得羊膜脱出导致破水而流产。不过这种情况更多发生在妊娠中期,且会造成妊娠中期重复性流产。

(3)胎位不正:臀位、横位、斜位、面产式等均称为胎位不正,其中以臀位的比例最高。3个月前的胚胎处于浮游状态,无时无刻不在变换姿势。而6个月之前的胎儿,约有一半胎位不正,直到32周以后,胎位不正的比例才降到10%。所以,胎位不正在怀孕8个月前颇为常见,父母无须担心,因为大部分宝宝在8个月后便会很规矩地转正。

(4)胎儿窘迫:就是胎儿缺氧窒息的现象。正常胎儿心率为120～160次/分。胎儿心率过慢或过快,或是心率有变异性不良,均要怀疑是否有潜在胎儿窘迫。产检时,一般要用多普勒仪测胎心音,目的就是为了确定有否潜在的胎儿窘迫。

(5)妊娠高血压综合征:孕妈妈高血压是产科常见的问题之一,约占所有孕妈妈的5%。其中一部分还伴有蛋白尿或水肿,称为妊娠高血压综合征,病情严重者会产生头痛、视力模糊、上腹疼痛等症状,若没有进行适当治疗,严重者可能会引起全身性痉挛甚至昏迷。

（6）妊娠糖尿病：怀孕期间由于种种激素因素而产生抵抗胰岛素的作用，可形成妊娠糖尿病。糖尿病不仅对母亲有影响，还会使胎儿发育异常，如娩出巨大儿的发生率增高。

> 怀孕期间会出现异常，这包括妈妈和胎儿两方面：一方面是孕妈妈的子宫受胎儿发育的压迫，会出现不同程度的不适，甚至出现妊娠糖尿病、妊娠高血压、妊娠贫血等很多妊娠疾病。另一方面是宝宝发育的异常，包括胎位不正、胎儿窘迫等。孕妈妈们要引起重视。

预防出现葡萄胎

葡萄胎是一种异常妊娠，它是指妊娠后胎盘绒毛滋养细胞增生，绒毛终末端发展为水泡，并互相连接成串，因状如葡萄而得名，又称为水泡状胎块。葡萄胎虽是良性疾病，但有恶性倾向。它与恶性葡萄胎、绒毛膜癌等统称为妊娠滋养叶细胞疾病，而后两者属恶性肿瘤范围。

临床观察发现，葡萄胎发生与染色体异常、遗传易感性、营养缺乏、病毒感染等相关。

当女性怀孕后，一旦出现以下情况应考虑是否为葡萄胎。

（1）阴道流血：是葡萄胎的常见症状，可表现为不规则出血，量时多时少，或少量淋漓不净，有时会反复大量出血，并可自然排出水泡状组织。

（2）子宫增大与停经月份不符：约2/3的患者中，子宫大于相应停经月份的正常子宫，比如停经2个月子宫可如同3个月妊娠大小或甚至更大，有误以为双胎或多胎。约1/3的患者子宫与停经月份相符，少数小于停经月份。

（3）早孕反应重：呕吐发生早，持续时间长且症状重，甚至较早出现全身水肿、高血压、蛋白尿等妊娠高血压综合征征象。当出现上述症状时，应及早就诊，明确诊断。切记不可视为流产或双胎等而盲目保胎。

临床观察表明，葡萄胎有家族易感性及再发倾向。有过一次葡萄胎者，再次怀孕后2%～3%的人可重复发生葡萄胎。葡萄胎中恶变率为10%～25%，尤其对女性年龄超过40岁者，其恶变率较年轻女性高4～6倍。确诊葡萄胎后应立即接受治疗。一般是采取吸宫清除宫腔内的葡萄胎组织。

有以下情况者应视为高危患者(恶变倾向高):年龄大于40岁,血绒毛膜促性腺激素异常增高,吸宫清除的组织病理检查提示滋养细胞高度增生或伴不典型增生,吸宫术后绒毛膜促性腺激素下降缓慢或始终处于高值等。高危患者有必要接受预防性化疗。

孕育箴言

一旦确诊为葡萄胎,要立即手术清宫,并在医生的建议下进行调养。以后每月检查1次,半年后每3个月1次,1年后每6个月1次。一共需要随访2年,并且在这2年之内不能怀孕,急于想"造人"的夫妇需要记住这点。

孕妈妈不能滥用化妆品和清凉油

爱美是人的天性,不少孕妈妈喜欢化妆,如果因出入某些特定场合,偶尔化淡妆倒也无妨,但若是常常化浓妆则很不适宜。各种化妆品如口红、指甲油、染发剂、冷烫剂及各种定型剂等对母体和胎儿均有危害,因为它们含有对人体有害的化学物质,可被母体吸收(指甲油与口红随食物入口,染烫剂经皮肤吸收)并通过胎盘进入胎儿体内,致胎儿中毒。

孕妈妈不宜使用的化妆品包括染发剂、冷烫剂、口红等。另外,常用于提神的清凉油也不宜用。

医学专家调查,染发剂不仅会引起皮肤癌,而且还会引起乳腺癌,导致胎儿畸形。

女性怀孕后头发非常脆弱,极易脱落。若是再用化学冷烫剂烫发,更会加剧头发脱落。此外,化学冷烫剂还会影响孕妈妈体内胎儿的正常生长发育,少数女性还会对其产生过敏反应。

口红是由各种油脂、蜡质、颜料和香料等成分组成。其中油脂通常采用羊毛脂,羊毛脂会吸附空气中各种对人体有害的重金属微量元素,而且还有一定的渗透性。孕妈妈涂抹口红以后,空气中的一些有害物质就容易被吸附在嘴唇上,并随着唾液侵入体内,使孕妈妈腹中的胎儿受害。

生活中有些孕妈妈喜欢涂抹清凉油提神,这是很不好的习惯。因为清凉油中所含成分如樟脑、薄荷、桉叶油均可经皮肤吸收,并可通过胎盘进入胎儿体内影响其生长发育。有报道认为，樟脑可能引起胎儿畸形、死胎或流产。故孕妈妈应避免使用清凉油之类药物提神，感到疲劳时可稍事休息，不应过度刺激神经，影响其正常的调节功能。

此外，有些化妆品的质量令人担忧。部分化妆品含有铅、汞、砷等对人体有害的元素，不少黑发乳和染发水一类的化妆品含铅量高，有一部分含铜量也高，而且部分化妆品中有相当惊人数量的细菌，尤其是一些化妆品未经有关部门进行安全性的试验。因此，请孕妈妈小心化妆品对自身健康和胎儿的危害。

孕育箴言

怀孕期间，胎儿和孕妈妈的健康应该放在第一位，孕妈妈不要为了自己的美丽而不顾后果地化妆，或使用有损胎儿健康的外用药物，以免引起不必要的麻烦。

孕妈妈与胎儿心连心

很多孕妈妈会有这样的疑问，腹中的胎儿真的能感觉到自己的情绪变化吗，自己情绪的变化会影响胎儿的生长发育吗？实际上，孕妈妈的情绪变化会导致生理功能乃至健康状况的改变，这些变化可直接或间接影响到胎儿的生长发育。

若孕妈妈在孕早期情绪悲伤，肾上腺皮质激素分泌就会增加，可能导致流产或生出畸形儿。孕妈妈受强烈的精神刺激，惊吓以及忧伤、悲痛时，自主神经系统活动加剧，内分泌也发生变化，释放出来的乙酰胆碱等化学物质通过血液经胎盘进入胎儿体内，影响胎儿正常的生长发育。孕妈妈情绪低落也会影响食欲，导致消化吸收不好。

孕妈妈发怒，不仅有害自身健康，而且殃及胎儿，胎儿可能会把母亲情绪"复制"并承袭下来。血液中的白细胞是机体的健康卫士，孕妈妈发怒，可使白细胞数量减少，从而使机体的抗病力减弱，机体免疫功能降低而影响自身健康，可能经常生病而影响胎儿生长发育。

孕妈妈如果大笑，可使腹部猛然抽搐，妊娠早期或可导致流产，妊娠晚期会诱发早产。

腹中胎儿对妈妈的情绪完全能够"感同身受",并且表现出来。比如,在旁人的眼中孕妈妈哭泣的样子是一样的,然而,哭泣的心情不同,胎儿的动作也会不同。

曾经有一位结婚10年才首次怀孕的母亲,目睹超声波诊断的画面时,突然激动地放声大哭。原来她是因为终于怀孕的喜悦,忍不住喜极而泣。再看画面时,胎儿慢慢地重复和缓的动作,和刚才因为母亲不安而泣导致手脚挣扎的胎儿相比较,两者动作完全不同。可见,同样是母亲激动地哭泣,在恐惧不安的情况下与在喜悦感动的情况下,胎儿的反应是完全相异的。

孕妈妈在整个妊娠期的情绪波动都会影响胎儿发育,所以应该保持稳定的情绪,不要过于焦虑、悲伤和愤怒,这对孕妈妈自身和胎儿健康都十分重要。

孕育箴言

胎宝宝发育到一定程度后,便会"踢"孕妈妈的腹壁,这时不妨轻轻抚摩,细声地问一问:"宝贝,怎么啦!你在生气吗?"这样和颜悦色地说,不仅有助于平复孕妈妈的情绪,而且这样不断重复,宝宝会"理解"你对他(她)的爱,于是变得安分起来。

怀孕第5周：注意营养和起居

本周胚胎发育和孕妈妈饮食

第5周时,绝大部分孕妈妈还没有明显的怀孕的主观感觉,可能会有轻微的不舒服,出现类似感冒症状,如周身乏力、发热或发冷、困倦思睡、不易醒、有时会感到疲劳等。但从外表来看,孕妈妈还没有明显的变化,不过胚胎却已经在子宫里迅速生长了。

进入第5周,从形状上看,胚胎可以分为躯体和头部。胚胎的背部有一块较深的部分,这个部分将发展为脊髓。

从这周开始,细胞迅速分裂,主要的器官如肾脏和肝脏开始发育。连接脑和脊髓的神经管也开始工作,原肠开始发育。胚胎开始形成肢体的幼芽,将来会形成宝宝的手和腿。将来形成嘴巴的地方的下方有些小的褶皱,它以后会发育成宝宝的脖子和下巴。宝宝的面部器官开始形成，可清楚地看到鼻孔，视网膜也开始形成。心脏开始有规律地跳动及开始供血。

这一周，宝宝的心脏、血管系统最敏感，最容易受到损伤，所以这一周需要糖类、脂肪等营养物质来维护宝宝的身躯，而其他的营养也不可缺少。

本周给孕妈妈推荐的食谱为：柠檬炒肉片、虾仁香菇。

1.柠檬炒肉片

【原料】瘦猪肉、胡萝卜、柠檬原汁、素油、糖、细盐、黄酒、味精、葱、姜。

【做法】将猪肉洗净切成薄片，用盐、黄酒腌制一下，笋和胡萝卜切成片备用，葱和姜切末；起锅放油，四成熟时，放入肉片翻炒至断血，出锅待用；锅底留油，将胡萝卜放入锅中翻炒，加细盐、味精、葱末、姜末，旺火炒片刻，放进肉片、柠檬汁拌匀即可。

【功效】这道菜非常适合妊娠一两个月的孕妈妈吃，补充营养，能作为开胃菜。

2.虾仁香菇

【原料】鲜虾、香菇、盐、料酒、蒜末、姜末、白胡椒及淀粉。

【做法】先将鲜虾剥去皮切碎，然后稍微剁剁，最后加点儿盐、料酒、蒜末、姜末、白胡椒及淀粉，搅拌均匀备用；鲜香菇去蒂，洗净备用；把香菇的表面向下，之后把调好的馅儿用勺子舀入香菇。再放到有盖的微波器皿里，用微波炉加热5～8分钟即可。

【功效】这道菜营养丰富，很适合怀孕不久的孕妈妈和刚刚成形的胚胎。

孕育箴言

怀孕第5周，孕妈妈的身体还没有什么异样，不过能确定已经怀孕了。此时你的内心肯定充满了喜悦，孕妈妈可将这个好消息告诸亲朋好友，共同分享喜悦。

胚胎需要水、阳光和空气

从计划怀孕开始，女性就开始补充各种营养，为了能拥有一个健康的宝宝，几乎让女性做什么都可以。但就是这样小心翼翼、面面俱到地补充营养，女性还是很容易忽略最重要的三点：水、新鲜的空气、阳光。

水、空气和阳光是人类生存必不可少的要素，而作为孕妈妈，对这三者的需求就更加重要。

女性怀孕后，即使不怎么喝水，也会尿急，想上厕所，所以很多孕妈妈特别排斥喝水。但是，除了必要的食物营养之外，水也是必需的营养物质。水约占人体体重的60%，是人体体液的主要成分，饮水不足不仅仅是喉咙的干渴，同时关系到体液的电解质平衡和养分的运送。调节体内各组织的功能，维持正常的新陈代谢都离不开水。所以，在怀孕期间要养成多喝水的习惯。

孕妈妈是最需要呼吸新鲜空气的人群，但有些孕妈妈因为怕感冒、懒、不想动等，经常在家一待就是一整天，而且还紧闭门窗，从而影响空气的流通。经常待在空气污浊的地方，孕妈妈及胎儿的健康都会受到影响。因此，孕妈妈常待的房间一定要多开窗，保持空气的流通和清新。多到公园等环境幽雅的地方走走，清新的空气也有助于放松心情、缓解疲劳。

万物生长离不开阳光，宝宝的发育更是如此。孕妈妈要多晒太阳，阳光中的紫外线具有杀菌消毒的作用，更重要的是通过阳光对人体皮肤的照射，能够促进人体合成维生素D，进而促进钙质的吸收和防止胎儿患先天性佝偻病。因此，在怀孕期间要多进行一些室外活动，这样既可以提高孕妈妈的抗病能力，又有益于胎儿的发育。

孕育箴言

由于受传统观念影响，很多孕妈妈怀孕后就开始成了"宅女"，整天待在家，原来操持的家务也由丈夫或其他家人代替，其实这是不对的。怀孕初期，孕妈妈可以正常做家务，并且需多到户外走走，接受阳光的沐浴，每天都保持好心情。

胎盘和脐带是胎儿的保护神

胎盘是胎儿与母体间物质交换的主要器官，自受精7～8日开始，胎盘的绒毛开始出现。妊娠3个月形成完整的胎盘，随妊娠时间的推移而逐渐长大。

胎盘从形态上看虽然比较简单，却行使着成人的消化、呼吸、泌尿、解毒和内分泌等功能。随着妊娠月份的增加，胎盘绒毛的交换面积也不断扩大，正常足月妊娠绒毛的总交换面积相当于成人肠道的吸收面积。

胎盘的功能是多方面的：物质的交换及运转的场所，为胎儿提供血液。胎盘滋养叶细胞合成激素：胎盘可合成10余种激素，如绒毛膜促性腺激素、雌激素、孕激素等，以调节胎儿在宫内生长之需要，促进乳腺的发育及胎盘本身生长发育。胎盘产生各种酶：如催产素酶、耐热性碱性磷酸酶等，起着维持妊娠的作用，将各种抗病的抗体带给胎儿，处理胎儿体内代谢产物，并将胎儿代谢废物排出体外。

脐带是联系胎儿及胎盘的纽带，具有重要的作用，加之脐带柔软、细长，容易受压及扭曲，因此，各种原因中断脐带的连贯及通畅，都将危及胎儿的生命。

脐带是胎儿与母体相连的生命线。脐带平均长度为50厘米，短于30厘米为过短，长于70厘米为过长。脐带过短可因本身长度不足所致，也可由正常长度的脐带因附着位置较高或脐带绕颈、绕身而相对过短。脐带过短，在分娩时由于胎儿下降，使脐带拉细、拉断，会出现胎儿宫内缺氧、脐疝，或使胎儿下降受阻，形成滞产、胎盘早剥、子宫翻出等并发症而危及胎儿生命；脐带过长，是发生脐带缠绕、打结、脱垂的主要因素，出现这些情况，均可阻断脐带血流，致使胎儿缺氧甚至死亡。

脐带的长短往往在分娩时才能察觉异常。因此，分娩时要细心观察胎心情况，对于胎心异常要能及时发现，配合B超及胎心监护检查，及时解救胎儿。

　　宝宝发育需要一种水，它是宝宝的生命之水——羊水。羊水会影响到胎儿肌肉、骨骼、内脏器官的发育，有助于肺部的发育和成熟，还能保护胎儿免受外力的冲击，同时还能起润滑作用，缓解孕妈妈的痛苦。如果羊水破了，就说明快要生产了。

别把早孕反应当感冒

怀孕第 1 个月,由于怀孕带来的激素变化,许多女性会出现疑似"感冒"的症状,如全身乏力、头晕、低热等,早晨不适感尤其明显。尤其在工作繁忙或换季的时候更容易出现这些症状。很多女性会服用感冒药,但一检查,往往属于早孕的正常反应。

虽然早孕反应症状与感冒症状有相似处,但并不难辨别。首先,怀孕后第一症状是停经,而感冒通常不会影响月经来潮。

其次,早孕反应与感冒还可以通过测定体温来区别。怀孕后体温会有所升高,只有当体温达到37.5℃以上时,才说明可能是感冒引起发热了。此外,感冒除了发热症状外,还会出现流鼻涕、关节疼痛等病毒感染的其他症状,而早孕一般不会出现这样的症状。

孕育箴言

> 孕妈妈容易受病菌的侵扰而患感冒,这期间不能滥用药物,可以试用烤橘子皮治感冒,趁热把橘皮剥开,将橘子连皮内的果丝一齐吃掉,有止咳化痰的作用。

孕妈妈要慎用药物

孕妈妈常怕服药,认为服药就会影响胎儿。有的孕妈妈因为孕早期感冒或腹泻服了几片药就要求人工流产。其实有了病服药还是需要的。如果有病不治,发展成高热和严重腹泻等,将需要更多的药,而且还会因为疾病而发生流产或早产。还有的孕妈妈并发妊娠高血压综合征,医师给的药不吃,偷偷丢掉,结果发展为子痫。

当然,孕早期用药不当有致畸的可能,孕中期、孕晚期因胎儿器官已发育成熟,用药不当会损害器官功能及产生发育障碍。孕 12 周前服药,要注意药物是否肯定有致畸作用,药物服用时间与剂量。

服用药物与受精的孕周按女性月经周期计算,例如某孕妈妈末次月经是1993年1月1日,过去月经规则,28 ~ 30天行经1次,预算其排卵受精日为1月15日,受精卵开始在宫内着床逐渐形成胚胎需3周时间,即至2月7日,3 ~ 9周为胚胎器官分化阶段,所以从2月7日到3月初服药为致畸的危险阶段。2月7日以前服药若有影响是流产和胎死宫内,一般不影响胚胎继续发育。因此有"全"或"无"的说法。

育龄女性月经过期不来,服药应慎重,一时不知当月怀孕而在受精3周内服了药,也不要急于做人工流产,应与医师商量后再定。

中、晚期妊娠服药,要注意药物的理化作用、用药的疗程和剂量。

孕妈妈用药与新生儿的关系:新生儿脱离母体后,药物排泄要靠自身来完成,但新生儿血浆含量低于成人,肝、肾功能发育还不健全,所以药物在体内的蓄积浓度远较胎儿期为高。所以足月妊娠近产期用药应加注意,如临产4小时内用地西泮(安定)不能超过30毫克即为此理。地西泮在新生儿脑内蓄积,可使新生儿娩出后发生抑郁症。

母体用药后,大部分药物均能在乳汁内发现,但在乳汁内发现的量差别很大,不一定对婴儿产生副作用,有些药物到乳汁内已无药理性作用或会被婴儿消化道破坏。

孕妈妈要知道的孕期用药原则:非必须用的药物不用;掌握好用药剂量及时间;孕期自觉不适须及时看病,遵从医生的建议进行调理,一定要选择不影响胎儿发育的药物。

孕早期禁用哪些药物

孕早期孕妈妈和胎儿比较脆弱,在用药方面也要特别小心,千万不能滥用、误用药物。可能致畸的药物有很多,孕妈妈要知道这些知识,简单介绍如下。

激素类:妊娠12周内应用类固醇类激素,如雌激素,可使生殖器官发育不正常,女孩长大后可以发生阴道腺癌和阴道透明细胞癌。男胎可以发生附睾囊肿,睾丸或阴茎发育不全。

天然孕酮:注射剂以安胎是安全的,但近年来有口服孕酮问世,要严格区分两类孕酮的作用,避免使用口服孕激素保胎,否则会使女性胎儿男性化。

抗糖尿病药:口服降糖药甲苯磺丁脲和氯磺丙脲可能引起死胎、新生儿死亡或多发性畸形和兔唇,如妊娠糖尿病严重应选用胰岛素。

抗疟药：奎宁可引起新生儿先天性耳聋、视力缺陷，还可导致脑积水、心脏畸形、马蹄肾及血小板减少。米帕林(阿的平)无明显致畸作用。

镇静催眠药：服用巴比妥类药物是否致畸有争论，有人认为不致畸，有人发现畸形的发病率高，表现为无脑儿、先天性心脏病、严重四肢畸形、唇裂腭裂、指趾畸形、尿道下裂等。还有的婴儿眼睛的晶状体发生改变。妊娠早期服用地西泮和氯氮䓬(利眠宁)也有致畸的报道。

降压药：利血平易通过胎盘进入胎儿组织，特别是在分娩前几日应用，可使新生儿发生鼻塞、分泌物多及嗜睡1～5天，严重者可发绀，甚至死亡。

利尿药：噻嗪类，如氢氯噻嗪等中效利尿药，孕期避免常规应用，因其可降低胎盘灌流量导致母体电解质紊乱。

抗结核药：有报道异烟肼(雷米封)可致婴儿神经系统功能紊乱。

链霉素：对神经有毒性作用，母体注射会引发胎儿和孕妈妈耳聋与肾脏损害。

除上述药物外，还有些抗生素也要禁用。比如新霉素、卡那霉素，庆大霉素和链霉素同属氨基糖苷类抗生素，也会对听神经产生损害；孕期禁用四环素，它会致畸及引起牙釉发育不全，使牙齿呈棕黄色；红霉素可致肝损害；氯霉素会使胎儿出现"灰色综合征"。

孕育箴言

维生素A大剂量服用，可引起胎儿肾和中枢神经系统异常；维生素D服用过量，可引起母体高钙血症，导致胎儿高钙血症；维生素K口服过量，可引起新生儿高胆红素血症和核黄疸。所以，虽然维生素属于营养物质，但孕妈妈不可大剂量服用。

怀孕第6周：发育成了小豆芽

本周胚胎发育和孕妈妈饮食

怀孕第6周，胚胎开始迅速发育。此时胚胎长约0.6厘米，形状像蚕豆。胚胎的面部有小黑色点，那将来是宝宝的眼睛；小的空洞是鼻孔；深凹下去的地方，将来会发育成宝宝的耳朵；形成宝宝手和腿的地方的变化也越来明显,胚胎的手和脚这时候看上去像划船的桨;此外垂体和肌肉纤维也开始发育。

孕早期营养缺乏将影响胎儿的多方面发育,最显著的就是导致胎儿脑发育迟缓、智力发育慢等。也就是说,如果孕吐没有处理好,可影响胎儿智力发育。

这周胎儿的心脏等器官均已形成,所以此时胎儿最需要的是对各种器官发育有利的营养素,像维生素和碘等,当然,叶酸的摄取还要继续。这周孕妈妈需要补充全面的营养,可多吃核桃、海鱼、黑木耳等有助于胎儿神经系统发育的食物。

这一周孕妈妈的营养菜谱包括:豆腐梭鱼汤、牛奶全麦粥。

1.豆腐梭鱼汤

【原料】梭鱼、豆腐、香菜、生姜、大葱、盐、鸡精、胡椒粉。

【做法】将梭鱼清洗干净切段,豆腐切块,香菜切段,生姜切片,大葱切段;起油锅,爆炒香葱、姜片之后加水烧开,放鱼段和盐,再大火煮开改用中火煮15分钟;放入切好的豆腐块煮5分钟;最后加入胡椒粉、香菜段等即可。

【功效】鱼的营养价值极高,蛋白质含量高,是孕妈妈和胎儿的保健品。

2.牛奶全麦粥

【原料】全麦片、牛奶、白糖、精盐。

【做法】将麦片用清水浸泡30分钟以上,用文火煮15～20分钟后,加入牛奶、盐,继续煮15分钟,加入白糖,拌匀。

【功效】养心安神,润肺通肠,补虚养血,孕妈妈食之可强壮身体。

孕育箴言

> 孕育第6周依然处于孕早期,可能会出现阴道出血的现象,有些或许属于正常范畴,但也可能是流产或宫外孕的先兆,要及时入院就诊。

为什么会自然流产

从优生学的观点来看,50%～60%的早期流产因染色体核型异常而发生，另一部分为胎儿畸形不能正常发育而形成的流产。这种流产是人类自身的一种重要的自然淘汰，是去劣存优的一种自然生殖选择，所以，对这种自然流产不必惋惜，而是应该在未受孕前或再受孕时及受孕后尽量避免不良因素的影响，以便按计划生育一个健康的婴儿。

到底为什么会自然流产呢？下面来总结下流产的原因。

一是胚胎发育异常。这是早期流产的主要原因。由于精子或卵子有缺陷，胚胎发育到一定程度便死亡。检查早期流产排出的组织，仅有羊膜囊而不见胚胎。

二是母体疾病。孕妈妈患急性传染病，病原毒素经胎盘侵入胎儿，造成胎儿死亡；或由于母亲高热、中毒，引起子宫收缩而导致流产；母亲患慢性疾病如心力衰竭、贫血，可使胎儿缺氧而死亡；或患肾炎、慢性高血压，因血管硬化引起胎盘病变而导致流产；还可能由于内分泌失调，如黄体功能不全、甲状腺素缺乏等影响胚胎的正常发育，导致胎儿死亡而流产；母体生殖器官疾患，如子宫发育不良、子宫畸形、子宫肌瘤、子宫颈口松弛，均易引起流产。

此外，还有跌倒、过度劳累、撞击、性生活、酗酒、吸烟、接触有毒有害物质等，也都可造成自然流产。所以，孕妈妈在日常活动中要小心谨慎，避免意外。

世间万物都有因果联系，如出现先兆流产则应重视。先兆流产是指出现流产的先兆，表现为有少许阴道血性分泌物或少许阴道出血，伴有轻微下腹部疼痛。所以，如果孕妈妈在怀孕期间突然感到不适，应及时入院检查并采取正确的处理措施。

孕育箴言

流产往往有先兆，如伴有腹痛及少许阴道出血，此时并不代表胎儿就一定会夭折，在医生科学的诊疗下，有可能保胎成功。不过即便不能保胎成功，也不必扼腕叹息，因为流产的胎儿说明其适应能力低下，难免被淘汰。

为什么会不孕不育

有的夫妻拥有甜蜜的爱情，拥有幸福的家庭，但想要孕育宝宝的心愿却怎么也不能实现，这让他们很是烦恼。这就是不孕不育造成的后果。那到底什么是不孕不育呢?

女性不孕的原因比较复杂,大致可以归结为三个方面:

一是影响卵巢产生卵子及内分泌功能的原因。可以有先天性因素,如先天性卵巢缺损或发育不全。后天性原因,如因肿瘤、炎症、手术、放射线损伤或切除了卵巢组织,因此不能产生卵子。也可能是全身性疾病,如精神过度紧张或焦虑引起的神经内分泌功能失调、营养不良或维生素缺乏、急性传染病、结核病以及各种慢性中毒,均可引起不孕症。

二是阻碍卵子与精子结合或阻碍受精卵着床的原因。可由先天性畸形造成,如先天性无子宫、无阴道、子宫发育不良(幼稚型子宫)及子宫畸形,或阴道、处女膜闭锁等。后天性因素,如生殖道各种炎症,包括阴道炎(滴虫、真菌感染和淋病等)及重度宫颈炎,不利于精子的活动与生存;结核性输卵管炎可造成输卵管管腔堵塞,精子卵子不易结合,也可引起不孕。

三是原因不明性不孕。这种情况约占不孕症总数的10%。到目前为止,还有极少数育龄女性患有不孕症,但始终无法查出原因。

男性不育的原因与女性相比,相对比较简单,更易检测,主要原因有以下几种。

一是精液异常:表现为没有精子、精子数量过少、精子发育异常或死精子过多。造成精液异常有先天性原因,如双侧隐睾症,睾丸发育障碍、畸形,无睾丸症等。后天的原因,如睾丸局部病变、睾丸炎、睾丸结核等。还有全身性疾病,如维生素缺乏症、全身性结核病、糖尿病,各种理化因素,铅、酒精、烟草造成的慢性中毒等。

二是精液排出障碍:如阴茎过短、严重的尿道下裂、阳痿、输精管部分或全部缺乏及输精管因患炎症、结核而堵塞等。

三是免疫因素:精子精浆可以在体内产生抗自身精子的抗体,使射出的精子发生自身凝集,而不能穿透宫颈黏液,所以无法与卵子结合。

孕育箴言

> 孕育是夫妻双方共同的责任,如果不幸出现了不孕不育现象,不要相互埋怨,这样只会加深夫妻双方的隔阂,甚至导致家庭破裂。应该及时入院检查,而且夫妻双方都要检查,积极向医生讲述自己的病史,以便及早查出原因进行治疗,从而孕育出宝宝。

异位妊娠：宫外孕

宫外孕又称异位妊娠，精子和卵子在孕妈妈的子宫外着床发育，便产生了宫外孕，最多见为输卵管妊娠。主要症状有以下一些。

停经：输卵管妊娠因输卵管壁菲薄，多于停经6周发生破裂或流产；间质部妊娠因肌层较厚可延至6周以上。有时患者无停经史是因为输卵管妊娠绒毛组织发育不良，孕卵早期从输卵管流产，阴道出血，误认为月经来潮。或输卵管峡部妊娠，因其为输卵管狭窄部，可不到月经期即有破裂出血。另也有部分患者月经不规则难以辨别停经时间。

急腹疼：为宫外孕最常见的症状，发生率在90%以上。当输卵管妊娠流产和破裂时，患者突然感到腹部一侧撕裂疼，常伴有恶心、呕吐，随着出血量的增多，血液从下腹流向全腹，疼痛可由下腹（伴有肛门坠胀感，欲解大便而无粪便）向全腹部扩散，刺激膈肌时，可引起肩胛部放射性疼痛。

阴道出血：胚胎死亡后，常有少量不规则阴道出血，深褐色，一般不超过月经量，少数出血如月经量。并有蜕膜管型或蜕膜碎块排出。

肩膀痛：很多疾病都有疼痛和出血的表现，但肩部疼痛，尤其是在躺下的时候出现肩部疼痛，就可能是宫外孕的红色信号了，应该立即到医院就诊。肩膀的疼痛是腹腔内出血后刺激走向肩部的神经引起的。

大部分宫外孕是输卵管妊娠，妊娠到一定阶段会引起流产或输卵管妊娠破裂而发生内出血；由于输卵管肌肉薄弱，若不能有效地止血，大量出血可引起休克；如果子宫壁内的一段输卵管里发生妊娠，胎儿发育到3～4个月时才破裂。由于妊娠的位置血管丰富，一旦破裂，大量流血聚集在腹腔，抢救不及时会有生命危险。

引起宫外孕最常见的原因还有慢性输卵管炎。炎症使输卵管变形，狭窄，蠕动力差，甚至阻塞，输卵管发育不良也会造成受精卵运行缓慢，无法及时到达子宫而种植在输卵管内。

孕育箴言

轻症宫外孕患者，如果内出血不多，可以应用中西医结合的非手术治疗方案。但非手术治疗也必须在医院进行，并严密观察血压、脉搏等，做好手术准备，以防出现意外来不及抢救。如经过治疗后病情依然不见好转，应立即进行手术治疗。

记录妊娠日记

从宝宝孕育2个月开始，孕妈妈就要每天写妊娠日记，把妊娠期间发生的与妊娠期保健有关的重要事情记录下来。妊娠日记是一份宝贵的材料，可为医师提供有价值的医疗参考，以确保孕妈妈和胎儿平安及顺利分娩。写妊娠日记不仅记述孕妈妈自己的感受，还要记录以下内容：

末次月经日期。通过记录末次月经日期，可以计算出预产期。记录"大姨妈"的到来日期，对每位孕妈妈来说是一件轻而易举的事。

早孕反应。每位孕妈妈的早孕反应不一样，主要记录早孕反应开始的日期及发生的情况、饮食调理的方法、进食数量以及医生治疗的情况等。

第一次胎动日期。孕妈妈通过记录胎动日期可以较准确地计算出预产期，也可判断胎儿发育情况。

阴道流血。妊娠期出现阴道流血，大多是先兆流产，也可能是异位妊娠等原因。应该记录血色、血量及有无其他组织排出。

胎动计数。在出现胎动以后，应记录每日胎动次数，监测胎儿发育。

夫妻性生活情况。如果孕妈妈和准爸爸情不自禁地过了性生活，要记录下来。

妊娠期患病及用药情况。日记要记录孕期不舒适的感觉，患病的症状，医生的诊断，服用的药物名称、剂量和服用时间。

体重和腰围。随着孕妈妈一天天的增重，记录下自己每天的体重，一方面供医生参考，一方面根据体重变化调节饮食，避免妊娠期过度肥胖。

检查情况。孕妈妈每次做完检查之后，都要做相应的记录，主要包括检查情况和日期，记录血压、尿蛋白、血红蛋白检查结果等。

当然，除了以上内容之外，妊娠日记还应记录妊娠期生活、工作、精神、心理上的重大变化。

孕育箴言

十月怀胎是一个相对漫长的过程，孕妈妈要经历很多事，在这个过程中难免会情绪低落，而当孕妈妈记录生活的点滴，畅想不久的将来拥有可爱的宝宝，幸福感油然而生，心情自然会好起来。

怀孕第 7 周：拖着小小的尾巴

本周胚胎发育和孕妈妈饮食

怀孕 7 周末左右，胚胎的身长是 2 ~ 3 厘米，重量是 4 克左右。他已经明显具备了人的模样，长长的尾巴逐渐缩短，头和躯干也能区别清楚。

宝宝已经有肘关节，手指也开始发育，甚至 5 个手指、脚趾都有了，连指尖长指甲的部分也能看得出来。面部器官也很明显，眼睛、耳朵、嘴也大致出现，已经像人的脸。两个黑点是他的眼睛，分别长在两个侧面，他的眼睛已显现出一些颜色，但是一部分被眼睑遮住了。鼻孔大开着，耳朵有些凹陷，他的牙齿和口腔内部结构正在成形，小鼻头正在冒出来。他的皮肤非常薄，血管清晰可见。

宝宝的骨头还处于软骨状态，有弹性。肠、心脏、肝脏等内脏已初具规模，特别是肝脏在明显地发育。胚胎已经长出了阑尾和胰腺，胰腺最终会分泌胰岛素帮助消化。肝脏正在忙着制造红细胞，有一段肠已经开始凸进脐带里，脐带现在已经有着清晰的血管，并开始往宝宝身体输送氧气和营养了。神经管鼓起，大脑急速发育。

孕妈妈在这一周内随时可能有饥饿的感觉，而且常常饥不择食地吞咽各种食物，在这种情况下，体态很快就会有改变。但是不要过多地考虑体形，因为目前这几周是宝宝发展的关键时期，维持宝宝生命的器官正在生长，所以更应注意营养。下面推荐几道美味菜肴。

1. 银耳拌豆芽

【原料】绿豆芽、银耳、青椒、香油、精盐、花椒油、辣椒油、鸡精。

【做法】先将银耳泡好洗净，绿豆芽去根洗净，青椒洗净，切丝备用；起锅上火，放水烧开，将绿豆芽和青椒丝下入锅中烫熟，捞出晾凉，沥干备用；把银耳放入开水中焯一下，捞出沥干水分备用；最后将银耳、绿豆芽、青椒丝放入一个盘内，加入精盐、香油、花椒油、辣椒油、鸡精，拌匀即可食用。

2. 奶油鹌鹑蛋汤

【原料】鹌鹑蛋、虾仁、黄酒、葱、姜、沙拉油、盐、味精适量。

【做法】虾仁洗净，加酒、盐拌匀，鹌鹑蛋打入碗内放少许盐备用；起锅放油，炒熟鹌鹌蛋,加水煮10 ～ 15分钟,再放入虾仁、黄酒、葱、姜末烧开,出锅时淋上沙拉油即可。

【功效】本汤营养丰富,孕妈妈食用有益于胎儿健康。

孕育箴言

随着胎儿发育,器官基本成形,这时孕妈妈可以开展"胎教"了。听听轻音乐,能让孕妈妈不安的情绪稳定下来,同时有利于宝宝成长,有助于避免胎儿出现腭裂或唇裂。

孕早期做B超检查有危害

对大多数孕妈妈来说,B超是检查胎儿是否健康的重要方法,但到底怎样做B超才科学,孕妈妈就未必清楚了。

B超作为产前检查的一个项目,孕妈妈怀孕5周就可以开始做B超检查,此时通过B超检查可以观察妊娠部位是否正常,胚胎是否存活。尽管孕妈妈做B超有这么多好处,但一般产科医师还是会建议孕早期不要做B超检查,这又是为什么呢?

因为B超是高频率的声波,对胎儿,特别是对早期胚胎有害。孕期2个月内若过多做B超,可使胚胎细胞分裂与人脑成形受到影响。孕4个月时,骨骼开始发育;5个月时,胎心发育还不完善;6个月时,所有脏器发育均还不完善。过多做B超,会抑制胎儿生长发育,乃至发生畸胎或死胎。当然若是怀疑有畸胎者,则属例外。

B超的检查时间,一般是在孕5 ～ 6个月后,因为超声波对胎龄越大的胎儿影响越小。整个孕期需要做几次B超? 对于这个问题的回答并非是绝对的,需视孕妈妈的具体情况而定,一般来讲,至少得做3次B超。

第1次B超检查时间是在孕18 ～ 20周,此时可确定怀的是单胎还是多胎,并可测量胎儿头围等。因为这一阶段胎儿B超多项指标误差较小,便于核对孕龄。

第2次B超检查时间安排在孕28 ～ 30周。此时做B超目的是了解胎儿发育情况,是否有体表畸形,还能对胎儿的位置及羊水量有进一步的了解。

最后一次B超检查是在孕37 ～ 40周,此时做B超检查的目的是确定胎位、胎儿大小、胎盘成熟程度、有无脐带缠颈等,进行临产前的最后评估。

为保证母儿安全,建议仅在下列情况下去做B超检查:流产时,检查胎儿是否存活;妊娠后期,阴道出血,测定胎盘位置;子宫大小和停经月份不符,观察妊娠进展情况;经腹部触诊不能确定胎位时,为明确胎位可做B超检查;羊膜腔穿刺前的检查;怀疑多胎妊娠;怀疑胎儿有先天畸形;测定羊水量的多少;过期妊娠,观察胎儿生长情况,以及胎盘功能有无异常;怀疑葡萄胎。

孕育箴言

孕妈妈去医院做B超检查时,最好穿宽大易穿脱的衣服和鞋子,这样能节省换衣服的时间,也能让孕妈妈本来很紧张的心情放松一点。检查时应尽量放松,配合医生检查。如果在检查时过于紧张,可能会影响检查的效果。

孕妈妈不能滥用滋补品

有的孕妈妈及其家人认为怀孕后母亲和胎儿均需要营养,要进补,于是常常给孕妈妈服用人参、龙眼之类的补品。我们不建议在孕期过度滋补,为什么呢?

怀孕后,以中医之理论,月经停闭,脏腑经络之血注于冲任以养胎,故孕妈妈处于阴血偏虚状态。而阴虚生内热,阳气相对偏盛,孕妈妈常出现口干、口苦、大便秘结等症状。中医主张宜清热凉血,而甘热大补的补品则不相宜。人参属大补元气之品,久服或用量过大致阴虚阳亢,导致气盛阴耗,阴虚则火旺。人参还有抗利尿作用,可引起机体水潴留。所以,如果孕妈妈滥用人参,可产生或加重妊娠呕吐、水肿、高血压、阴道流血,甚至导致流产或有死胎的危险。龙眼肉有益心脾、补气血、安神的作用,但其性温,过食恐助湿生热。

还有鹿茸、鹿胎胶、鹿角胶等属温热大补之品,孕期不宜服用。孕妈妈忌多食山楂。临床证实,山楂有收缩子宫作用。孕妈妈大量食用山楂及其制品,会刺激子宫收缩,导致流产。

还有在我国某些地区,孕妈妈有吃糯米甜酒的传统,认为可以补母体、壮胎儿。其实,糯米甜酒和一般的酒一样,含有一定比例的乙醇(酒精),只是酒精浓度低一些而已,但仍可以通过胎盘屏障进入胎儿体内,对胎儿可能带来损害,如某些器官畸形,或脑细胞发育障碍而致中枢神经系统发育异常。

所以,糯米甜酒也应该尽量不喝。

孕妈妈应酌情服用一些清补、平补之品,如太子参、北沙参、百合、白术、白芍、藕粉、莲子等。脾胃功能好、食欲正常者还可适量服些阿胶,以养血安胎。

孕育第7周,孕妈妈会出现孕吐的现象,牙齿常遭呕吐残留物摧残。另外,孕妈妈喜欢吃酸味食物,这也很容易损伤牙齿。因此,孕妈妈要经常刷牙,保持口腔清洁。

把咳嗽"吃回去"

怀孕期间孕妈妈最怕生病,感冒咳嗽就能把孕妈妈折腾得够呛,尤其是咳嗽时,很多孕妈妈都有这样的经验,捧着肚子,不敢用力咳,生怕宝宝会提早报到,若一不小心咳到尿失禁,更是令人困窘。所以,怀孕咳嗽是令孕妈妈及产科医生苦恼的症状,若咳得太多或太过激烈,使腹压增加,会导致流产或早产。

引起孕妈妈咳嗽的原因之一是感冒,孕妈妈千万别自己乱服成药治感冒,中药、西药都不能乱服,因为有些治疗咳嗽的中药、西药对胎儿会有影响。要治疗,一定要到医院找医生诊治,这样才不会祸及胎儿。

中医认为,孕妈妈原本就容易阴血亏虚,怀孕期间咳嗽,尤其是一直咳到胎儿出生为止,会大大损害了胎儿的健康。治疗需着重于止嗽、养阴润肺。民间的一些治疗咳嗽的食疗方法对这种咳嗽非常有用。

冰糖炖梨:将新鲜的梨去皮,剖开去核,加入适量冰糖,放入锅中隔水蒸软即可食用。

烘烤橘子:在橘子底部中心用筷子打一个洞,塞一些盐,用铝箔纸包好之后放入烤箱中烤15～20分钟,取出后将橘子皮剥掉趁热吃。或把橘皮晒干成陈皮,加水煎茶,大口大口喝下,颇具奇效。

川贝炖梨:用去皮、去核的新鲜梨加川贝粉2钱,放在锅中隔水蒸软,趁热食用。

白萝卜饴:将白萝卜切成长约1厘米的小丁,放入干燥、干净容器中,加满蜂蜜,盖紧,浸渍3天左右会渗出水分与蜂蜜混合,放入冰箱保存;每次舀出少许加温开水饮用,止咳效果非常好。

糖煮金橘:将金橘洗净,用牙签戳两三个洞,加水淹没煮沸,加入冰糖,用小火熬烂,趁热食用。没喝完的放凉,存入冰箱保存,每次舀一些加热食用。

此外,多喝温开水,将温开水含在口中也有很好的止咳效果;用鸡蛋1只打匀,加入少量白砂糖及生姜汁,用半杯开水冲服2～3次的方法也可止咳;祛痰、止咳药一般比较安全,但含碘制剂的止咳药,孕妈妈不宜使用。

孕育箴言

> 孕妈妈患咳嗽时,不要吃糖果、饼干等甜食,还有冰棍、冰激凌等冷饮。燥热易上火的食物,如花生、瓜子、油炸食物等,也不宜食用。

流产常因"祸从口入"

孕早期是孕妈妈十月怀胎至关重要的一个时期,孕妈妈在各个方面都要特别注意。孕期饮食非常重要,一些食物孕妈妈吃了容易导致流产,所以孕妈妈在饮食上要多加小心。孕早期会导致孕妈妈流产的食物主要有以下一些。

螃蟹:它味道鲜美,但其性寒凉,故对孕妈妈不利,尤其是蟹爪更易致流产。

甲鱼:虽然它具有滋阴益肾的功效,但是甲鱼性味咸寒,有着较强的通血络、散瘀块作用,因而有一定堕胎之弊,尤其是鳖甲的堕胎之力比鳖肉更强。

山楂:酸甜可口,开胃助消化,但山楂中含有能刺激子宫肌肉兴奋的成分,可引起子宫收缩,导致流产。

薏苡仁:是一种药食同源之物,中医认为其质滑利。药理实验证明,薏苡仁对子宫平滑肌有兴奋作用,可促使子宫收缩,因而有诱发流产的可能。

油条:美味可口,但其中含有一定的明矾,会间接在腹中形成铝,这会导致胎儿的大脑发育受到损害,增大智力低下儿的发生率。

酸菜:酸菜类食物能够帮孕妈妈提起胃口,但腌制品中的亚硝酸盐有致癌作用,因此,孕妈妈为了自己和胎儿的健康,要少吃最好不吃酸菜类食物。

咖啡：喝大量咖啡可能造成胎儿心脏畸形、腭裂、多指、先天性缺指。有研究显示，如果大量饮用，则流产概率高达70%。

猪肝：许多人认为猪肝很补血，然而它却有破血之效，食之不当反易造成早期流产。

孕育箴言

　　孕妈妈除了记住在饮食方面的禁忌外，还需要注意生活中的细节，比如洗澡时水温不要太高，洗澡时间不能过长，避免子宫长时间充血而引起流产。

怀孕第8周：胎盘形成脐带连

本周胚胎发育和孕妈妈饮食

这周胚胎的器官特征开始明显，各个不同的器官开始忙碌地发育，手指和脚趾间看上去有少量的蹼状物。从现在开始到第20周，胎儿将迅速成长，并且在几个星期内就会有明显的轮廓。这个时期的成长速度就像更早时候心脏和大脑的发育状况一样。

直到这一周，孕妈妈也许才第1次有腹部疼痛的感觉，因为孕妈妈的子宫这周在迅速地成长扩张。这时孕妈妈可能因为恶心和呕吐的原因不愿吃东西，但是应该尽量吃些有营养的食物，以此来保证有足够的养分。

这周孕妈妈最重要的营养任务就是摄取镁和维生素A。这两种营养元素是构筑孩子健康的两块至关重要的基石。镁不仅对胎儿肌肉的健康至关重要，而且也有助于骨骼的正常发育。怀孕头3个月摄取的镁的数量关系到新生儿的身高、体重和头围大小。在色拉油、绿叶蔬菜、坚果、大豆、南瓜、甜瓜、葵花籽和全麦食品中都很容易找到镁的身影。

这周给孕妈妈推荐的菜谱有以下一些。

1. 萝卜炖羊肉

【原料】羊肉、萝卜、生姜少许，香菜、食盐、胡椒、醋适量。

【做法】先将羊肉和萝卜分别洗净切块，香菜洗净切断，生姜洗净切片；起锅烧水,将羊肉、生姜、食盐放入锅内,加入适量水烧沸,改用中火炖1小时,再放入萝卜块煮熟;放入香菜、胡椒,即可食用。

【功效】营养丰富,富含胎儿所需要的蛋白质及维生素等。

2.香椿芽拌鲜核桃仁

【原料】香椿芽、核桃仁、盐、糖、醋、香油。

【做法】香椿苗去根、洗净,用淡盐水浸一下;鲜核桃仁用淡盐水浸一下,去皮;然后用盐、糖、醋、香油把香椿芽和核桃仁拌匀即可。

【功效】这道菜可补充维生素和微量元素,有利于胎儿的神经系统发育。

3.陈皮粥

【原料】陈皮10克,苎麻根30克,高良姜10克,粳米50 ~ 100克,细盐少许。

【做法】前三味捣为末,取10克,水煎,去渣取汁;粳米煮粥,临熟,放盐少许,早晚2次服。

【功效】有理气、温中、安胎的功效;可治疗寒凝气滞、虚寒所致妊娠下血、胎动不安,并有腹中疼痛、大便溏薄、四肢清冷等症状。本粥不可多用,脾胃气虚血弱者慎用。

4.萝卜饼

【原料】白萝卜250克,面粉250克,猪瘦肉馅100克,姜、葱、盐、油适量。

【做法】将白萝卜切细丝,用菜油炒至五成熟;将肉馅萝卜丝调成馅,把面和成面团,分成小剂,擀成薄片,包入萝卜馅,制成小饼,烙熟即可。

【功效】有健胃、理气、消食、化痰的功效,适用于食欲不振、消化不良、食后腹胀、咳喘等。

5.艾叶煲鸡蛋

【原料】艾叶10克,鸡蛋2只。

【做法】将鸡蛋煮熟去壳,与艾叶共煮。有习惯性流产的孕妈妈,孕后第1个月每日服1次,连服5 ~ 8日;孕后第2个月每10日服1次;孕后第3个月每半月服1次;孕后第4个月每月服1次,直至妊娠足月。

【功效】可治疗习惯性流产。艾叶能温经、止血、镇痛、散寒、除湿,适用于虚寒性的腹痛、崩漏下血。艾叶有健胃作用,能增进食欲。但要注意用量不宜多,用量过大有恶心、呕吐的副作用。

6.莲子鸡头粥

【原料】糖莲子50克,芡实(鸡头米)50克,糯米100克,鲜莲叶1张,桂花卤10克,白糖150克,清水150克。

【做法】鲜莲叶洗净,用开水烫过待用;将糯米淘洗净后放入锅内,加入空心糖莲子、芡实及清水,上火烧开,转用小火煮成粥;粥好后撤火,覆以鲜莲叶,盖上盖,5分钟后,拿掉莲叶;加入白糖、桂花卤,即可食用。

【功效】莲子为滋养之品,芡实也是很好的强壮之物,两者做成粥,能补益心脾,治疗妊娠肿胀。

孕育箴言

> 为了胎儿的健康,孕妈妈饮食有讲究,喝什么样的水也同样有讲究,如果平时喜欢喝可乐、雪碧等含二氧化碳的饮料,现在一定要管好自己的嘴,别再饮用。

甜蜜而烦恼的双胎妊娠

当知道怀的是双胞胎时,孕妈妈和家人无比开心,但双胎妊娠和单胎妊娠相比,孕妈妈和胎儿出现意外的概率更大,需要特别小心照顾母亲和胎儿。

双胞胎的形成与遗传因素有关。如果孕妈妈本身为双胞胎,那孕育双胞胎的机会是4%,而准爸爸为双胎,后代为双胎的机会是1.7%。可见双胎遗传因素母亲大于父亲。

其次,产生双胎与母亲的年龄及产次也有一定关系。有学者指出,双胎发生率与母亲年龄及产次成正比,年龄大的经产妇生育双胞胎者最多。其高峰年龄为35～40岁。

此外,双胞胎与环境因素、内在性腺激素、医源性因素也有一定关系。如寒冷的气候,使用促性腺激素或绒毛膜促性腺激素,或长期口服避孕药而停止使用1个月内,都可使双胞胎发生概率提高。

在孕期,哪些特征能提示妊娠是双胎的可能呢?

双胎妊娠早期的妊娠反应较重,恶心、呕吐较为常见。从怀孕第10周起,子宫体积即大于单胎妊娠子宫，增长迅速，常并发羊水过多。孕妈妈体重过度增加，有明显的腹胀不适。

妊娠晚期，由于子宫过大而挤压内脏器官，常见有呼吸困难、心慌、胃部饱胀、食欲缺乏、下肢及腹壁水肿、下肢及外阴静脉曲张、体位性腰背痛等症状。

如果孕妈妈有以上情况，应视为有双胎妊娠的可能。这时，应立即去医院妇产科做进一步检查，以便及时行孕期监护。

为了减少多胎妊娠的并发症及围生期死亡率和患病率，必须加强孕期保健，预防早产，分娩时减少胎儿的产伤，胎儿出生后与儿科医生共同照顾好新生儿。为达到此目的，首先要早期诊断，以争取尽早地给胎儿最好的宫内环境。

定期产前检查，及早发现并发症并及时治疗，同时加强对胎儿情况的监测。双胎妊娠不应超过预产期，否则可能由于胎盘功能不全而致胎儿死亡，必要时可行双胎引产。

孕育箴言

双胎妊娠在分娩期有很多并发症，包括子宫收缩功能不良、胎产式异常、脐带脱垂、胎盘早剥、产后出血等，因此，所有双胎分娩都必须住院在产科医生监护下进行。

孕期补充维生素E作用大

孕妈妈要补充各种营养以保证自身的健康和胎儿健康成长的需求，维生素自然是不可缺少的营养之一，而作为维生素家族一员的维生素E，对孕妈妈和胎儿的健康有重要作用。

天然维生素E可以促使垂体前叶促性腺激素分泌增加，增强精子的生成和活动力，增强卵巢、卵泡以及孕酮的抗氧化力。

维生素E能预防习惯性流产。流产女性的维生素E水平常明显低于正常妊娠者，需补充维生素E进行纠正，未纠正的抗氧化体系失衡是流产的重要原因之一。药学研究认为维生素E治疗流产的机制为纠正抗氧化失衡，保护孕酮不被氧化，并增强孕酮的作用。

维生素E能防治妊娠高血压综合征(简称妊高征)。妊娠期高血压是孕妈妈发病率较高的一种疾病。研究发现,血清维生素E水平是妊高征预后的重要指标之一。泰国、埃及、瑞士、土耳其等国的临床研究提示了维生素E水平的降低和妊高征发生率相关。维生素E通过保护血管内皮细胞免遭自由基攻击,降低血中ET(内皮素)含量而达到治疗目的。维生素E缺乏会造成过氧化脂质的堆积,导致血管收缩、血压升高等一系列病理生理反应。应用剂量为100～200毫克/日。

维生素E可以改善产后乳量不足。维生素E可促使垂体前叶促性腺激素分泌增加,泌乳素分泌增多,促进乳腺分泌,扩张末梢血管,改善乳腺局部微循环。

维生素E具有保护细胞膜的作用,还能防止不饱和脂肪酸的过氧化。也就是说,维生素E可以防止脑细胞活性衰退,体内有充足的含量可保持脑的活力。如果孕妈妈缺少维生素E,就会影响胎儿大脑的功能,造成脑功能障碍,脑活动能力减弱,使胎儿出生后智力下降。

所以,孕妈妈在孕期内要适量补充维生素E,以保证胎儿的健康成长。

胎儿的各个器官在3个月内就会形成,这时为胎儿提供充足的营养极为重要,而由于孕妈妈受妊娠反应的影响,食欲大大下降,很多孕妈妈在此期间营养摄入不均衡。因此,在孕早期,孕妈妈要有意识地补充专用复合维生素。

多吃养胎安胎的食物

孕期第2个月是胎儿发育较快的时期,孕妈妈即使食欲下降,也要多吃一些安胎的食物。

菠菜含有丰富的叶酸,每100克菠菜的叶酸含量高达350微克,名列蔬菜之首,是最佳的保胎蔬菜。叶酸的最大功能在于保护胎儿免受脊柱裂、脑积水、无脑等神经系统畸形之害。孕早期孕妈妈应多吃菠菜或服用叶酸片。

茭白,又称菱笋,富含蛋白质、糖类、维生素B_1、维生素B_2、维生素C及钙、磷、铁、锌及粗纤维素等营养成分,有清热利尿、活血通乳等功效,孕妈妈多吃有好处。

莲藕能滋阴润燥,行血化瘀,清热生乳。孕妈妈多吃莲藕,能增进食欲,帮助消化,促使乳汁分泌,有助于对新生儿的喂养,对安胎有好处。

萝卜,富含维生素A,维生素C含量比苹果高6倍,淀粉酶能够分解食物中的淀粉及脂肪,有利于人体充分吸收。孕妈妈常吃萝卜可以获得防病健身的佳效。但萝卜不宜与水果同食,两者的营养物质相遇,可加强硫氰酸抑制甲状腺的作用,对安胎没有好处。

花菜,富含维生素K、蛋白质、脂肪、糖类、维生素A、维生素B、维生素C及钙、磷、铁等,常吃可以防治疾病,能增强肝脏的解毒能力及提高机体的免疫力,预防感冒,防治维生素C缺乏病(坏血病)等疾患。孕妈妈经常吃些花菜,可预防产后出血及增加母乳中维生素K的含量。

海带,富含碘和铁,孕妈妈多吃它能补充碘和铁。

野菜,富含植物蛋白、维生素、纤维素及多种矿物质,还具有防病保健作用。小根蒜有健胃、祛痰之功效。荠菜可补脑明目。马齿苋有清洁胃肠道的作用,可以防治急、慢性肠炎或痢疾。蕨菜可清热利湿、消肿止痛,还有活血安神之功效。

孕育箴言

野菜是孕妈妈难得的滋补食材,不过由于野菜种类繁多,难以辨别是否有毒,所以那些不知名的野菜千万不要吃,以免引起中毒而损害胎儿健康,甚至引发流产。

怀孕第9周:可以被称为"胎儿"了

本周胎儿发育和孕妈妈饮食

这一周,胎儿已发育到大约有25毫米的长度,胚胎期的小尾巴已消失,所有器官、肌肉、神经开始工作,眼帘开始盖住眼睛,手腕变得稍微有些弯曲,双脚开始摆脱蹼状的外表,胳膊已经长出,两手弯曲并相交。胎儿的四肢在生长,手看起来仍然像"手桨",但很快会变成清晰的手指,胎儿的生殖器官也开始生长。

孕妈妈的子宫开始膨胀,虽然体重并未增加太多,但乳房更加胀大,乳头和乳晕色素加深,腰围增大,需要更换大的胸衣和宽松的衣服。

这周宝宝由胚胎转变成真正的胎儿,所需要的营养将更加丰富。胎儿在整个孕期,对叶酸的需求一直存在。在本周,胎儿仍需碘等营养素,因为这些微量元素是胎儿健康成长的关键营养。

本周给孕妈妈推荐的菜谱有以下一些。

1.咖喱牛肉土豆丝

【原料】牛肉、土豆、咖喱粉、食油、酱油、盐、葱、姜。

【做法】将牛肉切成丝,放上酱油、料酒调拌牛肉丝;土豆去皮切成丝,葱、姜切丝;然后起锅放油,七成熟时放葱、姜爆炒出香味,再将牛肉丝下锅爆炒,翻炒数分钟后,放土豆丝再翻炒几下,再放入酱油、盐及咖喱粉,用旺火炒几下即可出锅。

【功效】这道富含铁、B族维生素、叶酸等营养素的佳肴,适合孕妈妈食用。

2.奶汤瓜片

【原料】黄瓜、鲜牛奶、火腿、豌豆、精盐、花椒水、味精、高汤、猪油少许。

【做法】先把黄瓜去籽切成片,火腿切成小片;起锅放高汤,再放精盐、花椒水、味精、瓜片、牛奶、火腿、豌豆,用大火烧开即可食用。

【功效】妊娠2月余,孕妈妈反应较严重,但胎儿又需要营养,故应吃些易消化的食物,多喝些汤为好。本汤营养丰富,当孕妈妈食欲缺乏、身体虚弱时,可多喝一些。

3.凉拌芹菜

【原料】芹菜300克,香油10克,白糖5克,食盐适量。

【做法】择去芹菜根、叶,洗净,切成约4厘米长的段;锅内放水,用旺火烧开,把芹菜放入锅里烫一下,烫熟同时又要保持脆嫩,捞出沥去水后,加入香油、食盐和白糖,拌匀即成。

4.椿拌豆腐

【原料】豆腐300克,香椿1 130克,香油和精盐适量。

【做法】豆腐用开水烫一下,切成小丁,放在盘内;用开水把洗净的新鲜香椿烫一下,捞出沥干水分,切成细末,撒在豆腐上;加盐和香油即成。

5. 水晶草莓

【原料】鲜草莓250克,白糖60克,琼脂少许。

【做法】将草莓择洗干净,切去不吃的部分,放入盘中;将炒勺置火上烧热,放入白糖和琼脂,用中火烧开熬化,变黏后倒入鲜草莓煨片刻,放入已抹好香油的碗内,待其凉透凝成一体时,扣入盘中即可。

6. 蜜汁鲜桃

【原料】鲜桃750克,白糖100克,蜂蜜50克。

【做法】将鲜桃一切两半取出桃核,将桃肉放入盘中,入笼蒸熟,去掉外衣后切成小块,放在盘中晾凉;锅置火上加入少量水,放入白糖和蜂蜜后烧开,再用小火慢慢熬制,待水大部分蒸发而变黏稠时浇在桃块上晾凉,放入冰箱冷冻后即可食用。

7. 姜拌脆藕

【原料】鲜藕250克,精盐、酱油、食醋、味精、香油和生姜各适量。

【做法】将鲜藕冲净去皮切成薄片,再用清水把藕眼中的泥冲干净;把生姜洗净去皮切成细末;锅中放水,旺火烧沸,投入藕片汆一下,捞出后放入凉开水中片刻,再捞出控水后撒上姜末;将精盐、酱油、食醋、味精、香油调成汁,浇在藕片上,拌匀放在盘中即可食用。

孕育箴言

......

孕妈妈本身食欲会下降,尤其是到夏季更是如此,所以开胃菜肴必不可少。实际上,许多蔬菜水果做成爽口小菜,不但能补充营养,而且能起到开胃的作用。

孕妈妈皮肤护理技巧

怀孕期间,孕妈妈的忌讳特别多,原本爱漂亮的孕妈妈现在不得不放下心爱的化妆品,可是,孕期的皮肤却总是出问题。不化妆如何才能让自己看起来不那么狼狈呢? 其实,面对孕期皮肤问题,保养比化妆更重要。

孕妈妈新陈代谢缓慢,皮下脂肪增厚,汗腺、皮脂腺分泌增加,全身血液循环量增加,油性皮肤的孕妈妈面部油脂分泌旺盛的情况会加重,皮肤变得格外油腻,"T"型区域更为显著。油性皮肤的孕妈妈在护理皮肤时要注意以下几点:

保持皮肤的清洁,每天多洗几遍脸;饮食上要多摄取含优质的动物蛋白质和维生素等物质的食物,多吃蔬菜水果可使皮肤颜色更加漂亮;均衡摄入营养,营养平衡的食物能使孕妈妈的头发和皮肤以及体内各器官得到很好的保护。

由于孕激素的关系,孕妈妈的皮肤失去了以前的柔软感而略显粗糙,甚至很干燥,有些区域会出现蜕皮现象,脸部的色素沉淀也增加。

干性皮肤的孕妈妈不要频繁地洗脸,最好改用婴儿皂、甘油皂洗脸;使用能给皮肤增加水分的护肤品,涂抹在干燥部位并轻轻地加以按摩,选用婴儿润肤膏或润肤露,防止皮肤干燥,并能保持酸碱度平衡;洗浴时不应浸泡太久,否则容易造成皮肤脱水,尽可能少用普通肥皂,可使用不含皂质,pH属中性的沐浴露或婴儿香皂。

随着体重的增加,孕妈妈的双腿之间或乳房下面可能会发炎,导致皮肤发红、潮湿,还可能因此红肿、起水疱、有异味儿,称为"擦烂"。

治疗擦烂,孕妈妈要尽可能让患处保持干燥,使用滑石粉帮助吸收潮气,穿棉质衣服保持皮肤凉爽,不要穿紧身衣袜。如果孕妈妈有擦烂情况,特别是如果孕妈妈出汗多,要去医院检查。

孕育箴言

孕妈妈在怀孕期间由于受激素的影响,皮肤的皮脂腺分泌量会增加,于是身体各部位出现了"痘痘"。此时,不要用力挤"痘痘",以免手上的细菌造成二次感染,或是留下永久性的凹洞。要保持愉快的心情、充足的睡眠,因为越烦恼,"痘痘"会越多。

做个健康的"白领"孕妈妈

虽然女性最佳的怀孕年龄在25～30岁,但由于很多职场女性在这个年龄段正处于事业的上升期,所以越来越多的职场女性选择在30岁以后才准备当妈妈。

可是随着年龄的增长,女性的生育能力会逐渐下降。推迟怀孕的女性最担心的就是流产。据调查,30岁出头的上班族孕妈妈大约有15%的人会遭遇流产;40岁左右的上班族孕妈妈约有25%的人会遇到这种情况;而45岁以后,有一半的上班族孕妈妈存在流产的危险。

在怀孕期间上班本来就增加了孕妈妈和胎儿出现意外的概率,而大龄职场孕妈妈就要更加小心。虽然和在家待产的孕妈妈相比,职场孕妈妈会辛苦一点,但只要平时多注意,职场孕妈妈也可以保证自己和胎儿的安全。

孕妈妈大多不会忽视补钙,但补钙并不能完全解决缺钙的问题,孕妈妈还必须接受一定时间的日光照射。如果身体里的维生素D和维生素E不足,会造成钙质大量排出,大约会有90%的钙随尿液排出体外。而充足的日照是人体生成维生素D的重要条件,

职场孕妈妈最好的饮料是白开水,可在水中放入一些大枣、枸杞。它们性温而平和,其中大枣还具有补血功能,多喝一点大枣茶能让孕妈妈的身体更健康。

孕妈妈不能穿高跟鞋本是常识,但很多孕妈妈出于职业的需要,避免不了穿高跟鞋。孕妈妈穿高跟鞋不仅会站立和行走不便,而且不利于下肢静脉血液回流,很容易造成腿部水肿或使水肿加重。

其实孕妈妈可以在上下班的路上穿柔软的布鞋或旅游鞋,这些鞋有良好的柔韧性和易弯曲性,还具有很好的弹性,可随脚的形状进行变化,并且还可以在很大程度上防止摔倒等不安全的因素发生;在公司时,可以准备一双棉拖鞋,如果不活动,就换上棉拖鞋,让自己的脚完全放松下来,活动时再换回原来的鞋。但孕妈妈要是出现了水肿症状,就坚决不能再穿高跟鞋。

有些职场孕妈妈在即将临盆前才请产假，我们建议孕妈妈们自妊娠32周以后就不宜再工作。这时孕妈妈的心脏、肺脏及其他重要器官必须更辛苦地工作，且会对脊柱、关节和肌肉形成沉重的负担。此时，应尽可能让身体休息，确保宝宝健康。

孕妈妈的调理药膳

有的妈妈怀孕期间过得很舒适，不知不觉已经怀孕2月余，那这段时间该如何用药膳调理呢？下面就是简单实用的药膳谱。

1. 竹沥粥

【原料】淡竹沥30克，小米50～100克。

【做法】先将小米煮粥，临熟下竹沥，调匀，空腹食用。

【功效】有清热除烦、豁痰定惊的功效。可治疗孕后胆怯、烦闷不安、头晕目眩、胸中满闷、恶心呕吐、苔黄而腻，另外还可治疗痰热咳嗽、胸满喘闷。

2. 油菜粥

【原料】鲜油菜100克，粳米100克。

【做法】先煮粳米粥，后入油菜，慢火煮熟，任意食用。

【功效】有调中下气的功效，可治脾胃不和、食滞不下、胃气上逆、嗳气呃逆。

3. 清汤慈笋

【原料】慈笋500克，清汤1 000克，鲜桑叶数张。盐、料酒、味精、胡椒面、白矾。

【做法】白矾砸碎，用清水溶化，选用鲜嫩实心慈笋，切下老根，剥去壳，削去内皮，顺切成极薄的片，放入白矾水内漂上；桑叶洗净；将慈笋和白矾水倒入锅内，加入桑叶煮一会，捞出放在凉水内；拣出桑叶，把笋片洗去白矾的苦涩味，再用凉水漂上；烧开清汤，加入盐、胡椒面、料酒、味精，调好味，下入笋片，烧开撇去沫子，倒入密封的盆子内即可。

【功效】新鲜嫩笋，为夏令蔬菜之一，具有清暑的功效。

4.拔丝山药

【原料】山药500克,白糖60克,植物油1 000克,清水15克,香油15克。

【做法】将山药削皮洗净,切成滚刀块;植物油烧至五成热,把山药放入油内炸透,至金黄色,捞出,控净余油;用清水将白糖化开,用慢火炒至白糖由稠变稀,能拔丝时,倒入山药,离开火眼灶,颠翻炒匀,使糖汁完全黏在山药上后,倒在抹香油的盘子内即成。

【功效】健胃消食,增强消化功能。

孕育箴言

中医认为"药食同源",很多食物同时又是药物,所以我们在平时饮食过程中,注意食材选择,可轻松实现养生的目的。

怀孕第 10 周：成了真正的胎儿

本周胎儿发育和孕妈妈饮食

本周宝宝已是真正的胎儿,身长会达到38毫米,形状和大小犹如一个扁豆荚。胎儿的体重大约10克。胎儿的眼皮开始黏合在一起,直到27周以后才能完全睁开。胎儿的手腕已经成形,脚踝开始发育完成,手指和脚趾清晰可见,手臂更长,而且肘部变得更加弯曲。现在,胎儿耳朵的塑造工作已经完成,胎儿的生殖器开始发育,但是用B超还是分辨不清性别。胎盘已经很成熟,可以支持产生激素的大部分重要功能。

从本周起,胎儿的脑细胞开始迅速增殖,脑的重量不断增加。所以脂肪酸的需求大增,准妈妈要注意必需脂肪酸的摄入。必需脂肪酸是胎儿生长发育的重要物质基础,尤其对中枢神经系统的发育、维持细胞膜的完整起着极为重要的作用。

本周孕妈妈应常吃大豆、蛋黄、核桃、坚果、肉及动物内脏等富含卵磷脂的食品。新鲜的禽肉等食品中含有大量的脑所需的不饱和脂肪酸。

本周给孕妈妈推荐的菜谱为:松仁大麦糯米粥、水晶冰虾。

1.松仁大麦糯米粥

【原料】松仁、大麦、糯米。

【做法】把大麦、糯米放入盛有水的锅中煮,15分钟之后即可把松仁放进去,再煮半小时,即可出锅。

【功效】松仁含有丰富的必需脂肪酸和维生素E,是孕妈妈理想的营养食品。松仁、大麦、糯米的搭配兼滋补身体。

2.水晶冰虾

【原料】基围虾、冰块、黄瓜片、柠檬片、豌豆各适量,盐、鸡精、海鲜酱、花生酱各适量。

【做法】先将基围虾洗净剪须,并且焯水待用;然后取一大盘,用黄瓜片、柠檬片围边,中间放冰块,把基围虾放在冰块上,再放些豌豆点缀,做好之后放入冰箱冷冻成块;最后将盐、鸡精、海鲜酱、花生酱制成酱汁,取出冰虾后,蘸酱汁即可食用。

【功效】这道菜清凉可口,营养丰富,不仅满足了胎儿的营养需求,而且能有效地缓解孕妈妈的孕吐症状。

孕育箴言

这个时期,孕妈妈的食欲下降比以前会更为明显,曾经喜欢吃的东西如今也不再喜欢,从来没吃过的却想要尝尝,但又吃不了多少。鼻子也变得更敏感,稍闻到异味就会恶心、呕吐。所以,此时更要注意饮食搭配,确保每天都能摄入足够的营养。

孕妈妈要"拈轻怕重"

孕妈妈要避免繁重的体力劳动,但适当的活动又必不可少,比如做些力所能及的家务,只要不感觉累就行。但有些孕妈妈担心做家务会导致流产或给胎儿带来不利,所以几乎不做任何家务,整日卧床休息;也有的孕妈妈整日闲不住,认为做家务对自己和胎儿没什么大碍。

其实,上述这两种做法都不可取。整日卧床休息会使孕妈妈胃肠蠕动减弱,消化功能降低,从而出现食欲减退,营养不良或便秘。相反,整日闲不住的孕妈妈做家务也要适可而止,不能做太繁重的家务,以免引起流产。

由于怀孕后身体和平常有所不同,所以孕妈妈在做家务时要注意几点:早孕反应严重的准妈妈,最好不要做饭炒菜,以免厨房的油烟等气味刺激而加重不适;在冬季、春季,洗衣服、洗碗不要用冷水,以免受寒;不要登高和弯腰取物,不要搬抬重东西;洗衣服、擦地板等会令腹部受压,最好不要做太长时间,因为腹部过度受压会压迫子宫,有可能损害胎儿或引起早产;做家务过程中注意休息,不可太劳累。

还有一些孕妈妈不适合做家务,需要静养。比如,即使只做简单家务,也会诱发子宫收缩者;做家务时出现呼吸急促(每分钟超过30次)、心率加快(每分钟超过100次)者,表明这项活动对孕妈妈的心肺造成过度负荷,因而产生生理上的不适。

孕妈妈常易发生腿部抽筋或水肿,所以,当孕妈妈做家务站立一段时间后,一定要适度休息。休息时要尽量把双脚抬高。例如,坐着休息时,可以拿张椅子,将双脚平放在椅子上,或是躺在沙发上休息时,将双腿平抬伸展,并在双腿下加垫枕头,这样疲倦就可以慢慢消失。

孕育箴言

> 孕妈妈帮助家人做家务,可以分担家人的负担,且能达到运动锻炼的目的。不过并非人人都适合做家务,比如体态臃肿、灵活度不够者,医师告知有早产可能,需要卧床休息者,有活动性出血或出现破水者。这类孕妈妈即便是简单的家务也不能做。

噪声污染会影响胎儿健康

生活中不可避免会听到噪声,噪声作为一种声音"污染",情况严重时会使人失聪。而孕妈妈更不能接触高分贝的噪声环境,那样会给那些自我保护能力极弱的胎儿带来更为不可预料的后果。

高分贝噪声会损坏胎儿的听觉器官,降低其听力。如果孕妈妈在孕期内接受过85分贝以上的声音,比如重型卡车音响发出的声音(大约为90分贝),就可能会使出生后的宝宝失去敏锐的听觉。

孕妈妈每天接触50 ~ 80分贝的噪声2 ~ 4小时,便会出现精神烦闷紧张,呼吸和心率增快,心肺负担加重;神经系统的功能紊乱;头痛、失眠随之而生；内分泌系统功能降低，尤其是雌激素和甲状腺素分泌不足；消化功能受损，孕妈妈难以获得足够的营养；免疫功能下降，孕妈妈容易患病毒或细菌感染性疾病。这些都是导致胎儿发育不良、新生儿体重不足、智力低下或躯体器官畸形的重要原因。还有研究发现，在噪声环境中孕育娩出的婴儿，0~3岁每年平均患病次数比其他婴儿多2~4次。那些出生前就在母体内接受过强噪声的幼童对于频率400赫兹的声音的感觉能力相当于那些正常的、没有受过噪声干扰的幼童的1/3。

怀孕期间理想的声音环境是，不低于10分贝，不高于35分贝。孕妈妈要找到这样的环境比较困难，不过还是要有"噪声会影响优生"的意识，尽可能创造条件，把接触噪声环境的机会降到最小限度。比如，有条件者可临时调换居住地点，减少去闹市区的次数，不去机场、火车站、汽车站、歌厅等噪声严重污染区。

孕育箴言

随着社会日新月异地发展，生活中到处充满了刺耳的噪声，比如交通噪声、建筑噪声、娱乐噪声、办公室噪声等，早已成了令人头疼的污染。孕妈妈听到这些噪声会烦躁，宝宝出生后也会烦躁，爱哭闹，所以孕妈妈要远离噪声，营造安静的生活环境。

保障胎儿的视力发育

孕妈妈的饮食对胎儿的健康发育非常重要，如果孕妈妈饮食得当，胎儿的智力、视力等方面都会发育良好。那孕妈妈吃什么比较有利于胎儿的视力发育呢？

油质鱼类富有一种构成神经膜的要素ω-3脂肪酸，ω-3脂肪酸含有的二十二碳六烯酸（DHA）与大脑内视神经的发育有密切关系。孕妈妈多吃油质鱼类，如沙丁鱼和鲭鱼，会对胎儿的视力发育起到很好的作用。

缺钙的孕妈妈生育的孩子在少年时患近视眼的概率高于不缺钙者的孩子3倍。因此，怀孕期间补充足够的钙是非常必要的。豆类、绿叶蔬菜、虾皮含钙量都比较丰富。烧排骨汤、松鱼、糖醋排骨等的烹调方法可以增加钙的含量。

瘦肉、动物的内脏、鱼、虾、奶类、蛋类、豆类等含有丰富的蛋白质，而蛋白质又是组成细胞的主要成分，组织的修补更新需要不断地补充蛋白质。

缺乏维生素A时，眼睛对黑暗环境的适应能力减退，严重的时候容易患夜盲。维生素A还可以预防和治疗眼干燥症。各种动物的肝脏、鱼肝油、奶类和蛋类，植物性的食物，比如胡萝卜、苋菜、菠菜、韭菜等，水果中的橘子、杏子、柿子等，都含有丰富的维生素A。

维生素C是组成眼球晶状体的成分之一，如果缺乏维生素C就容易患晶状体浑浊的白内障，含有维生素C的食物对眼睛也有益。各种新鲜蔬菜和水果中都含有维生素C，尤其以青椒、黄瓜、花菜、小白菜、鲜枣、生梨、橘子等含量最高。

维生素B_1是视觉神经的营养来源之一，维生素B_1不足，眼睛容易疲劳；维生素B_2不足，容易引起角膜炎。可以多吃些芝麻、大豆、鲜奶、麦芽等补充维生素。

孕妈妈还可以多吃些枸杞子，枸杞子具有清肝明目的功效，对眼睛有益。枸杞子含有的丰富的胡萝卜素、维生素A、维生素B_1、维生素B_2、维生素C、钙、铁等，均是眼睛的营养品。

孕育箴言

眼睛是心灵的窗户，每一位妈妈都希望自己的宝宝拥有明澈的眼眸，那样不仅漂亮而招人喜欢，而且宝宝能更好地感知五彩缤纷的世界。宝宝眼睛的健康，要从怀孕早期就开始注意，注重补充有益视力发育的营养物质。

"音乐浴"让你拥有好心情

孕妈妈在怀孕之后，身体的内分泌系统处于变动过程中，尤其是初次怀孕的女性更容易发生心理变化，严重者可出现情绪不稳、行为异常的精神障碍。

孕妈妈孕初期会有哪些心理呢？首先会对丈夫更加依赖。有的年轻的女性朋友在怀孕之后，感情会变得很脆弱，什么事都离不开丈夫，希望丈夫能以自己为中心，时时都在身边关心自己、照料自己。

其次会烦躁。怀孕初期,大多数孕妈妈都会有不同程度的妊娠反应,由此导致孕妈妈心情恶劣、烦闷不堪。而那些没有思想准备就怀孕的孕妈妈,心情往往会更加恶劣。

再次是担忧心理。怀孕这件事带给孕妈妈的不仅是喜悦,同时还有一些担忧。担忧什么呢? 因为怀孕后所发生的一切都是陌生的,孕妈妈就会对将要发生的事有一种担心和恐惧的心理。她们担心自己是否会生个缺陷儿,以前得过妇科病会不会给宝宝造成影响,等等。

心情烦躁时,孕妈妈不妨试试"音乐浴"。"音乐浴"能让内心平和,对解除疲乏、心胸郁闷、头昏头痛有立竿见影的效果。

准备阶段:坐在带靠背的椅子上或躺在床上,手放在双腿两侧,闭上眼睛,全身放松。CD机放在一边,音量适中,音乐以自己喜爱的为主,节奏较明快为好,太快太慢都会影响效果。时间控制在3分钟一首乐曲,要连续播放10分钟左右,大约3次。

享受音乐:随着音乐一次又一次奏起,孕妈妈的全身自然会放松,妊娠症状也暂时忘记了,脑海里只有轻快的音乐,尽情地享受着音乐,最后睁开眼,随着音乐的节奏,手、脚有节奏地慢慢晃动。

结束:当音乐停止以后,起身走动走动。享受完音乐浴,一般头脑的昏沉感和身体的疲乏感会一扫而光,变得头脑清醒。

孕育箴言

　　孕产期间的女性,对丈夫尤为依赖,每天似乎变得"懒散"了,其实这是孕妈妈需要照顾和关爱的表现。此时,准爸爸就要顺应妻子的需求,给予妻子足够的关心,只要有时间就陪伴在妻子身边,也可以时常给妻子买点小礼物,以使妻子宽心。

怀孕第 11 周：顶着一个大脑袋

本周胎儿发育和孕妈妈的饮食

本周胎儿身长可达到4～6厘米,体重达到14克,这是胎儿生长的关键一周,他的身高能增长1倍。胎儿已经完全成形,睾丸或卵巢已经长成,肠子在脐带与胎儿连接的地方发育,虽然现在还没有任何东西可供消化,但肠子已经可以收缩。

到本周末,胎儿头部和身体的长度会基本相同。胎儿现在整天忙着在妈妈的腹内做伸展运动,他在子宫中微小的动作优美而舒展,而孕妈妈的腹部经常从表面看上去就凹凸不平。随着时间推移,宝宝的动作会变得更多、更有力。

本周宝宝的很多细微之处开始出现,如手指甲出现,并可清晰地看到宝宝的手指和脚趾等。同时宝宝的骨骼细胞发育加快,肢体加长,随着钙盐的沉积,骨骼变硬。

孕妈妈此时不必太过担心流产危险,因为最易流产的时期已经过去。现在孕妈妈要放松心情,吃好喝好,以保证胎儿生长所需要的营养。

本周给孕妈妈推荐的食谱有:梅花枇杷、虾米拌芹菜。

1. 梅花枇杷

【原料】罐头枇杷1听,豆沙馅125克,松子少许,白糖100克。

【做法】将枇杷控净原汁,用豆沙裹住,再将松子按梅花图案摆在豆沙上,放入盘中蒸透;将罐头内的枇杷原汁倒在锅中,加适量清水、白糖煮沸,用淀粉勾芡,浇在梅花枇杷上即可。

【功效】这道菜含丰富的营养素,能够为胎儿提供所需要的营养。

2. 虾米拌芹菜

【原料】虾米、芹菜、香油、酱油、陈醋、食盐、姜末各适量。

【做法】将芹菜去根洗净,用刀子把菜叶稍微削去一点;下开水锅焯熟,切成半寸段,加食盐拌匀,盛在盘里;将虾米泡开,切成细末,撒在芹菜上;调上香油、陈醋、姜末即成。

【功效】此菜清淡味美,含钙、碘等营养素,能为胎儿这一周成长提供最关键的营养物质。

在这个阶段，孕妈妈的腹部随着胎儿发育变得越来越膨隆，圆鼓鼓的腹部开始出现妊娠纹。这也是怀孕过程中难以避免的情形，不过，只要在怀孕期间勤加保养，维持正常的饮食和生活习惯，放松身心，就能够减少妊娠纹。

孕妈妈的第1次产检

定期产检是孕妈妈孕期生活的一项重要内容，一般在孕期第11周、第12周孕妈妈就可以去做第1次产检了。第1次产检对孕妈妈来说非常重要，通过各项检查，可以让孕妈妈对自己的身体状况有更正确的认识，也能较明确腹内的胎儿是不是健康。

第1次产检时需要检查的内容较多，医生需要了解孕妈妈的一切情况。具体来说检查的内容包括：年龄、身高、体重、职业、腹围、子宫底、血压、血型、血常规、梅毒血清反应、尿液检查、肝功能、风疹及弓形体抗体、听取胎心音以判断葡萄胎和双胞胎的可能等。

医生在了解孕妈妈的年龄、职业、家庭状况等基本情况后，还要了解孕妈妈的饮食习惯和病史，比如孕妈妈是否善饥、是否厌食、是否经常饮酒、是否患过抑郁症，抑郁症可能在怀孕期间或产后重来。医生的有关饮食习惯、生活规律、各种小细节的提问是为了及时发现问题，并给孕妈妈提供合适的帮助。

接下来医生会询问孕妈妈的既往病史，询问孕妈妈的家庭有没有特别病史，如高血压、糖尿病及染色体变异、特殊疾病。这些都是第1次问诊要记录在案的信息。然后是有关过往怀孕史，自然流产或人工流产问题，孕妈妈过去生产遇到的问题，等等。

结束了这些询问后，真正的检查开始了，医生要检查孕妈妈心、肺状况，测量动脉血压，以确定孕妈妈身体的总体状况。医生会为孕妈妈称体重，检查脊柱，看孕妈妈是否脊柱侧弯，同时给孕妈妈一些建议，以减少孕期经常出现的背痛。

孕妈妈必须要做的检查包括：尿液检查，当即可拿到结果，检查尿液里面含不含有蛋白质和糖分，尿液检查每个月都要做；妇科检查，触摸乳房看里面有没有结节（囊肿或纤维瘤类的疾病），检查子宫的大小，宫颈涂片情况。

最后，医生会告诉孕妈妈下次产检的时间，从此产检就会规律地出现在孕妈妈的生活里。就这样，孕妈妈初次孕检历程圆满结束。

> 孕妈妈在孕育的过程中，应该选择一家规范可靠的医院进行产检建档。之所以叫"建档"，是由于医院会为每个入院的孕妈妈建立一个档案，记录其整个怀孕期每次身体检查情况。一般在 3 个月内就应该初次建档，以便随时跟踪胎儿和孕妈妈的健康状况。

头痛当心是心血管疾病

许多孕妈妈在孕早期经常感到头痛，这是由于怀孕期间激素水平的波动变化造成的，而在之后的 4 ~ 6 个月，当激素水平已经维持在一个稳定的高水平时，头痛现象就会逐渐减少。

如果偶尔的头重脚轻感觉并不太严重，孕妈妈的生活和工作都能按原有的轨迹照常运转，就不必过分紧张，这样的头痛一般不会对胎儿和孕妈妈有大的妨碍。这是因为怀孕时血压发生改变，体内分泌激素量也和原来不同，它们影响了大脑的血液循环；还有，疲劳和环境因素也会成为引发眩晕和头痛的导火线。

驱除头痛头晕的简便方法就是保证充足的睡眠和休息，好的睡眠环境能提高睡眠质量，卧室乃至整个房间要尽量安静，保持室内空气流通、湿度适宜。

孕妈妈，尤其是职场孕妈妈白天别过于忧虑，不给自己平添心理压力；气候适宜时，多到室外幽静的地方散步，呼吸新鲜空气，注意避开人多、拥挤及空气混浊的地方。

闲暇时，多和亲友聊天、谈心，放松身心，多参加轻松的娱乐活动，借以转移注意力，症状很快会消除或减轻。

丈夫给妻子按摩及孕妈妈冷或热敷、洗澡等都可以减轻孕妈妈头痛头晕的症状。此外，孕妈妈切记不要长时间站着，改变身体姿态时也应采用"慢动作"。

一部分孕妈妈妊娠反应剧烈，什么都不想吃也吃不下，脸色苍白、头晕也就在情理之中。此时的头晕可能是因营养不良带来的贫血造成的，须尽快查明缘由，缺什么补什么。如果孕妈妈平时很注意休息，营养良好，心情也不错，但仍然有晕眩和头痛的感觉，应到医院检查，排除妊娠高血压、糖尿病、贫血等疾病。

虽然孕期孕妈妈要谨慎用药，但是并不是所有的止痛药都是禁用的，大部分的医生都会建议使用对乙酰氨基酚（退热净）镇痛药，不过要严格控制剂量，每周不能服用多于3片的500毫克的药片。医生还会给孕妈妈开一些既含对乙酰氨基酚，又含微量的麻醉剂或镇静剂的药物。一般医生都不建议孕妈妈服用布洛芬、萘普生和阿司匹林等镇痛药物，而曲坦类化合物镇痛药物则禁止使用。

孕育箴言

孕期内常出现偏头痛的女性，产后患上中风和血管疾病的危险增大。研究人员指出，孕妈妈要注意，不管什么原因，孕期内频繁出现偏头痛，都应该被看成是心血管病潜在的风险。

小妙招帮孕妈妈摆脱便秘

便秘可分为功能性便秘和器质性便秘两种。功能性便秘多由排便动力缺乏（如腹肌或肛提肌衰弱）、结肠痉挛、进食太少、水分缺乏、食物缺少纤维素、直肠排便反射迟钝或消失、无定时解大便的习惯等原因造成。

器质性便秘多由部分性肠梗阻（如肠粘连）、巨结肠、肠道外疾病压迫肠道、直肠肛门疾患（如痔疮）等引起。

怀孕以后，孕妈妈胃酸减少，胃肠道平滑肌张力降低，蠕动减弱，同时由于腹壁肌肉张力减弱，大肠对水分的吸收增加，所以孕妈妈容易发生便秘。中医学认为，孕妈妈便秘多因阴血不足、肠燥津枯、肠道失润所致。孕妈妈便秘以功能性便秘为主。

便秘会对机体造成严重的后果，对胚胎发育中的婴儿造成严重的影响，甚至导致胎儿畸形的发生；便秘严重者可导致肠梗阻，引起直肠脱垂，并发早产，危及母婴安危；长期便秘使肠道毒素堆积，吸收并进入乳汁，会引起婴儿腹泻，影响婴儿生长发育。

孕妈妈患便秘以后,可采取以下措施:

增加身体的水分。孕妈妈要多饮水,多吃富含膳食纤维的瓜果和绿叶梗茎蔬菜,如香蕉、苹果、梨、葡萄、菠菜、苋菜、黄瓜和海带等。

每天早上起床先喝一杯凉开水,再好好吃早餐,这样可加强起床的直立反射和胃肠反射,促进排便及养成良好的每日定时排便的习惯。孕妈妈有排便感时,就要去厕所。

适当喝些蜂蜜水,吃些香油及黑芝麻,可以帮助通便。千万不可轻易用泻药,以防引发早产。

做有利肠蠕动的腹部按摩,用手轻轻转圈摩擦腹部,推动粪便下行。

适度活动,如适当做些家务活、散步等,有助于促进胃肠运动。生活中避免久站、久坐,适当散步,以防胃肠蠕动减慢,诱发功能性便秘。

孕育箴言

孕妈妈属痔疮高发的人群,若不幸长了痔疮,可以在便后用温水熏洗、坐浴,或用洁尔阴温水液熏洗、坐浴,或用中药祛毒汤等熏洗、坐浴,以改善肛门局部血液循环,并保持肛门局部清洁,预防感染。也可外用痔疮膏等。

好食物赶走妊娠纹

从怀孕第3个月开始,孕妈妈就会发现自己的腹部开始出现妊娠纹,随着时间的推移,妊娠纹会布满整个腹部、腰部,有的孕妈妈甚至连胸部也会出现妊娠纹。

妊娠纹的发生与体质有关,并不是每个孕妈妈都会有妊娠纹,而且妊娠纹的严重程度也会不尽相同。有的人会选用化妆品来去除妊娠纹,但由于一些护肤品或化妆品中某些化学成分会对胎儿产生危害,孕妈妈也不能随便使用化妆品。

孕妈妈可以注意掌握一些食疗方法,以有效地预防或缓解妊娠斑、妊娠纹等一些皮肤问题。下面的这6种食物,孕妈妈可以试试。

西红柿:对抗妊娠纹火力最强的武器就是西红柿。这是因为西红柿中含有丰富的茄红素,而茄红素的抗氧化能力是维生素C的20倍,可有效抗氧化、防妊娠纹。注意,西红柿性寒凉,空腹食用容易造成腹痛,所以孕妈妈食用前应先吃点其他食物。

青花菜(西兰花):含有丰富的维生素A、维生素C和胡萝卜素,能增强皮肤的抗损伤能力,有助于保持皮肤弹性,可以使孕妈妈远离妊娠纹的困扰。孕妈妈每周宜吃3次青花菜。青花菜中含有丰富的叶酸,叶酸性质不稳定,为保证叶酸不被破坏,青花菜以少油快炒为佳。

猕猴桃:其中所含的丰富维生素C能有效地抑制皮肤内多巴醌的氧化作用,使皮肤中深色氧化型色素转化为还原型浅色素,干扰黑色素的形成,预防色素沉淀,保持皮肤白皙,可以有效对抗孕妈妈妊娠纹。

三文鱼:三文鱼肉及其鱼皮中富含的胶原蛋白是皮肤最好的"营养品"。大量的胶原蛋白,能减慢机体细胞老化。经常食用,可使孕妈妈皮肤丰润饱满,富有弹性,远离妊娠纹。

猪蹄:含有丰富的胶原蛋白,可以有效对付妊娠纹。猪蹄不但能防治皮肤干瘪起皱,还能增强皮肤弹性和韧性,对延缓衰老具有特殊意义。

海带:含有丰富的胡萝卜素、维生素B$_1$等,可抗皮肤老化,缓解妊娠纹。

孕育箴言

食疗就是有针对性地选取具有一定保健或治疗作用的食物,通过合理的烹调加工,以达到养身保健、防病治病的目的。食疗的显著特点是安全、无副作用,在享受美味的同时轻松实现养生保健的目的,所以尤其适合孕妈妈这一特殊人群。

怀孕第12周:欢呼雀跃的一周

本周胎儿发育和孕妈妈饮食

到本周,胎儿的身体雏形已经发育完成,手指和脚趾也已经完全分离,一部分骨骼开始变得坚硬,并出现关节雏形。胎儿的肠子最近生长得非常快,有一部分进入脐带里,现在它们开始要转移到腹腔内。宝宝的肾则正在向膀胱分泌尿液。

胎儿的神经细胞增殖迅猛,而且神经突触(大脑中的神经线路)正在形成。胎儿现在可能已经有了更多的反射动作,包括吮吸。如果用手戳戳腹部,他(她)甚至会动一动,不过几周之内,孕妈妈还无法感觉到胎儿的活动。

临近宝宝长牙根的时期,孕妈妈要多吃含钙的食物,让宝宝在孕育时就长上坚固的牙根。注意少吃含白砂糖多的食物,因为白砂糖有消耗钙的副作用,而且容易引起发胖。孕妈妈可以选用红糖,它不但含钙,而且比相同分量的白糖多两倍铁质,同时还有人体所需的多种营养物质,有益气、补中、化食和健脾暖胃等作用。

本周给孕妈妈推荐的食谱为:清汤燕窝、猪肝菠菜汤。

1. 清汤燕窝

【原料】干燕窝、鸡清汤、少许食用碱、适量盐。

【做法】先将干燕窝泡软,再把燕窝清洗干净(用镊子择清燕窝上的黑毛和根,再用温水洗去灰尘);把少许食用碱泡开,再放入洗过的燕窝,泡5分钟后捞出,继续用开水再泡燕窝5分钟后捞出;再把燕窝泡进开水中,4分钟后捞出挤净水;起锅烧火,加入鸡清汤、盐适量,烧开后撇去浮沫,倒在准备好的大汤碗里,随后把燕窝放入即成。

【功效】燕窝能滋阴润燥、补气和中,适宜身体虚损的孕妈妈。

2. 猪肝菠菜汤

【原料】猪肝、菠菜、酱油、精盐、味精、花椒水、肉汤。

【做法】先将猪肝切片、菠菜切段;起锅上火,加入肉汤烧开,下入猪肝和菠菜,再加上酱油、精盐、花椒水和味精,大火烧开;把猪肝、菠菜捞在碗内,撇净汤内浮沫,最后将汤浇在碗内即成。

【功效】本汤大补阴血,富含维生素A、维生素D和维生素C等,间或食用,孕妈妈可增强体质,胎儿可补充营养。

孕育箴言

本周接近孕中期,随着胎儿发育,孕妈妈在孕中期、孕后期可能会出现身体水肿,最好此时就提前将戒指取下,避免以后由于手指水肿而被戒指夹手,同样,其他首饰也应该取下。

合理补充蛋白质

蛋白质是构成人体细胞的主要物质,是生命之源,身体的每个细胞都离不开蛋白质。

胎儿的生长发育及母体的子宫、胎盘、乳房的发育都需要蛋白质,因此孕妈妈体内要贮备蛋白质,以供分娩及哺乳需要。孕妈妈缺少蛋白质可以影响垂体促性腺激素的分泌,雌激素及孕激素减少,最终导致妊娠中断。

一般成人每千克体重每天需要1克蛋白质,而胎儿每千克体重每天需要3克蛋白质,孕妈妈每天平均的蛋白质需求量在60克左右。在妊娠后期需要的蛋白质量更多,以供应分娩和哺乳所需。含蛋白质成分较多的食物有肉类、鱼类、蛋类、乳类、豆类等。其中,蛋类和乳类的蛋白质最易为人体吸收。

不过,如果过量摄入蛋白质易引起肥胖,增加肾脏等内脏的负担,所以孕妈妈不可过多摄取蛋白质。孕妈妈进食时,要注意以下几点。

(1)动物蛋白与植物蛋白合理搭配。不能单一地吃动物蛋白而不吃植物蛋白,也不能只吃植物蛋白而不吃动物蛋白。

(2)孕末期和产后,母亲要多吃一些富含8种必需氨基酸尤其是组氨酸的食物,如瘦的牛肉、羊肉、猪肉,还有带皮的鸡肉和鱼。因为孕末期的胎儿和出生后的婴儿按每千克体重所要求的8种必需氨基酸量明显高于成人的需要量,特别需要组氨酸的供给。

(3)重视蛋白质的互补作用。将两种或三种含不同氨基酸的食物混合进食,则能互补单一食物所缺少的氨基酸,其营养价值比只进食一种食物高。例如:单一吃牛肉或单一吃豆腐,其营养价值(亦称生理价值)为60%～65%;如果牛肉煮(烧)豆腐,两种食物混合进食,其营养价值就提高到89%。因此,为了充分利用食物中的蛋白质,要科学搭配食物。

孕育箴言

··

随着胎儿一天天地发育,孕妈妈容易疲劳、嗜睡。如果此时还在坚持工作,那在工作中容易感到疲劳和不适,为了宝宝和你自己的健康,你应该避免过于繁重的工作。

孕妈妈身体不适要及时就医

孕早期对孕妈妈和胎儿来说都是至关重要的时期，因为这是胎儿器官分化的关键阶段，顺利度过这个时期是保证胎儿健康的第一步。但个人体质差异、细菌病毒侵害等多种因素决定了这一时期孕妈妈的身体非常脆弱。如果孕妈妈出现了以下症状，要及早就医。

头痛、眼花、失眠、全身无力、视力模糊，很可能有高血压存在，应尽早就医。

尿量减少，手、脚水肿，尤其在早上起床时有水肿，应立即找医生检查。

胃痛、恶心、呕吐，有类似早孕反应的胃肠症状。

要注意小便是否清亮。如有混浊或伴有腰痛，应当引起注意。

剧吐。孕早期的呕吐是一种正常的反应，但如果持续出现恶心，频繁呕吐，不能进食，明显消瘦，自觉全身乏力，就属严重呕吐。剧吐会影响孕妇的营养吸收，长期饥饿可引起血压下降、电解质紊乱等不良反应，严重时会损害肝肾功能，同样会影响胎儿发育。

腹痛。妊娠早期出现腹痛，特别是下腹部痛，首先应该想到是否是妊娠疾病。比较常见的有先兆流产和宫外孕。如果症状是阵发性小腹痛，伴有见红，可能是先兆流产；如是单侧下腹部剧痛，伴有见红乃至昏厥，可能是宫外孕。

见红，即阴道少量断断续续地出血。一旦怀孕后，正常的情况下，孕妈妈一般不会有阴道出血现象。如果见红了，有几种情况的处理方案推荐给你。如有见红但无腹痛，可以先卧床休息。如休息后见红仍不止或反而增多，应立即去医院检查胚胎发育是否良好，流产是否可以避免，以确定治疗方案。

体温升高。发热是常见的致畸因素。热度越高，持续越久，胎儿畸形的可能性越高。因此，孕早期要注意冷暖，尽量不去空气不洁、时常高温的场所。

孕育箴言

孕育生命的过程中，只有孕妈妈保持健康，胎儿的健康才能得以保障，否则一切都无从谈起，所以怀孕期间要时时关注自身健康，如发现异常要及时到医院检查、治疗。

DHA让胎儿更聪明

DHA是一种多价不饱和脂肪酸，为胎儿脑神经细胞发育所必需。脑营养学家研究发现，DHA、胆碱、磷脂等是构成大脑皮质神经膜的重要物质，是贮存与处理信息的重要结构。DHA可维护大脑细胞膜的完整性，促进脑部发育、增强记忆力。

DHA对胎儿大脑发育有重要作用，而且有助于视网膜的光感细胞的成熟。一般在怀孕的最后3个月，孕妈妈的体内会产生与DHA生成有关的酶，它们是减饱和化酶与碳链加长酶。在这两种酶的帮助下，胎儿的肝脏能借助母血中的 α 亚麻酸来生成DHA，然后输送到胎儿大脑与视网膜，帮助大脑锥体细胞与视网膜的光感细胞组成含有DHA的膜磷脂，使这些细胞的成熟度提高，可以增强大脑和视网膜的生理功能。

孕妈妈在孕期特别是最后的3个月孕期中，应多吃核桃等含 α 亚麻酸较多的坚果。有条件者直接从鱼油类DHA营养品中补充DHA则更可靠。不过，因为DHA是以脂肪的形式存在于"脑黄金"营养品中，食入后在十二指肠内要靠胆汁的帮助和水结合乳化成乳液，才能被十二指肠与空肠吸收。但胆汁不是每天24小时持续向十二指肠排放，而是间断排入11次，每次3～5分钟。一般吃了含蛋白质多的食物后，在胃内刺激了胃黏膜上的感觉神经，通过神经反射弧的联系，会引起胆囊收缩排放胆汁到十二指肠。

所以，孕妈妈在吃含DHA的"脑黄金"类营养品时，应在进食牛奶、豆浆、鸡蛋、鱼、豆腐等食品时服用，或干脆与牛奶或豆浆同服。这样吸收才充分，才不会浪费DHA。

由于中国东海、中国黄海和日本海的鱼油中，DHA含量比大西洋和其他海域的高，所以中国国内生产的DHA类鱼油营养品，含DHA多，而EPA的含量低。一般比例为(1.5～2.0)：1，即每粒所含DHA为EPA的1.5～2倍。个别更好的产品每粒所含DHA可为EPA的5倍或以上。

孕育箴言

::

孕期需要大量营养，而且需要的营养素种类繁多，补充的营养并不是单一某种，而是要全面、均衡，所以，孕妈妈不能仅仅吃合自己胃口的食物，而是要饮食多样化。

贫血是孕期高发病症

贫血是孕妈妈的常见症状。妊娠期贫血有两种情况：一种是生理性贫血，由于怀孕后血容量逐渐增加，而其中血浆的增加幅度超过了血细胞的增加幅度，造成血液稀释而使血红蛋白相对下降。当血红蛋白低于10克/升，高于8克/升时，称为生理性贫血，这种贫血不需治疗，产后即能恢复正常。当血红蛋白低于8克/升时才被诊断为病理性贫血。

孕期发生病理性贫血的原因主要有以下几方面。

（1）铁的摄入量不足：尽管目前人们的生活水平不断提高，但铁的摄入量不足，且母体需要供给自己和胎儿生长的需要，因此逐渐造成缺铁性贫血。

（2）主要是营养不良或吸收障碍所致：这是发生巨幼细胞贫血的主要原因，较缺铁性贫血少见。

贫血是孕妈妈高发病症，大约有1/4的孕妈妈会发生不同程度的贫血，但重症贫血的患者并不多见。除了生理因素会造成孕妈妈贫血外，还与一些孕妈妈偏食有关。有的人怕荤菜吃多了发胖，铁元素摄入不够，容易造成缺铁性贫血。

贫血的孕妈妈容易发生感染。这是因为贫血的孕妈妈血浆蛋白质浓度低，产生的抗体少，巨噬细胞作用减弱，而使免疫能力降低，容易诱发产褥期感染，发生产后热、子宫内感染、乳腺炎等。

要防治妊娠期贫血，应从以下方面做起：

饮食加强营养。每天都应吃瘦肉、鸡蛋或猪肝及新鲜蔬菜。

补充铁剂。孕中期可服用硫酸亚铁0.3克，每日1～3次，同时可服维生素C 0.1～0.2克，每日3次，以促进铁的吸收。服铁剂期间，不要喝茶和牛奶，以免影响铁的吸收。

补充叶酸和维生素C。叶酸缺乏者，可每次口服叶酸10～20毫升，每日3次；维生素C每日服用100～200微克。

重度贫血，特别是血容量明显不足时，可适当输血，以保证孕妈妈和胎儿的身体健康。

> 　　如果在孕期贫血比较严重，而且产前没有进行很好的治疗，直至产后仍然贫血，便会影响乳汁的生成，表现为泌乳少，乳汁的营养也差，最终可导致新生儿吃不到母乳，只能人工喂奶。所以，孕期及早防治贫血，对于母子的健康都有好处。

孕中期 胎儿迅速成长

怀孕的过程辛苦而又幸福,孕妈妈开始正式进入到了孕中期(3～6个月)。孕妈妈的腹部开始增大,尤其怀孕到5个月左右,行动越来越不方便,还时常受腰酸背痛的困扰。不过,这时孕妈妈的食欲开始增加,胎儿对营养的需求逐渐加大了,孕妈妈需要更丰富的营养,尤其不能忽视钙、铁、锌等微量元素,这些微量元素是胎儿健康发育的关键。这时,准爸爸也要陪伴孕妈妈一起走过这段奇妙的育儿旅程。

怀孕第 13 周：胎盘发育完成

本周胎儿发育和孕妈妈的饮食

这一周,胎儿的体重比上周略有增加,身长有70～90毫米,体重约20克,而且脸部更加清晰,五官明显,眼睛虽然还在头的两侧,但两眼之间的距离拉近了,嘴唇能够张合,脖子已经发育得足以支撑头部。

这一周,胎儿的骨骼发育明显,神经元迅速增多,神经突触形成,胎儿的条件反射能力加强,手指开始能与手掌握紧,脚趾与足底也可以弯曲,眼睑仍然紧紧地闭合。如果用手轻轻碰一下孕妈妈的腹部,胎儿会条件反射地动起来。

这一周,孕妈妈的妊娠反应减轻或消失了,乳房胀大,腹部也稍稍凸了些,而且孕妈妈的心情也比前3个月好多了,整个人看起来精神了很多。

这一周,胎儿腹部与孕妈妈连接的脐带开始进行营养与代谢废物的交换,营养需求加大,孕妈妈可以解放自己,全面地摄取各种营养。

这一周孕妈妈重点摄取的食物为花生油、豆油、菜油、奶类、肉类、鸡蛋、核桃等,但不能忘记补充足量的蔬菜和水果。

本周向孕妈妈推荐的菜谱为:木耳肉片汤、莴笋炒山药。

1.木耳肉片汤

【原料】水发木耳、瘦猪肉、水淀粉、韭菜、精盐、味精、清汤。

【做法】先将瘦猪肉清洗干净切片放入碗内，加精盐、水淀粉少许抓匀；韭菜择洗干净，切成长节；起锅上火，放入清汤和木耳，用大火烧开，再下肉片煮一会儿，待肉片熟时，下精盐、味精、韭菜，起锅盛入汤碗即可。

【功效】本汤阴阳两补，益气养血，富含蛋白质、维生素等，具备了胎儿成长的关键营养素，尤宜于孕妈妈在疲劳、体力不佳时服用。

2.莴笋炒山药

【原料】山药、莴笋、胡萝卜、盐、鸡精、胡椒粉、白醋、色拉油各适量。

【做法】先将山药、莴笋、胡萝卜分别洗净，去皮，切长条，焯水；然后起锅放油加热，把山药、莴笋、胡萝卜分别放进锅中，爆炒一下，再放盐、鸡精、胡椒粉、白醋，再翻炒一下即可出锅。

【功效】这道菜含有胡萝卜素、维生素、糖类、蛋白质等营养成分，能够满足孕妈妈和胎儿的营养需求。

孕育箴言

> 孕育到第13周，已经度过了最危险的孕早期，宝宝的发展进入到一个稳定时期，孕妈妈不必过于担心宝宝会流产。宝宝在母体子宫里已经完全成形，对外界的不良刺激，宝宝不再异常敏感，变得越来越皮实。不过，孕妈妈的营养补充始终不能落下。

成形的胎儿需更多营养

从这周开始，孕妈妈的早孕反应会逐渐消失，食欲较好，而且成形的胎儿生长速度加快，对各种营养素的需要量显著增加，所以孕妈妈更需补充营养。孕妈妈在孕中期要遵循以下营养均衡原则。

原则一：饮食品种多样化。多吃肝、心、肾等动物内脏，还必须补充蛋白质、糖类、矿物质和维生素等。具体地说，饮食每天要荤素、粗细搭配，多吃豆制品，多吃含热量高的食物，多进食大米、面粉等主食，最好每天能达到400克以上。

多吃新鲜水果和蔬菜，以补充胡萝卜素和维生素，蔬菜不足的季节可吃些豆芽以补充维生素C。蔬菜、水果富含纤维素，还能增加肠蠕动，促进排便，故宜多食。

原则二：积极补钙。孕妇常会小腿抽筋，主要是体内血钙水平降低所致，因此这阶段要多补充奶、豆制品、海带、紫菜等含钙丰富的食物。同时，多多晒太阳，以促进钙的吸收。

原则三：避免偏食和过多进食含脂肪和糖丰富的食物。因为孕妈妈过瘦或过胖均对胎儿不利。营养差的孕妈妈，所生育的婴儿过小，先天不足；营养过度的，所生育的婴儿过大，易造成难产。而且，孕妈妈还可能发生妊娠高血压综合征。

原则四：饮食清淡。孕中期起，血容量和心脏负担明显增加，所以一定要防止因水钠潴留而引起的水肿，饮食宜清淡，要注意吃些清淡汤汁补充水分。

此时孕妈妈的膳食构成量，每天应摄入的营养物质种类及数量标准如下。

谷类：主食350 ~ 500克，如米、面、玉米、小米等。

动物性食物：100 ~ 150克，如牛肉、羊肉、猪肉、鸡肉、鱼及蛋等。

动物内脏：50克，每周至少1 ~ 2次。

水果：100 ~ 200克。

蔬菜：500 ~ 750克。

奶及其制品：250 ~ 500克。

豆及其制品：50克，如豆腐、豆浆等豆制品，红小豆，绿豆，黄豆等。

油脂类：25克，如烹调油等。

孕育箴言

孕妈妈应根据个人的经济条件，各地区物质供应状况，在主食方面不要单调，以米面和杂粮搭配食用。副食要做到全面多样，荤素搭配，要多吃些富含多种营养素的食物。

要开展多样化的锻炼

孕中期，早孕反应已经消失，妊娠也进入稳定期，此时，孕妈妈可以适当做些运动。适当的运动不仅可以帮助孕妈妈顺利分娩，还有益于循环系统，能帮助胎儿健康发育。

1.游泳

游泳是孕中期最好、最安全的锻炼方式。游泳不仅可以锻炼孕妈妈的肌肉，还能改善孕妈妈的心肺功能，增强体力和身体的柔韧性，有利于胎儿更好地吸收营养物质，对胎儿的神经系统也有很好的作用，是一种非常好的有氧运动。

2.慢跑

慢跑有助于孕妈妈保持适宜的体重，有益日后分娩。慢跑能增加热量消耗、燃烧多余脂肪，是孕期控制体重的好方法。孕中期，准妈妈各方面的状态都比较稳定，身体也没有特别臃肿，体能比较好，定期慢跑，辅助有氧呼吸法，能有效增加血液的含氧量，提升心肺功能和肌肉强度，对今后顺产会有很大的帮助。

3.散步

对孕妈妈来说，散步是最好的增强心血管功能的运动。散步可以让孕妈妈保持健康，孕妈妈几乎可以在任何地方散步，除了一双合脚的鞋外，不需要借助任何器械。而且在整个孕期，散步都是很安全的。

4.低强度的有氧操

孕妈妈参加有氧操课程的一个好处是，可以在固定的时间保证有规律的锻炼。如果孕妈妈参加的是专门为孕妈妈开设的课程，那还可以充分享受与其他孕妈妈一起交流情感的美好时光。可以放心的是，这里所教的每一个动作对你和宝宝都是安全的。

5.跳舞

跳舞能促进身体的血液循环，孕妈妈可以在自己家里舒适的客厅中跟着自己最喜欢的音乐起舞，也可以参加舞蹈班，但是，要避免跳跃或旋转等剧烈动作。

6.瑜伽

瑜伽可以保持孕妈妈的肌肉张力，使身体更加灵活，而且关节承受的压力也很小。但是孕妈妈可能需要在练瑜伽的同时，每周再安排几次散步或游泳，加强对心脏的锻炼。

孕育箴言

> 孕中期做做伸展运动,可以使孕妈妈的身体保持灵活放松,预防肌肉拉伤。孕妈妈可以把伸展运动和增强心血管功能的运动结合起来,使自己的身体得到全面锻炼。

孕妈妈要注意身体姿势

随着妊娠周数的增加,孕妈妈的腹部逐渐向前凸出,身体的重心发生变化,骨盆韧带出现生理性松弛,容易形成腰椎前倾,给背部肌肉增加了负担,易引起疲劳或发生腰痛。此时,若孕妈妈行走、坐、站立、卧采取正确的姿势,可以减轻这些症状。

1.行走

挺直身躯,要注意骨盆稍稍向前倾,抬起上半身,肩膀稍向后落下,下腭内敛,挺胸收臀,腹部凸出,以保持整个身体的平衡,稳步前进不可弯腰,不用足尖走路。要一步一步踩实了再走,以防摔倒。

2.坐

坐位要舒适妥帖,整个臀部要接触坐椅,后背笔直靠椅背,膝关节成直角,大腿成水平状,勿坐在椅子的一边或一角。坐椅子时,臀部先坐在椅子的前缘,然后慢慢后移,将背部靠在椅背上。孕妈妈切不可坐在椅子边上,尽量往里边坐,也不可"咕咚"一下坐下去,这样容易摔倒。

3.站立

两腿平行,两足稍微分开,重心落在两足中间。若站立时间较长,则两足一前一后站立,隔几分钟后变换前后位置。原则是把身体重心放在伸出的前腿上,这样可以最大限度地减轻长久站立时的疲劳。

4.卧

在怀孕16周前最好采取仰卧位,可以在腿下边垫上一个枕头,使身体放松。怀孕16周后,最好采取侧卧位,这样有助于消除肌肉紧张,解除疲劳,有利于睡眠,以免增大的腹部压迫大血管,影响血液往心脏回流。当腿脚疲劳或水肿,有静脉曲张时,把叠成两折的坐垫放在腿下,把腿垫高,这样的睡眠效果会更好。

日常生活中,孕妈妈注意各种姿势,目的是避免影响胎儿的健康。最主要的是不弯腰驼背,行动缓慢,还要防止各种意外伤害,否则可能会导致流产。

孕妈妈要做保健操

　　孕中期开始,孕妈妈的腹部会越来越膨隆,做事会越来越不方便,但孕妈妈切不可偷懒,因为过少运动对胎儿成长不利。孕妈妈可以选择做些体操来锻炼身体。

　　1.腿部运动

　　坐在椅子上或床边,腿与地面呈垂直状,两足并拢放地面上;足尖使劲向上,待呼吸1次后,再恢复原状;将一条腿放在另一条腿上,足尖缓慢地上下活动,然后换腿进行。孕妈妈要每次坚持做3～5分钟。

　　通过足尖和踝关节的活动,能增强孕妈妈血液循环和锻炼足部肌肉,防止足部疲劳。

　　2.鼓胸呼吸运动

　　每天练习几次为宜,先把身体保持松弛状态,两手放在胸前,随着慢慢地吸气,让胸部向两侧扩展,再轻轻地把气吐出来。

　　3.振动骨盆运动

　　仰卧在床上,后背紧贴床面,两腿与床成45度角,足心和手心放在床上;腹部向上挺起,腰部呈拱状,默数10下左右,再恢复原来体位,做10次。呈趴卧体位双膝和双手贴床,将头伏在双臂之中,后脊背双臂呈流线型;抬头,上体向前方慢慢移动,腰部、臀部同时前移。每呼吸一次做一次,可做10次。

　　这项运动可以松弛骨盆和腰部关节,还可以使产道出口肌肉柔软,并增强腹部肌肉力量。

　　4.按摩和压迫运动

　　这项运动主要在分娩阵痛时进行,平时感到疲劳时可适当进行按摩,应和呼吸练习结合进行。按摩腹部时进行鼓腹深呼吸,吸气时手向上抚摸,呼气时向下抚摸;用拇指按压腰骨内侧,呼气时用力压,吸气时放松。

　　孕妈妈做保健操的时间宜选择在早晨起床后或晚上临睡前,同时注意不要受凉。做操之前应排尽大小便,做操时动作要轻、要柔和,运动量以不感疲劳为宜,每日都应坚持。如果出现流产先兆,应当咨询医生后再决定是否坚持。

妊娠第13周的药膳

　　妊娠4个月左右,胎儿迅速发育,除了增长体重外,其组织器官也在不断分化和完善,这直接给孕妈妈增添了不少负担,一些不适症状也随之而来,如气血亏虚、脸色苍白等。此时,孕妈妈可以用以下药膳调理。

1.桑寄生煲鸡蛋

【原料】桑寄生、鸡蛋。

【做法】每次用桑寄生15 ～ 30克,鸡蛋1 ～ 2个,先将鸡蛋煮熟去壳,同煮食用。

【功效】可益血安胎,对女性怀孕期间的腰痛也有良好的作用。

2.鹿头肉粥

【原料】鹿头肉150克,蔓荆子15克,高良姜、茴香子(炒)各10克,粳米100克。

【做法】先煮鹿头肉,熟后下粳米同药末,煮粥,临熟,少加佐料,分3次食,1日吃完。

【功效】益气健脾,利湿消肿。

3.雄鸡报晓

【原料】鸡胸肉、大虾各500克,胡萝卜250克,鸡蛋1个,香菇150克,油菜500克,盐、黄酒少许,清香油500克,沙拉油1瓶,面粉少许。

【做法】将鸡肉取出2/3稍蒸,放入黄酒搅拌并蒸干水分,取出切成丝,剩余的鸡肉切成肉末待用;取大虾4只煎炸成红色,另取2只去皮,沾上面粉煎炸;鸡肉丝与胡萝卜丝、沙拉油搅拌做鸡身,鸡肉末炒熟做鸡脖、鸡头,4只红色大虾做鸡尾,另2只大虾做鸡腿,用鸡蛋1只煎制成"太阳";油菜叶切丝,加油炸成深绿色,制成草地。

4. 香菜萝卜

【原料】香菜100克，白萝卜200克，植物油10克，精盐4克，味精少许。

【做法】把萝卜洗净，去皮，切成块，香菜洗净，切成3厘米段；油锅熬热先炒萝卜，炒透加适量的食盐，文火烧至烂熟时，再放入香菜同烧一下即成。

【功效】菜中的白萝卜下气止呕、香菜温中理气，非常适用于妊娠后有孕吐反应者。

5. 白萝卜饼

【原料】白萝卜150克，面粉150克，瘦猪肉100克，姜、葱、盐、油适量。

【做法】白萝卜洗净切丝，用油炒至五成熟，待用；肉剁碎，调成白萝卜馅；将面粉加水和成面团，揪成面剂，搭成薄片，填入萝卜馅，制成夹心小饼，放锅内烙熟即成。

【功效】萝卜味辛甘，性凉，功能降气、化痰、消食，适合有妊娠反应的女性。

孕育箴言

药膳具有中医调理的特点：没有副作用，但作用缓慢。所以药膳调理一般不会立刻见效，需要长时间坚持，这是药膳调理很重要的一点。

怀孕第14周：开始有了表情

本周胎儿发育和孕妈妈的饮食

这一周胎儿生长速度很快，身长有75 ~ 100毫米，体重达到28克。小牙已经在牙床上形成，皮肤非常薄，而且皮肤上覆盖了一层细细的绒毛，这层绒毛在宝宝出生后会消失。

胎儿的头发也开始迅速生长，头发的密度和颜色在宝宝出生后也会发生改变。手指上出现了独一无二的指纹印。此时胎儿在妈妈的子宫里已经可以做很多事情了，如皱眉、做鬼脸、斜着眼睛、吮吮自己的手指等，科学证明这些动作可以促进大脑的成长。

这周孕妈妈的体重会有所增加，乳房大小和形状有所改变，身材会越来越臃肿，皮肤偶尔会有瘙痒的症状出现，但是不会出现肿块或损害。此时孕妈妈体内雌激素水平较高,盆腔及阴道充血,阴道分泌物增多是非常正常的现象。

从这周开始,胎儿的甲状腺开始起作用,制造自己的激素。而甲状腺需要碘才能发挥正常的作用,如果母体摄入碘不足,新生儿出生后甲状腺功能低下,会影响孩子的中枢神经系统,尤其大脑的发育。孕妈妈每周至少要吃两次鱼类、贝类和海藻等海鲜。

本周给孕妈妈推荐的菜谱为:冰糖莲子、核桃仁炒韭菜。

1. 冰糖莲子

【原料】莲子、冰糖、鲜菠萝、罐头青豆、罐头樱桃、龙眼肉。

【做法】先将莲子去皮、去心,清洗干净,放入盛有温水的碗中,上锅蒸到变软,同时把鲜菠萝切成丁块,龙眼肉也用温水洗净;起锅上火,放入清水和冰糖,烧至冰糖完全溶化关火,锅内再放些冰糖、青豆、樱桃、龙眼肉、菠萝,上火煮沸;把蒸熟的莲子捞到大汤碗内,煮好的冰糖水及配料一齐倒入大汤碗,莲子浮在上面即成。

【功效】这道菜营养丰富,孕妈妈常食用,将有益于胎儿的健康成长。

2. 核桃仁炒韭菜

【原料】核桃仁、韭菜、鲜虾、芝麻油、黄酒、食盐。

【做法】将韭菜洗净,切成3厘米长的节;鲜虾剥壳,洗净;葱切成段;姜切成片;将锅烧热,放入植物油,烧沸后,先将葱下锅煸香,再放核桃仁、虾和韭菜,烹黄酒,连续翻炒,至虾熟透,起锅装盘即可。

【功效】本菜补血养血,富含丰富的营养素,是孕妇的营养佳品。

孕育箴言

> 孕妈妈要懂得科学搭配食材,相克的食物不能混合吃。如鸡蛋与豆浆混吃会抑制人体对蛋白质吸收;菠菜与豆腐混吃,易患结石;牛奶与巧克力混吃,则容易发生腹泻。

孕中期旅游要注意安全

怀孕期间孕妈妈的心情对胎儿的影响很大，而旅游可以让孕妈妈紧张的心情得到缓解，而且孕中期孕妈妈状况比较稳定，是孕期最适宜旅游的时期。

虽然孕中期是孕妈妈旅游最安全的时期，但毕竟在孕期，孕妈妈一定要从自身体质、旅游区的安全、饮食的搭配、衣物的穿戴、化妆品的使用、交通工具的乘坐等方面做好选择，以确保胎儿和孕妈妈的安全，尤其是一定要有人陪同孕妈妈一起出行。

在国内旅游，原则上没有太多地点上的限制，因为国内主要城市的交通都很方便，医疗单位也算普及，不过有些较偏远的地方则要斟酌一下。孕妈妈应尽量选择车程不太远、交通方便、就近能找到医疗单位的景点旅游。孕妈妈要避免长时间爬坡、走阶梯或过于热闹拥挤的景点。

孕妈妈一定要随身携带产前检查手册、保健卡，平时做产前检查的医院、医师的联络方式也要写下来，以备需要时可以联系。

如果孕妈妈打算参加团体旅游，必须先询问旅行社行程内容，如果行程太过紧凑或有较刺激的水上活动就不适合跟团旅行。

此外，旅行中有很多注意事项，包括饮食、衣着、住宿、交通等。

饮食方面，孕妈妈最好避免生食（如沙拉、生鱼片等），还要注意饮食卫生，避免不洁饮食引发腹泻、发热、脱水等，甚至导致流产。

衣着方面，应穿着吸汗、透气、宽松的衣服，最好挑选比较利于活动的裤装。腹部较膨隆的孕妈妈可以准备托腹带，以减轻腹部的负担。

住宿方面，尽量选择舒适、干净的旅馆，以免晚上出现失眠困扰。白天走路多，睡觉时将腿部用棉被略为垫高，或用温热的水泡足，可促进血液循环，消除腿部疲劳。

孕育箴言

远途出游肯定需要乘坐交通工具，那无论是坐飞机还是汽车，孕妈妈在此过程中都要注意休息，不应长久保持同一姿势。如果是自驾游，要系好安全带，开车的人也应考虑孕妈妈的安全，不要骤然启动或刹车，以免产生伤害。

孕中期腹痛多

经常有孕妈妈抱怨腹痛,或偶尔觉得腹部不舒服。尽管孕期腹痛有可能无大碍,但也可能预示着严重的问题。对于剧烈或持续的孕期腹痛,千万别掉以轻心。

如果怀孕期间出现腹痛,并伴有见红、发热、寒战、阴道分泌物、眩晕、排尿时不适感、恶心呕吐,或休息几分钟之后,腹痛仍然不能缓解,建议孕妈妈及时去医院就诊。

孕妈妈要了解一些导致怀孕期间腹痛和腹部不适最常见的严重原因,但是不要尝试自己做诊断。下面是常见的腹痛原因。

1.宫外孕导致腹痛

宫外孕的症状通常是下腹痛和阴道少量出血,往往在受精后6～7周表现出来,但也可能早在第4周就有所表现。

2.流产导致腹痛

流产是指在孕期的前28周内终止妊娠。最初的症状通常是阴道见红,在接下来的几个小时或几天后出现腹痛。出血的程度可能轻重不一。腹痛可能表现为绞痛、阵痛或持续疼痛,程度或轻或重,而且感觉可能更像背部疼或骨盆受压,或者有便意。

3.早产导致腹痛

如果在孕期满28周后到37周前开始出现宫缩,使子宫颈变薄或张大,孕妈妈感觉腹痛,那就要小心,可能出现早产。

4.胎盘早剥导致腹痛

胎盘早剥是一种严重的状况,是指宝宝出生前,孕妈妈的胎盘和子宫部分或完全分离。

胎盘早剥的症状有很多种,有时会引起突然明显的出血。不过,有些人在开始时并没有明显的出血症状,或者只有轻微的见红,而出血不多也可能是更严重的胎盘早剥。如果你的羊水破裂,你可能会看到带血色的液体。

5.尿路感染导致腹痛

怀孕后孕妈妈更容易得各种尿路感染,也包括肾炎。膀胱感染的症状往往包括小便时的不适、疼痛或烧灼感;骨盆不舒服或下腹(小肚子)疼痛,通常正好在耻骨上方;频繁、难以控制的尿频,尽管有时膀胱里只有很少的尿液;尿液浑浊、有恶臭或带血。如果孕妈妈有任何上述症状,都需要去看医生。

腹痛的原因很复杂，除了上述妊娠期常见原因外，肠胃感染病毒、食物中毒、阑尾炎、肾结石、肝炎、胆囊疾病、胰腺炎、肠梗阻等，也会引起腹痛。对于缺乏医学知识的孕妈妈来说，出现腹痛症状时，不要以为勉强撑过去就行了，而是要及时看医生。

孕妈妈要控制体重

随着胎儿的发育，孕妈妈出现体重增长的情况是很正常的，但孕妈妈的体重增长要有个度，增长过多或过少对孕妈妈和胎儿都不好。

在整个孕期，孕妈妈科学的增重标准应为10～12千克。如果孕期体重增加少于8千克，很容易发生早产、导致低体重儿，出现胎儿在子宫内成长延迟情况，而增加太快也会有诸多不良后果。

对于不同类型的孕妈妈，体重的合理增重应当有所区别，我们把怀孕过程每3个月分为1期，科学地分配体重的增量。孕期前体重状况可根据以下公式评判：

标准体重（单位：千克）：[身高（厘米）－70]×0.6。

体重偏低：低于标准体重的90%。

体重偏高：高于标准体重的120%。

孕前标准体重者：妊娠第1期共需增重2千克，第2期和第3期各增重5千克。应注意的是，如在第1期增重很少，切不可在第2期和第3期急速增加体重，应努力做到体重的渐进性增长，这样可以使自己在分娩后体重迅速恢复孕前状况。

孕前体重偏低者，在第1期共需增重2.5千克，第2期和第3期各增重6.5千克，共增重14～16千克。而孕前体重偏高者，在第1期增重1千克，第2期和第3期各增重3千克，共增重7千克左右。

体重偏高的孕妈妈因为增重有限，故应特别注意多食用富含蛋白质、铁、钙、镁等营养素的食品，以满足胎儿及自身生理需要。

孕妈妈要根据前面所介绍的标准来控制自己的体重增长，而不是平时营养越丰富、吃得越多越好。在饮食方面，要尽量少吃零食和夜宵，特别是就寝前2小时左右别吃东西。

另外，要改变烹调方式。尽量用水煮、蒸、炖、凉拌、红烧、烤、烫、烩、卤的烹调方式，加工食物尽量不要再加油，可加酱油，既能增加色泽，又能保证味道。

孕妈妈还应该在家里准备一个体重测量计，常称体重，以便随时观察自己的体重变化，及时纠正不良习惯，科学地控制好体重。

孕育箴言

> 怀孕是女性正常的生理现象，不是病，女性不要因怀孕而中断所从事的工作和正常活动。孕妈妈在医生指导下进行适度的工作和运动，既可预防肥胖又有利于母子健康。

巧妙处理腹泻

在正常的怀孕过程中，孕妈妈的身体能很好地保护胎儿。孕妈妈出现严重的腹泻、呕吐症状，如果只是短时间的，通常也不会对胎儿造成伤害。不过，孕妈妈也要想些办法治疗腹泻。

孕妈妈一定要注意充分休息，以此来缓解腹泻后的疲劳。同时，要尽可能多喝水或口服补液，直到可以吃固体食物，保持体内水分平衡十分重要。孕妈妈腹泻期间，如果觉得自己连喝水都有困难，可以试试用吸管一口一口地吸着喝。孕妈妈也不必太紧张，要给自己充分的时间来恢复健康。

孕妈妈腹泻后不要服用诸如洛哌丁胺之类的止泻药，但服用一些口服补液盐是安全的。如果不确定孕期可以服用哪些药物，请询问医生或药剂师。

如果症状持续时间超过48小时，孕妈妈开始出现较严重脱水，或伴有高热，应该尽快去医院就诊，以便查明孕期腹泻原因。

通常，孕妈妈便秘要比腹泻更普遍。不过，确实也有一些孕妈妈说他们在临近生产前会有轻微的腹泻，也就是所谓的孕晚期腹泻。

和没怀孕时一样，消化系统感染等都会导致孕妈妈腹泻。某些抗生素和抗酸剂，以及有些食物，有时也会导致腹泻，比如无糖糖果就是一个常见原因，有乳糖不耐受的人吃了奶制品也会腹泻。还有诸如患有炎症性肠病、肠易激综合征、憩室炎等胃肠疾病的女性也会偶尔或经常性地腹泻。

如果孕妈妈受到便秘的困扰，几天都没排便了，然后突然出现了水样腹泻的情况，这有可能是粪便嵌塞。坚硬的大便会导致大肠部分或全部阻塞。有时水样大便渗出，就像是腹泻一样。这时，孕妈妈可能还会有恶心、呕吐、腹部疼痛、腹胀等症状。

如果孕妈妈是感染了致病微生物或是轻微的食物中毒，应该能在24小时内有所缓解。同时，孕妈妈要注意多喝水，吃清淡的食物往往也会有所帮助。如果腹泻超过1日，就要去看医生。另外，如果在腹泻的同时还伴有腹部疼痛或发热等症状，或者是"喷射状"腹泻，腹泻物中有血或黏液，出现脱水等，也要及时去医院就诊。

孕育箴言

孕期一般不提倡用药，经常使用抗生素与抗原虫药物，除了有不良反应之外，还容易引起胎儿畸形，甚至流产。所以，如果出现不严重的腹泻症状，最好饮食调理。

怀孕第 15 周：表情更加丰富

本周胎儿发育和孕妈妈的饮食

这周胎儿又长大了不少，身长达到10～12厘米，体重已经达到50克。而且在接下来的几周中，胎儿的身长和体重可能会发生很大的变化，体重和身高会增长1倍甚至更多。

胎儿脸部正在发育，眉毛开始长出来，头发的生长速度也很快，这时胎儿的腿长超过了胳膊，手的指甲完全形成，指部的关节也开始运动。并且他所有的小器官、神经组织和肌肉正在开始工作，肠子移至胎儿的体内；肝开始分泌胆汁，帮助消化脂肪；胰腺开始产生胰岛素，一种将糖转化为能量的激素。

这周胎儿发生的最特别的事就是他开始在子宫中打嗝，这是胎儿开始呼吸的前兆。如果能看见胎儿的脸，就能看见他的抽搐和怪相，也许再过几天，孕妈妈就可以感觉到他的胎动。这周还有一件喜事就是可以通过B超分辨孩子的性别。

这一周里，孕妈妈的阴道白带增多，含有乳酸菌、脱落的阴道上皮细胞和白细胞等。孕妈妈体内的雌激素和生殖器官的充血情况直接影响阴道分泌物的多少。由于怀孕时孕妈妈体内的雌激素水平较高,盆腔及阴道充血,所以白带增多是非常正常的现象。

这一周的胎儿正在迅速发育,他所需要的营养也是全面的,尤其对蛋白质、维生素的需求大大增加。所以,孕妈妈要摄取全面的营养,尤其是要补充维生素。

本周给孕妈妈推荐的菜谱为:红烧猴头菇、妊娠安胎汤。

1. 红烧猴头菇

【原料】猴头菇、鸡胸脯肉、冬笋、白菜、黄芪、白术及各种调料。

【做法】将猴头菇去掉针刺和老根,切成片,然后把冬笋也切成片,鸡肉切成块,同时把白菜去掉老帮取用菜心,用开水烫一下,盛盘;黄芪和白术煎取汁200毫升备用;放油烧至七成热,先炒鸡肉和猴头菇,变色后加料酒、姜片、葱段和酱油炒几下,加药汁和高汤,用小火焖至肉烂,拣去姜、葱,以盐、味精和湿淀粉勾芡收汁,装盘即可。

【功效】此菜营养丰富,含蛋白质、各种维生素,能够满足胎儿的营养需求。

2. 妊娠安胎汤

【原料】鲫鱼、砂仁、姜、花生油和盐。

【做法】鲫鱼去鳞,清洗干净放置盘中,同时把姜洗净切片,砂仁研末放置鱼腹内,置于炖盅中盖好;放水、姜片,炖熟后,再放油、盐调味。

【功效】有安胎、醒胃、利湿、止呕的作用,经常食用有利于胎儿发育。

孕育箴言

维生素A是人体必需但又无法自身合成的元素。孕妈妈缺乏维生素A时,胎儿的生长发育会受影响,引起胎儿缺陷。所以,孕妈妈在补充其他营养的同时,要注意补充维生素A。

选择合适的衣服

孕妈妈怀孕期间的服饰选择要得当,否则不仅自己不舒服,还会影响胎儿。

　　适合孕妈妈的内衣,应具有可以吸汗、保持胎儿位置等作用。一是要选择纯棉、纯毛等天然材料制成的内衣;二是要大小适中,穿着时轻松自如。

　　孕妈妈自己可以感到腰围变粗,这时应尽快将内裤换成孕妈妈专用内裤。因为大部分的孕妈妈专用内裤都有活动腰带的设计,可以方便孕妈妈根据自己的腰围随时进行调整。另外,在材质上要选择纯棉内裤,对皮肤无刺激,不会引起皮疹等问题。

　　有些女性怀孕后不戴乳罩,害怕乳罩会压迫乳房,影响乳房发育,而任其自然下垂;也有些女性怕乳房长得过大而影响美观,因此戴上较紧的乳罩。其实这两种方法都是不可取的。怀孕期间应该戴乳罩,但大小一定要合适。

　　戴小而紧的乳罩会使乳房内血流不畅,导致乳房发育不良,乳汁分泌减少甚至无乳。乳罩的大小应随乳房的变化随时更换大一些的,不能嫌麻烦。孕妈妈戴乳罩的原则是宁大勿小、宁松勿紧,晚上睡觉时脱下,白天再戴上。

　　乳罩必须能托起乳房,但不会把它们压扁,并且要使两个乳房完全分开。乳罩的两个"兜",必须深而且要加厚;最好选用专门为孕产妇设计的乳罩。质地为布料更好,因为化学纤维的乳罩会让乳房因摩擦裂伤。

　　孕妈妈的外衣也都应以宽松、舒适、大方为原则,切忌紧束胸部和腹部。另外,穿脱方便也是孕妈妈选择衣服的重要原则之一,以上下身分开的套服为最好,颜色以明快色调为好。尤其是夏季,孕妈妈应选择吸汗、凉快的棉料衣服,而且一定要宽松。

　　孕妈妈从怀孕3个月起应穿着对脚负担小、行走方便的鞋。孕妈妈不要穿高跟鞋,否则会给脚和腰增加负担。因此,鞋跟在2厘米以下的鞋最适合。另外,要穿宽松、轻便、透气性好的鞋,沉重、不透气的鞋会增加脚的负重,孕妈妈跌跤的机会相对增加,危险性大。有弹性、柔软的鞋还可以减轻脚的疲劳度。应穿有防滑鞋底的鞋。

孕育箴言

　　孕妈妈的衣物选择应以舒适和便于活动为宜。随着胎儿逐渐发育,孕妈妈的腹部会逐渐隆起,应选择宽松的衣物。有的孕妈妈不想让别人看到自己大腹便便的模样,但又苦恼不能避免这种情况,可以佩戴胸花或者胸针等别致的饰物,以显得更有韵味。

科学搭配床上用品

床是孕妈妈休息的重要场所，为了给孕妈妈创造一个良好的休息环境，选择床上用品应该讲究以下几处。

床铺：孕妈妈适宜睡木板床，铺上较厚的棉絮，避免因床板过硬，缺乏对身体的缓冲力，从而转侧过频，多梦易醒。

枕头：以9厘米(平肩)高为宜。枕头过高会迫使颈部前屈而压迫颈动脉。颈动脉是大脑供血的通路，受阻时会使大脑血流量降低而引起脑缺氧。

被子：理想的被褥是全棉布包裹棉絮。不宜使用化纤混纺织物作为被套及床单。因为化纤布容易刺激皮肤，引起瘙痒。

蚊帐：蚊帐的作用不止于避蚊防风，还可吸附空间飘落的尘埃，以过滤空气。使用蚊帐有利于安然入眠，并使睡眠加深。

特别需注意，孕妈妈不宜睡席梦思床。因为席梦思床一般比较柔软，会影响孕妈妈和胎儿的健康。

1. 易致脊柱失常

孕妈妈的脊柱较正常腰部前曲更大，睡席梦思床及其他高级沙发床后，会对腰椎产生严重影响。仰卧时，其脊柱呈弧形，使已经前曲的腰椎小关节摩擦增加；侧卧时，脊柱也向侧面弯曲。时间一长，使脊柱的位置失常，压迫神经，增加腰肌的负担，既不能消除疲劳，又不利于生理功能的发挥，并可引起腰痛。

2. 不利于翻身

睡姿会经常变动，一夜辗转反侧可达20～26次。辗转翻身有助于大脑皮质抑制的扩散，提高睡眠效果。然而，席梦思床太软，孕妈妈深陷其中，不容易翻身。长时间保持同样的姿势，不利于血液循环，腹中的宝宝会缺乏营养供给。

床和床上用品都选好后，还要注意自己的睡觉姿势。孕早期，腹部增大不明显，睡觉姿势不必太讲究。怀孕3个月后，孕妈妈不宜仰卧，而应采用侧卧位，尤其是以向左卧为好。

那么，不当的睡姿会有哪些不良影响呢？孕妈妈仰卧时，增大的子宫压迫腹主动脉及下腔静脉，导致子宫供血减少，对胎儿不利，还可出现下肢、外阴及直肠静脉曲张，有些人因此而患痔疮。右侧卧位时，上述压迫症状消失，但胎儿可压迫孕妈妈的右输尿管，易患肾盂肾炎。左侧卧位时上述弊处虽可避免,但可造成心脏受压,胃内容物排入肠道受阻。

> 侧卧位可避免不当睡姿带来的不良作用。至于要向左侧卧,是由于妊娠子宫大多向右旋转,左侧卧位可改善子宫血管的扭曲,所以这样的姿势更有利于胎儿生长、发育。

小便顺畅身体才健康

正常情况下,人的膀胱贮存尿液达400毫升,方可使人产生尿意。平均每4小时排尿1次,饮水多时则时间相应缩短,饮水少、出汗多时,排尿时间相应延长。但女性妊娠后,小便的状况就不再像以往那样正常。

随着胎儿的发育,子宫逐渐增大,怀孕3个月之前的妊娠子宫居盆腔中央,占据了大部分空间,压迫膀胱,使膀胱的贮尿量比平时减少,所以尿频,而排出的尿量却比平时少。怀孕3个月之后,子宫上升到腹腔,进一步压迫膀胱,致使小便频繁的现象比以前有所加重。此种尿频现象,不伴有尿急和尿痛,尿液检查也无异常情况,属于妊娠期的正常生理现象,不必担心,也不需治疗。

若尿频且伴有尿急、尿痛,则是不正常情况,可能是尿路感染,必须及时诊治。

除了上述情况,孕妈妈还会出现排尿困难的现象,甚至出现小便闭塞不通,兼有小腹急痛。其中小便不畅,点滴而短少,病势较缓者为癃;小便闭塞,点滴不通,病势较急者为闭,一般统称为癃闭。中医认为,本病主要有以下两个原因。

一是孕妈妈身体虚弱,中气不足,随着胎儿逐渐长大,气虚无力举胎,胎重下坠,压迫膀胱,而导致小便不通。多表现为尿频数量少,小腹胀且疼痛,坐卧不宁,面色苍白,精神疲倦,头重眩晕,短气懒言,大便不爽,舌质淡,苔薄白,脉虚缓,等等。

二是孕妈妈肾气虚弱,而胞系于肾,肾气虚则系胞无力,胎压膀胱或肾虚不能温煦膀胱化气行水,而导致小便不通。多表现为小便频而不畅或小便不通,小腹胀满而痛,坐卧不宁,畏寒肢冷,腰腿酸软,舌质淡,苔薄润,脉沉滑无力。

由于子宫充血,胎儿也在生长,孕妈妈膀胱承受的压力会日渐加大,存储尿液的空间也减少。孕妈妈应当这样做:

(1)不要减少流质的摄取量。如果你夜间小便的次数频繁,晚上可稍微减少流质的摄取量。

(2)侧卧睡眠。孕妈妈侧卧睡眠可缓解对膀胱的压力。

孕育箴言

孕妈妈小便不通时,千万不能用利尿剂,特别是噻嗪类药物。这类药物不仅可导致低钠血症、低钾血症,而且会引起胎儿心律失常、新生儿黄疸、血小板减少症。现已证明,在妊娠期间使用利尿剂,还可引起产程延长、子宫无力及胎粪污染羊水等。

沐浴知识早知道

内分泌的改变和新陈代谢的增强,使怀孕以后的女性的皮腺及皮脂腺分泌更为旺盛,皮肤屑多,阴道分泌物也增多。为了保持皮肤清洁,预防皮肤感染和尿路感染,孕妈妈应该比常人更加需要沐浴,做好皮肤清洁。

但是在沐浴时也得讲究方法,不然就可能给母体和胎儿的健康带来不利影响。那么,孕期沐浴有哪些学问呢?

1.提倡淋浴,避免坐浴

因为怀孕后内分泌发生多方面的改变,使阴道里具有杀灭细菌作用的酸性分泌物减少了,自然防御能力降低了,如果坐浴,则水里的细菌、病毒便有可能进入阴道、子宫,引起阴道炎、输卵管炎或尿路感染,使孕妈妈出现高热、畏寒、腹痛等症状,并增加了吃药的可能,易造成早产、畸胎等后果。而且因孕妈妈进出澡盆或浴缸不便,有滑跌的危险。

2.水温要适宜

孕妈妈在沐浴水温过低的情况下,容易受凉而引起感冒,这一点人们已熟知,但是水温过高又行不行呢?

据测定,胎儿脑细胞在孕妈妈体温较正常体温高1.5℃时,发育可能停滞;如高出3℃,脑细胞则有可能被杀死。而且,因此而形成的脑细胞损害,多为不可逆的永久性损害,可致胎儿出现智力障碍,还可能出现小眼球、唇裂、外耳畸形及癫痫发作。

那么,为什么在同样热水浴的条件下,有的孕妈妈受害而生出一个畸形儿,有的孕妈妈则不受影响呢?这是因为每个人对有害因子的敏感性不完全一样,有的人比较耐热,体温不容易上升;而有的人在外界温度还不是很高时,体温已随之很快上升。另外,虽然是同样的水温,但洗澡时间长短不一,怀孕时间也不尽相同,所以受害的程度当然会有差别。

3.沐浴时间要合理

饭前饭后不可洗澡:饭后马上洗澡,皮肤血管扩张,血液过多流向体表,易影响食物的消化,甚至引起晕厥;空腹洗澡,则易诱发低血糖而虚脱昏倒。

洗澡时间不宜过长,特别是冬天,在浴室内或浴罩内,空气减少,温度、湿度较高,氧气供应不足,加之进行热水浴,全身体表血管扩张,都会导致孕妈妈头部供血不足,出现头昏、眼花、乏力等现象,同时也可使胎儿缺氧、胎心音加快,影响胎儿的发育。因此,孕妈妈洗热水澡时,一次宜控制在20分钟以内。

孕育箴言

孕妈妈洗澡时会用一些妇科外用洗剂,虽然其中有些成分具有清热、利湿、消炎等作用,但孕妈妈并不是都能使用。孕妈妈们千万不要乱用外用洗液,必须查看使用方法和相关禁忌。如不可用碱性肥皂或高锰酸钾清洗外阴。

怀孕第16周:子宫里真好玩

本周胎儿发育和孕妈妈的饮食

这一周,胎儿身长已长到约12厘米,体重增加到150克左右,胎儿的外形像一个梨子,大小正好可以放在大人的手掌里。胎儿体重增加,活动能力大增。

胎儿会不停地打嗝,但是孕妈妈听不到他打嗝的声音,这是因为在他的气管里充满了羊水,而不是空气。此时的胎儿已经能在妈妈的子宫中玩耍,他能够做出各种各样的动作,握拳、伸脚、眯眼、吞咽、转身,甚至还会翻跟头。

宝宝在子宫中最好的玩具就是脐带,他有时会手抓脐带。另外,循环系统和尿道在这时也完全进入了正常的工作状态。胎儿在这周已可以不断地吸入和呼出羊水。

孕妈妈会感到下腹部膨隆、下坠,常常有心慌、气短的感觉。这时,孕妈妈阴道分泌物仍较多,腰部沉重感、便秘、尿频等现象依然存在。此外,孕妈妈还可发生头痛、痔疮及下肢、外阴静脉曲张。孕中期,丈夫及家人的体贴照顾能使孕妈妈的心情趋于平静。

胎儿在这一周处于骨骼发育阶段,对钙、磷等物质的需求量增加,如果供给不足,他就会抢夺孕妈妈体内储存的钙,使孕妈妈易出现腰腿痛、骨关节痛、手足抽搐等症状,钙缺乏严重时,胎儿也易得"软骨病"。

本周给孕妈妈推荐的菜谱为:煎酿鸡翅、核桃炖兔肉。

1. 煎酿鸡翅

【原料】鸡翅、火腿肉、凉瓜,鱼露、酱油、糖、生抽、酒等调料。

【做法】将鸡翅去骨,用糖、生抽、酒腌制10分钟;把火腿肉、凉瓜分别切成段,酿入鸡翅中;另起锅放油,再放入鸡翅,用慢火煎熟,之后盛盘,蘸鱼露、酱油食用。

【功效】这道菜中富含的蛋白质、磷、维生素等营养素,对胎儿的成长有很大的帮助。

2. 核桃炖兔肉

【原料】兔肉、核桃、瘦肉、去核大枣,姜、盐、鸡精适量。

【做法】将兔肉切成方块,瘦肉切成大粒,放入滚水焯2分钟,捞起待用;然后把所有材料放入炖盅内,加入适量滚水,用中火隔水炖3小时,加入调料拌匀便成。

【功效】这道菜营养丰富,有利于胎儿智力发育和母体健康。

孕育箴言

有的孕妈妈会经常做梦,梦见自己生出畸形儿或某种动物,其实这往往体现了孕妈妈焦虑的情绪。生活中要注意调整自己的情绪,可以参加一些孕妇课程,向其他孕育过的妈妈学习经验,以驱除内心的焦虑。

开展孕期第2次产检

在孕期第13周到16周期间,孕妈妈要进行第2次产检。第2次产检主要包括以下内容。

1.唐氏综合征初筛试验

体检前需要空腹12小时,抽取静脉血即可检查得出危险度。适宜监测时间为妊娠14 ~ 19周,能够检测出胎儿是否有发育缺陷。

2.检查子宫底高度

检查子宫底高度,可以了解胎儿的发育情况。正常妊娠时,子宫底高度的增长有一定规律性,妊娠16周子宫底约达脐与耻骨联合中间,妊娠24周约在脐稍上,妊娠36周约近剑突。方法简便,可了解胎儿的成熟和大小。

3.确定胎龄大小

胎龄越大,胎儿越成熟,通过预产期计算可测出胎儿大小。

4.观察胎动

正常胎动每小时不少于3次。也可连续测定12小时内胎动总数,孕妈妈可早晨、中午、晚上各测1小时胎动数,相加总数再乘4,等于12小时胎动数。12小时内的胎动数在30次以上为正常,说明胎儿有较好的储备力;若下降至20次以下,提示胎儿宫内缺氧。胎儿在缺氧死亡前的12 ~ 48小时,常先有胎动明确减少和消失。

5.听胎心音

听胎心音来判断胎儿是否有宫内窒息,这是常用的有效方法,听到胎心音即可表明腹中的胎儿为活胎。应注意胎心音的节律是否忽快忽慢等。正常胎心音120 ~ 160次/分,如果胎心音160次/分以上或100次/分以下都表示胎儿宫内缺氧,应及时治疗。

6.水肿检查

怀孕达到20 ~ 24周的孕妈妈如果出现下肢水肿,指压时有明显凹陷,休息后水肿不消退,建议赶紧测量血压,以及时诊治妊娠高血压综合征。

另外,还要进行尿常规检查,血压情况,体重增长是否过快(妊娠期体重每周增加不应超过500克);做B超,查看胎盘位置是否正确。

孕育箴言

有的孕妈妈会问：这个阶段胎儿正处于发育的关键期，能不能过性生活呢？这个时期开始可以过性生活，不过要注意性生活的姿势和力度，别按压腹部，保持舒服的姿势，夫妻之间活动的力度要轻柔和缓，以免造成流产。

胎教这时须开始

胎教为一整套内容，应该始于孕前。但很多孕妈妈在孕前甚至孕早期都没有注意胎教，那么从孕中期开始，孕妈妈一定要开始做胎教工作。

有的孕妈妈怀孕后，情绪会变得异常低落，总感到烦闷，神情沮丧，打不起精神。如果忧郁情绪持续一段时间，会造成孕妈妈失眠、厌食、性功能减退和自主神经功能紊乱，直接影响到胎儿的正常发育。受母亲的影响，这样的孩子出生后好委屈，长时间啼哭，长大后又多表现为缺乏自信心，感情脆弱，郁郁寡欢。

为此，孕妈妈要保持积极的心态。平时要努力跳出个人小圈子，多到户外呼吸新鲜空气，多参加社会活动。随着精神的放松，心情也会随之变得开朗起来，平日里多在生活中寻找乐趣，多做一些适当的文体活动，如下棋、唱歌、欣赏音乐等。

生活中，烦躁的孕妈妈容易发怒，而发怒对身体不好。因为发怒时血液中的激素和有害化学物质浓度会剧增，并通过"胎盘屏障"进入胎儿体内，使胎儿直接受害。在胎儿口腔顶和上颌骨形成的第 7 ~ 10 周时，如果孕妈妈经常发怒，会造成胎儿腭裂、唇裂。所以，为了孩子的健康，孕妈妈一定要息怒，坦然面对身边的一切。

妻子对未来孩子的猜测与幻想，丈夫可以加以正确引导，让孕妈妈多想一些对胎儿有益的事，消除那些会引起负面情绪，间接对胎儿不利的想法。不要让胎儿性别造成孕妈妈的心理负担。

无论是男宝宝还是女宝宝，妈妈都应该接纳，并做好宝宝出生后的教育准备。在宝宝的性别上多虑是最没有意义的事，宝宝是男孩还是女孩，早在精卵结合的生命之始就已经确定，无论你想与不想，都不会以你的意志为转移。

实施胎教勿心切：如今流行胎教，而且胎教对宝宝的成长确实有作用，但不要望过高，也不要心太切，这样只会物极必反。比如有的孕妈妈在进行语言胎教时，长时间将耳机放在腹部，反而造成胎儿烦躁，胎儿生下来以后，变得十分神经质，从而对语言有一种反感和敌视态度。

> 开展正确的胎教，其中的每一项内容都可能使胎儿受益，相反，如果胎教不能适度，恐怕胎儿不但不能获益，还会受到伤害。因此，孕妈妈对胎儿进行胎教，不能热情过度，心也不能太切，应该在每天的生活中通过合理的方式，循序渐进地教育胎儿。

铁元素需求剧增期

铁是人体中制造血红蛋白的重要原料，妊娠期间，胎儿和孕妈妈对铁的需求都比较多。由于体内原先贮备不足，孕妈妈在孕期常会贫血。而孕妈妈贫血不但会导致自身出现心慌气短、头晕、乏力，还会导致胎儿宫内缺氧，生长发育迟缓，出生后智力发育障碍，出生后6个月之内易患营养性缺铁性贫血等。

妊娠期间，母体要积存大量的铁，除供自身及胎儿造血需要外，还要供出生后的婴儿2～3个月生长发育的需要。另外，分娩时要丢失血，乳汁形成也需要铁。这些都要依靠妊娠期摄取足够的铁元素。女性怀孕期间铁的需要量是生育期的1.5倍，每天大约为27毫克。妊娠4个月以后，铁的需要量逐渐增加，后期则更要注意补充铁。

1.孕妈妈要多吃含铁的食物

孕妈妈补铁，动物肝脏是首选，如鸡肝、猪肝等，每周吃两三次，每次25克左右；注意多吃瘦肉、家禽、动物血（鸭血、猪血）、蛋类等食物；豆制品含铁量也较多，肠道的吸收率也较高，要注意摄取；主食多吃面食，面食较大米含铁多，肠道吸收也比大米好。

另外，水果和蔬菜所含的维生素C还可以促进铁在肠道的吸收。所以，在吃富含铁元素的食物同时，最好多吃一些水果和蔬菜，会有很好的补铁作用。

2.多吃富含叶酸食物

从孕前3个月开始服用叶酸增补剂,直到怀孕后3个月为止。饮食上注意进食富含叶酸食物,如动物肝脏、肾脏,还有绿叶蔬菜及鱼、蛋、谷、豆制品、坚果等。

推荐的补铁菜谱

1.菠菜鱼片汤

【原料】净鱼肉100克,菠菜50克,火腿15克,熟猪油30克,盐3克,味精2克,料酒3克,其他调料适量。

【做法】将净鱼肉切成0.5厘米厚的薄片,加盐、料酒腌30分钟;菠菜择洗干净,切成2.5厘米长的段,用沸水汆一下;火腿切末;葱择洗干净,切成小段;姜洗净,切片;锅置于火上,放入熟猪油,烧至五成热,下葱段、姜片爆香,放鱼片略煎,加水煮沸,用小火焖20分钟;投入菠菜段,调好味,撒入火腿末,放味精,盛入汤碗即成。

2.羊栖菜沙拉

【原料】干羊栖菜20克,醋2小勺,植物油2小勺,盐和胡椒各少量,生姜汁少量,洋葱1/5个,盐少量,低热量蛋黄酱2大勺,酱油少量。

【做法】将泡发好的羊栖菜放入水里煮软,趁热将调味料倒进去;洋葱切碎,泡在盐水里,再控干水分;将酱油、洋葱、蛋黄酱调好,拌入其中即可食用。

孕育箴言

孕妈妈的体重增加过多,会增加患高血压和怀上巨大儿的可能性。但是也不要因此就盲目节食来减肥,而是应该请医生给予合理饮食的建议,保证营养的同时控制好体重。

怀孕第17周:腹部越来越膨隆

本周胎儿发育和孕妈妈的饮食

本周的胎儿身长大约有13厘米,体重150～200克,而且在接下来的3

周之内,胎儿将经历一个飞速增长的过程,体重和身长都将增加2倍以上。

胎儿的皮肤仍然很薄,人体一种对体温调节起作用的褐色脂肪正在沉淀。胎儿的骨骼此时都还是软骨,可以保护骨骼的"卵磷脂"开始慢慢地覆盖在骨髓上。新生儿会有300块骨头(骨骼和软骨的总数),等宝宝长到成人时只剩下206块。

孕妈妈现在可以借助听诊器听到宝宝强有力的心跳,由此也可减少对分娩的恐惧。宝宝强有力的心跳能证明他是非常健康的,从此孕妈妈可以通过听胎心音来帮助判断宝宝的健康状况,若发现任何异常,要立即到医院寻求医生的帮助。

现在孕妈妈胃肠道功能下降,一定要注意避免冷热食物的刺激,并尽量减少外出就餐的次数,以防碗筷不卫生。有的孕妈妈觉得自己现在是两个人了,那饭量也应该翻倍,其实不是,让胎儿营养充足的关键在于孕妈妈对食物的科学性选择,而不是通过多吃的方式来实现。吃多了会使孕妈妈发胖,身上堆积过多脂肪。

这周孕妈妈要注意摄取含纤维素、维生素及其他微量元素的食物,如燕麦、蔬菜、水果等。

本周给孕妈妈推荐的菜谱是:可乐鸡翅、清炒土豆丝。

1. 可乐鸡翅

【原料】鸡翅、可乐、葱、姜、盐、糖、鸡精等。

【做法】先把鸡翅洗干净,葱切段,姜切片备用;起锅放油,顺便放点糖,油烧开之后爆炒葱、姜,再放入鸡翅,继续炒,加可乐,用大火烧开,再改用小火炖;30分钟之后,加盐和鸡精即可出锅食用。

【功效】这道菜营养丰富、味道鲜美,是胎儿和孕妈妈的保健菜肴。

2. 清炒土豆丝

【原料】土豆、辣椒、葱丝、姜丝、盐、鸡精。

【做法】土豆去皮切丝,切好之后泡在水里备用;把辣椒也切丝备用;往锅中放油,七成熟时,放姜丝和辣椒丝翻炒,放入土豆丝翻炒;加盐、鸡精,葱丝迅速翻炒出锅成菜。

【功效】这道菜营养丰富,孕妈妈食用有益胎儿健康。

　　宝宝发育到这个阶段,孕妈妈在肚脐与耻骨之间触摸时,会发现一团硬东西,这就是子宫的上部。如果感到腹部一侧有轻微触痛感,这是由于子宫在胎儿的挤压下膨大,属于正常现象。不过,假如长期疼痛,就应该向医生咨询了。

胎儿变得不安分了

　　对大多数孕妈妈来说,第一次感觉到胎动是令人难忘的重大事件之一。其实,胎动很早就有了,但孕妈妈一开始并不能感觉到。如果是第一次怀孕,孕妈妈在孕期第16周到第20周之间会感觉到胎动,有的甚至会更迟一些,一直到第24周,才能感觉到胎动。

　　孕妈妈感觉胎动的时间取决于胎儿的生长速度,只有当胎儿生长到足够大时,才能推挤、触碰孕妈妈的身体,让孕妈妈意识到他的存在。孕妈妈感觉到的胎动是胎儿踢动时,子宫触及了腹壁的肌肉或其他器官。正是这些肌肉或器官提供了胎动的感觉,而不是通过子宫内膜来感觉的,因为子宫缺少必要的感觉受体。胎盘的位置也会影响胎动的感觉,如胎盘位于子宫的前壁而不是子宫的后壁,可能同样感觉不到胎动。

　　每位孕妈妈都想知道第1次胎动的确切时间,但影响胎动的因素有很多,每个孕妈妈的身体情况不同,所以对胎动的感知也会不同。影响胎动的因素:①妈妈腹壁的薄厚。腹壁厚的人感觉稍稍迟钝一些,腹壁薄的准妈妈到妊娠后期,在宝宝胎动的时候都有可能直接看到腹部鼓起了一个小包。②羊水多少。羊水多的孕妈妈,对宝宝胎动的感觉会迟钝一些。③妈妈的敏感度。每个人的感觉灵敏度不同,因此,开始的时候,宝宝的胎动还很微弱,有人会比较敏感,有人就会感觉不到。

　　孕妈妈从第一次感觉到胎动,一直到分娩的那天,每一天都要在早、中、晚3个时间段中选择相对固定的时间数胎动。每天3次,每次数1小时。当养成习惯之后,数胎动会成为下意识的活动,也是孕妈妈和胎儿交流的绝好方式。在检查胎动的时候,应该消除各种干扰,比如电视、收音机等,停止聊天和打电话。检查胎动的时候,孕妈妈要安静地躺下,将手放在小腹上直到胎儿开始活动。

孕妈妈要做好乳房护理

孕期乳房护理对产后泌乳、哺乳有重要作用,而乳房护理不仅仅是选择合适的乳罩就可以,还要注意乳房的清洗、防皲裂和按摩,以使乳头皮肤变得坚韧,产后哺乳时不容易发生破损及乳腺炎。同时还要纠正乳头凹陷、扁平、内陷等问题。如果孕期不注意纠正,直到产后再纠正,就为时已晚,将导致哺乳困难,影响母乳喂养。

1.清洁乳头

干净的乳房不仅可以保持乳腺管的通畅,还有助于增加乳头的韧性,减少哺乳期乳头皲裂等并发症的产生。怀孕4个月时孕妈妈会出现初乳,初乳易在乳头处结痂,应当先以软膏加以软化,然后用温水拭除。从孕期第17周开始,孕妈妈要每天用肥皂水和软毛巾轻轻揉搓乳头1～2分钟,然后用清水洗净。

2.防皲裂护理

及时清除乳头上的积垢和痂皮。孕妈妈可以用植物油或矿物油涂敷乳头,使积垢和痂皮变软,再用温水和软毛巾轻轻擦洗进行清除,并在乳头上涂防裂油。

用25%乙醇擦洗,每日1～2次,这样乳头的皮肤会逐渐增厚,变得坚韧,也就经得起婴儿的吸吮,而不易发生乳头皲裂。

3.做乳头按摩操

经常按摩乳头,让乳头适应外部的刺激,可预防因哺乳而造成的乳头皲裂等疾病。

第1节:用示指(食指)和中指,稍微用力按压乳头的根部,移动手指,转圈按压乳头。

第2节:用示指和中指,移动手指,像搓绳一样向左右方向均匀按摩乳头。

第3节：向乳头内侧按压，同时揉搓按摩，不要只按摩乳头，而是向乳房内侧按摩。

4.孕期乳房穴位按摩保健法

（1）坐下，以一手示指指腹先按压对侧缺盆穴，每按压3秒钟后放松3秒钟，进行20次；继之沿顺时针和逆时针方向揉动各1分钟。再换另一只手按揉对侧缺盆穴，方法同前。

（2）坐下，两手掌交叉放在胸上方，由外向内，由上向下做推动梳理，反复进行2分钟。力量由轻至重，动作缓和。

（3）坐下，以一手掌从天突穴处至膻中穴轻轻拍击胸骨2分钟，速度宜缓慢。再由一侧胸大肌经胸骨至另一侧胸大肌，由腕带动手掌和四指做有节奏的拍击2分钟。

（4）坐下，以一手示指指腹从天突穴至膻中穴，由轻到重按压胸骨2分钟。然后再沿顺时针和逆时针方向揉动2分钟，以有酸胀感为宜。

（5）坐下，以一手掌从膻中穴至关元穴由上到下推动2分钟，再分别沿顺时针和逆时针方向由上至下揉动各2分钟，最后以拇指按揉鸠尾穴，注意用力，不宜过重。

（6）坐下，以一手拇指指腹按一侧三阴交穴2分钟，再分别沿顺时针和逆时针方向揉动各2分钟。

孕育箴言

孕期乳房护理是很重要的事，不过按摩乳房不要过度，须力量适中、动作柔软。另外，在清洁乳房时也应注意动作和力度，并用软毛巾擦拭乳头，以免受伤。

应对背痛的小妙招

半数以上的孕妈妈会在孕期的某段时间感到背痛，造成孕妈妈背痛的原因有两个。

第1种是真正的背痛，造成这种疼痛的原因对孕妈妈和其他人来说都一样。不良姿势，抬举重物方法不当，肌肉无力、紧张或受伤都会造成对韧带、肌肉、骨骼和关节的压力，从而引起背痛。一般这种背痛在孕前就已出现。

背痛经常会在下午、晚上或长时间站立之后加重，这是因为孕妈妈本人和宝宝的重量使肌肉疲劳、韧带略微松弛。但如果孕妈妈的背部向内凹得很大，并不会在孕期引起背痛。

一小部分女性会在怀孕期间出现坐骨神经痛，可由炎症或背部压力引起。坐骨神经痛可能伴有背痛，也可能没有，有时候疼痛会沿腿后侧向下蔓延。如果患有坐骨神经痛，无论怀孕或不怀孕，它都会发作。

第2种背痛是骨盆后部疼痛。大部分孕妇的背痛就是这种疼痛。骨盆后部疼痛通常由怀孕引起，治疗方法也和普通的背痛不一样。普通背痛的标准治疗方法可能对骨盆后部疼痛没有效果，甚至可能加重病情。所以，如果孕妈妈觉得背痛，一定要找专业医生诊断，先判定疼痛是属于哪一种，然后再治疗。

孕妈妈减轻背痛，还可以采取以下妙招。

（1）按摩：按摩背部下方常常可以放松疲劳疼痛的肌肉。如果能请受过训练的专业按摩师、助产士或理疗师按摩，效果通常会更好。

（2）热敷：用热水袋热敷或热水冲淋都能减轻背痛。

（3）使用托腹带：可以分担宝宝的一部分重量，缓解对腹肌和背部造成的压力。

（4）用枕头支撑背部：实践证明，侧躺时在腹部下面垫个楔形枕头可以减轻背痛。

（5）如果孕妈妈感觉尾骨疼痛，坐下来的时候需注意避免驼背弓腰，在自己感觉舒服的限度内，尽量把背直起来，孕妈妈还可以试试坐在软垫或垫圈上。

孕育箴言

如果觉得自己患了骨盆后部疼痛或坐骨神经痛，在采取了一些措施后，疼痛仍然没有缓解，应及时到医院检查。可以看产科医生，也可以寻求脊椎按摩医生或正骨科大夫的帮助。

腹痛腹胀巧治疗

腹胀是人们在生活中常碰到的不适症状,孕妈妈在孕初期和孕中期尤其常见。

孕期腹胀是指在怀孕时期,由于在胃肠道内所积存的气体过多,导致胃肠充气,并产生腹部胀大的症状,而腹胀所伴随的食欲缺乏、便秘等症状会严重影响孕妈妈的精神状态,甚至造成孕妈妈的心理压力,导致不易入眠、作息失调等。因此,孕妈妈要及时咨询医师,在医师指导下治疗。

如果孕妈妈出现了腹胀,如何去缓解呢?

(1)少食多餐:妊娠中晚期的准妈妈可采用少食多餐的进食原则,每次不要吃太饱,便可有效减轻腹部饱胀的感觉。孕妈妈不妨从每日3餐改为每日6～8餐。

(2)细嚼慢咽:进食时细嚼慢咽、不要说话,避免用吸管吸吮饮料,不要常常含着酸梅或咀嚼口香糖等,都可避免让过多气体进入腹部。

(3)多喝温开水:孕妈妈每天至少要喝1 500毫升水,充足的水分能促进排便,如果大便累积在大肠内,胀气情况便会更加严重。每天早上起床后可以先补充一大杯温开水,也有促进排便的功效。

(4)纤维素要补充:纤维素能帮助肠道蠕动,孕妈妈可多吃含丰富纤维素的食物。蔬菜类如茭白、笋、韭菜、菠菜、芹菜、丝瓜、莲藕、萝卜等都有丰富的膳食纤维,水果中则以柿子、苹果、香蕉、奇异果等含纤维素多。

(5)保持适当运动:孕妈妈适当增加每天的活动量也能减轻腹胀,饭后散步是最佳的活动方式。随着孕期增加,每天散步的次数也可慢慢增加,或是延长每次散步的时间。孕妈妈可于饭后30分钟至1小时,到户外散步20～30分钟,可帮助排便和排气。

(6)适度缓和的按摩:腹胀难受时,可采取简单的按摩方法舒缓。温热手掌后,按顺时针方向从右上腹部开始,接着以左上、左下、右下的顺序循环按摩10～20圈,每天可进行2～3次。要注意按摩时力度不要过大,并需稍微避开腹部中央的子宫位置,用餐后也不适宜立刻按摩。另外,在按摩时可略加一点点的薄荷精油,也能适度舒缓胀气或便秘的症状。

> 孕妈妈往往情绪容易紧张，心理压力增大，这样会使体内气机不畅。因此，要学会放松心情，因为良好的轻松心态，也有助于孕妈妈排便的顺畅。

怀孕第18周：胎儿活动越来越活跃

本周胎儿发育和孕妈妈的饮食

本周胎儿身长大约有14厘米，体重约200克，骨骼几乎全部是橡胶似的软骨，不过以后会变得越来越硬。

在本周，如果胎儿是女孩，她的阴道、子宫、输卵管都已经形成；如果是男孩，他的生殖器已经清晰可见，只是有时因宝宝的位置不同，小小的生殖器也会被遮住。对现在的胎儿来说，他的"房子"非常大，所以他会非常活跃。他会频繁地变换姿势、做各种动作，而且胎儿的动作孕妈妈都能感觉得到，孕妈妈可以好好享受这个时期的幸福时光。

孕妈妈的腹部会继续变大，其他脏器也随着子宫的增大和胎儿的发育发生一定的位移。子宫的顶部呈现圆形，同时也在拉长。子宫的位置在肠道的上前方。孕妈妈最好在家中准备人体秤，每周称1次。

这周胎儿的骨骼正在发育，视网膜也即将开始发育，所以孕妈妈应注意补充维生素A、钙和磷，多吃些红糖、干果、蛋、豆类、桃、梨等，加强孕期的营养。要合理安排饮食，每餐最好只吃七八分饱，并可少食多餐。

本周给孕妈妈推荐的食谱为：豆腐鲫鱼、酱醋羊肝。

1.豆腐鲫鱼

【原料】鲫鱼、豆腐、食用油、红辣椒粉、花椒、老姜、大蒜、味精、精盐、料酒。

【做法】将鲫鱼清洗干净，抹点盐备用，把豆腐切成长方块，老姜和大蒜洗净切成小片；锅中放油加热至七成熟时，下鲫鱼两面煎黄起锅；炒锅洗净，下姜片、蒜片、花椒、红辣椒粉，炒出香味；再放入鱼、豆腐、料酒、味精同烧入味即可出锅。

【功效】鱼肉细嫩，豆腐嫩而不烂，麻辣鲜香而且营养丰富。

2.酱醋羊肝

【原料】羊肝、黄酒、姜、淀粉、食油、酱油、醋、糖、葱。

【做法】羊肝洗净，切片，用湿淀粉拌匀，油锅烧热，爆炒，加上酱油等调料即可食用。

【功效】清香可口，明目，对胎儿眼睛的生长极为有利，但动物肝脏不要进食过多。

孕育箴言

怀孕到第18周，孕期即将过半，孕妈妈可以开始做骨盆底肌肉的练习，这个运动能让你分娩得更快、更容易，减轻分娩过程中的痛苦。骨盆底肌肉练习的步骤是：收缩肛门和阴道，接着再放松。重复动作30次即可。

预防铅中毒

铅是一种具有神经毒性的重金属元素，女性在妊娠期若受到铅污染，游离血铅可以通过胎盘屏障，会使快速发育的胎儿神经系统受到影响，严重者还影响出生后小儿的生长发育。孕妈妈慢性铅中毒在临床上并没有明显的表现，但却能导致流产、早产、胎儿畸形、胎儿营养不良及胎儿脑发育迟缓、智力低下、行为缺陷等多种危害。

孕妈妈在办理母子健康手册时都会检查血铅，一般来说孕妈妈血铅值不超过100微克/升就算正常。但是，也会有很多孕妈妈血铅值偏高，这就会有铅中毒的危险。

造成孕妈妈铅中毒的污染源多为水污染、墙壁油漆、家庭装修、工业废气和汽车尾气等。另外，孕妈妈被动吸烟、食用皮蛋(松花蛋)等，也会造成铅中毒。

生活中到处有铅的污染源，那么孕妈妈如何预防铅中毒呢？

一是远离含铅物品。报纸、化妆品，这些都是含铅量很大的东西，孕妈妈怀孕前3个月或者怀孕期间不要化妆，可以用一些纯植物或者孕妈妈系列的润肤品。孕期内不要搞室内装修，也不要在刚装修完的屋子内逗留太久，最好就不要接触刚装修的地方。

二是远离吸烟人群，远离汽车尾气重的地方，远离化工厂附近，不要在上下班等车流量集中的时段出门。

三是少吃含铅量高的食物,比如爆米花、松花蛋、罐头、膨化食品等。

四是用没有花纹图案的碗用餐。虽然说陶瓷对人体没有任何伤害,但是上面的花纹图案却含有大量的铅。虽然一般来说花纹图案不会掉色,但是长期下去,会有铅脱落,对孕妈妈来说是一种潜在的危害。

五是多食含钙食品及适量补充钙剂。人体的铅95%蓄积在骨骼中,通过适量的补钙,一方面可减少肠道对铅的吸收,另一方面可抑制骨铅的释放,从而降低铅对母体及新生儿的神经毒性,还可逆转内源性铅对母婴的危害。

六是勤洗手。勤洗手能防止病菌侵入,当然也防止铅的流入。不要一边看书报一边吃东西,报纸上的铅会粘在手上,被吃进嘴里。总之,要远离一切含铅的印制品。

孕育箴言

从事特殊工种的孕妈妈,在怀孕之前最好做一下检查。如果身体健康,适合怀孕,那再做怀孕的打算;如果身体不健康,不符合孕育条件,就要尽早采取补救措施,在恢复健康后再开展孕育的计划,以孕育出健康的宝宝。

音乐胎教让宝宝更聪明

年轻的丈夫可能会嫉妒妻子,因为她有一个得天独厚的条件,胎儿生活在她的腹中,可以随时同宝宝交流感情,真是"近水楼台先得月"。而准爸爸却不行了,摸不敢摸,碰不敢碰,又按捺不住焦急的心情,这可苦坏了、急坏了准爸爸。

其实,准爸爸用不着这样,每天晚上准爸爸都可以同胎儿接触,那就是听宝宝的胎音。晚上睡觉之前,准爸爸可以将耳朵贴在妻子的腹部,听宝宝在子宫中活动的声音,并可不时用柔和的声音对着妻子的腹部讲话,呼唤小天使的名字。每呼唤一次之后,再细心地听宝宝的反应。这样反复几次后,准爸爸就会发现,宝宝好像知道你在听他的反应似的,积极地与你配合。

每天可以定时放放轻音乐,用音乐来刺激胎儿。这种刺激可绝不是强刺激。加拿大有位著名的交响乐指挥博利顿·激罗特,他在答记者问时,有过这样一段描述:"也许听起来有些奇怪。但的确在我出生之前,音乐就已经是我的一部分了。"

"在我年轻时，当我发觉自己有些异样的天赋，我为此感到疑惑不解。初次登台就可以不看乐谱指挥，大提琴的旋律不断浮现在脑海里。而且不翻乐谱，就能准确地知道下面的旋律。有一天，当母亲正在拉大提琴时，我向她诉说了此事，引起了母亲的兴趣。当母亲问我脑海里浮现什么曲子时，谜被解开了。原来，我初次指挥的那支曲子，就是我还在母亲腹内时她经常拉的那支曲子。"

既然音乐胎教有如此神奇的魅力，那么什么样的乐曲更合乎未出世的小天使的胃口呢？答案是，一些古典音乐或一些柔和优雅的曲调较为适宜。有的家庭喜欢大音量地放一些节奏强烈的迪斯科音乐，这对小宝宝来说，似乎太粗暴了一些，不那么使他舒畅。不少胎教学者认为，让孕妇听轻松愉快的乐曲，可以解除胎儿的烦躁情绪，而如果让胎儿听摇滚舞曲，则会使胎儿变得暴躁不安。国外有一个研究小组发现，胎龄 6 个月以后，胎儿一听到强烈刺激的音乐，就会在母腹内乱踢乱蹬。

孕育箴言

现已进入相对安定的孕期，胎盘形成，胎儿在子宫内也稳稳扎下了根，流产的危险性相对小了很多。而且妊娠反应也没有了，孕妈妈性器官的分泌物也开始增多了，进入了性感高的时期。因此，可以恰当地过夫妻生活，不过注意别压迫孕妇的腹部。

妊娠第 18 周的药膳

怀孕开始进入稳定期，孕妈妈的情绪也趋于稳定，而且食欲大增，这时的饮食和药膳调理都不能放松。为了孕妈妈和宝宝有健康的身体，我们推荐如下药膳。

1. 山药薏苡仁粥

【原料】山药 30 克，薏苡仁 30 克，莲子去心 15 克，大枣 10 枚，小米 50～100 克，白糖少许。

【做法】将所有原料一同放入锅中熬制成粥,空腹食用。

【功效】健脾益气,适用于脾虚所致食少纳呆、腹胀便溏、肢体无力等。

2. 赤小豆煲鲤鱼

【原料】赤小豆,鲤鱼,调料。

【做法】每次用赤小豆约90克,鲤鱼300～500克,用砂锅煲烂后食用。

【功效】可治疗孕妈妈水肿,起到安胎的作用,亦可用于治疗产后乳汁不足。赤小豆具有健脾、消肿解毒的作用。鲤鱼能利小便、去水气,治怀孕后身肿。

3. 芹菜粥

【原料】鲜芹菜100克,粳米100克。

【做法】先煮粳米粥,临熟下芹菜,再煮片刻,任意食用。

【功效】有去伏热、利大小肠的功效,用于口干喜饮、小便不利、大便干燥。

4. 柏子仁炖猪心

【原料】柏子仁10～15克,猪心1个。

【做法】将柏子仁放入猪心内,用水炖熟服食。

【功效】有养心、安神、补血、润肠的功效。3日吃1个,一般2～3次显效。

5. 蒸蛋羹

【原料】鸡蛋、小虾米、猪油、酱油、盐、味精、葱花适量。

【做法】先将鸡蛋打入碗内,放入盐、小虾米、味精,用筷子搅匀,把鸡蛋打散,再加入1～1.5倍温水或冷开水打匀;将调好的蛋液放旺火上蒸15分钟;下火,撒上酱油、熟猪油、葱花即可。

6. 蓬松蛋

【原料】用鸡蛋、奶油、牛奶适量(3个鸡蛋用1汤匙油,2匙牛奶),盐少许。

【做法】将奶油化开,倒入鸡蛋,倒入牛奶,放盐,打起泡沫,放在火上煮,同时不断搅动;变稠时,从火上取下,再将肉等放在平底煎锅中煎好,蘑菇要煎熟;把鸡蛋打到做好的配菜上,撒上盐,再盖上盖煎3～4分钟,也可放入烤箱几分钟即可。

7.煎什锦蛋

【原料】鸡蛋、肥肉、火腿、香肠、鲜蘑菇、西红柿、西葫芦等适量,盐少许。

【做法】先将火腿、肥肉、蛋,添油煎。煎完下葱、姜丝、蒜汁,炒出香味时加料酒、醋、酱油,再加少许高汤,翻几次即可。

孕育箴言

> 这个时期的孕妈妈,往往胃口大开,在家里也是"国宝级"的保护对象,营养丰富的食物应有尽有。但孕妈妈可一定要牢记,滋补过量对宝宝和自身都适得其反。

怀孕第19周:胎动越来越明显

本周胎儿发育和孕妈妈的饮食

本周胎儿身长大约有15厘米,体重200～250克。胎儿此时开始能够吞咽羊水,肾脏已经能够制造尿液,头发也在迅速生长。他的胳膊和腿现在已经与身体的其他部分成比例了,胎儿在子宫中会交叉腿、后仰、踢腿、屈体、伸腰、滚动,动作不但灵活,而且越发协调。胎儿现在也许能够听到周围发生的事,他(她)回应的方式就是变得更加活跃。

胎儿最大的变化是感觉器官开始按照区域迅速发展。在脑部,分管触觉、味觉、嗅觉、视觉和听觉等的神经细胞正在分化,神经元的数量减少,神经元之间的连通开始增加。

从这周开始,孕妈妈的子宫底每周会升高1厘米,孕妈妈现在每天都清楚地感到胎儿在不停地运动,晚上甚至会被胎儿折腾得无法入睡。

这一周,孕妈妈身体更趋丰满,乳房丰挺。孕妈妈的外阴经常有分泌物渗出,要特别注意外阴的清洁,勤换内衣裤,并要注意乳房的保健和清洁。认真做好胎动记录,供医生参考。

此时,胎儿维生素A、维生素E、蛋白质、矿物质的摄取不可少。孕妈妈在本周可多进食些黑色食品,如黑豆、黑米、黑木耳、黑枣、黑芝麻、乌骨鸡等。

本周给孕妈妈推荐的食谱为：奶油番茄、赤豆泥饭。

1.奶油番茄

【原料】番茄、牛奶、味精、盐、水、淀粉适量。

【做法】首先把番茄清洗干净，用开水烫过之后去皮去籽，再切成6～8瓣；然后将牛奶、味精、盐、淀粉共同调成汁；最后锅内再次放入水，开锅后加入切好的番茄，烧开后再加调好的稠汁，待芡汁略浓即可出锅。

【功效】本菜含8种人体必需的氨基酸，植物蛋白质所缺乏的蛋氨酸和赖氨酸尤丰富，是胎儿不可多得的保健食品。

2.赤豆泥饭

【原料】大米、赤小豆、白糖适量。

【做法】先将赤豆煮烂做成豆沙，将大米淘洗净备用；往锅里放入适量水，用大火烧开，再用慢火焖熟，之后将豆沙泥拌入饭内，加入白糖，略焖一会，即可食用。

【功效】能健脾胃，适于食欲缺乏，脾胃虚弱且有水肿的孕妈妈食用，对胎儿健康的益处也不言而喻。

孕育箴言

这个阶段的孕妈妈，必须绝对地禁止吸烟喝酒，丈夫也应避免让妻子吸到二手烟。如果吸入过量的烟，会使胎儿供血不足，从而影响胎儿身体和智力发育。

悠然自得地生活

每位孕妈妈都希望自己的宝宝将来有平和的个性、高尚的情操，希望他懂得欣赏音乐的美妙、诗歌的意境、绘画的内涵……其实，要培养宝宝这样的个性和气质，孕妈妈从宝宝还在子宫内时就该开始做准备工作了。

古语说"宁静养胎"，就是告诉孕妈妈没有什么比孕妈妈保持良好心态更重要。已经有胎动体验的孕妈妈一定知道，当自己情绪波动时，腹中的宝宝有时也会有较大幅度的动作，而且感觉很焦躁，这就是"母子连心"。

有研究证实，焦虑和沮丧情绪会导致孕妈妈内分泌系统发生异常，对胎儿大脑发育造成不良影响,因而增加了宝宝在未来发育过程中出现异常的概率。

那么孕妈妈在生活中,该如何保持平和的心态呢?看书、听音乐、欣赏名画都能让人的心情保持平静。

孕妈妈要多读书,读好书,多看一些能让思想心境得到平静的书。如阐述佛理、心理、宗教和哲学的书,能够让人分析问题或面对烦恼时,看到自己从未看到过的角度,让自己从中学到泰然处事的人生态度。同时,还可以读些历史人物传记,富有韵律的诗歌、儿歌,优美的童话和神话,不朽的名著,文采斐然的游记,精美的画册,等等。

孕妈妈要多进行一些让自己心平气和的活动,例如练书法、绘画、接近自然等。孕妈妈可以画蓝天、白云、孩子漂亮的面庞等,甚至可以对着B超图像画一画胎儿现在的模样。不用计较画得好不好看,更应注重个人的感受。

孕妈妈要巧用音乐来放松心情。在孕早期,孕妈妈妊娠反应比较明显,可以选择轻松愉快、诙谐有趣、优美动听的音乐,如《春江花月夜》《假日的海滩》等曲子。

在孕中期,孕妈妈食欲较旺盛,精力也显得充沛,开始感觉胎动,这时选择的音乐从内容上可以更丰富一些。除了可继续听孕早期听的乐曲外,还可再增添些乐曲,如柴可夫斯基的《B小调第一钢琴协奏曲》等乐曲。

到了孕后期,孕妈妈身子笨重,时常要想到分娩以及产后的问题,思想压力较大,焦虑现象也多。此时应选择既柔和又充满希望的乐曲,如《梦幻曲》、奥地利作曲家海顿的乐曲《水上音乐》等。

孕育箴言

自然的妆容、精美的服饰,不仅可以让孕妈妈保持积极、愉悦的心情,还能加深孕妈妈对审美感知、审美情感、审美想象的理解,对胎儿的审美素质也能起到强化和优化的作用。

聆听胎儿的心跳

怀胎十月对于孕妈妈来说是个既辛苦又幸福的事,为了能给宝宝的健康多加一重保险,不少孕妈妈已经不满足于去医院听胎心,而是购买胎心听诊器回家自己听胎心率。

胎心率是判断胎儿存活的依据。正常的胎心率为120～160次/分。若胎心率持续10分钟以上都小于120次/分或大于160次/分,表明胎心率是异常的。胎心监护是判断胎儿心率是否异常以及胎儿宫内安危的一种简便、有效的方法,利用胎心检测仪对胎儿在宫内的情况进行监测,可以了解胎动时、宫缩时胎心的反应,以推测宫内胎儿有无缺氧。胎心监护对胎儿非常安全,不会对胎儿造成不良影响。

从孕期18～20周开始,胎儿开始出现类似钟表"嘀嗒"声的胎心律,用听诊器可以经孕妈妈腹壁听到胎儿心脏的搏动音。胎儿心音呈双音,第一音和第二音很接近,类似钟表的"嘀嗒"声,速度快而规律。孕24周前,胎儿心音多在脐下正中或偏左、偏右处可以听到。

目前,有人认为孕妈妈在家自行监测胎心率是有必要的,也有人认为没太大必要,只要定期去医院做胎心监护就可以了。其实,孕妈妈在家使用胎心检测器自行监测,若使用得当能增加保障。孕妈妈的情绪变化或作息改变,都可能导致胎心率偏离正常水平,如果孕妈妈自我监听时发现胎心率过快或过慢,及时到医院就诊就可以避免发生意外。但若使用不当就会导致恐慌,因为胎心的位置是变化的,孕妈妈很难准确听到胎心率,而孕妈妈如果听不到胎心率或者发现略有异常就会紧张、担忧,频繁往医院做检查,这样反而会给孕妈妈带来很大精神压力。

孕妈妈若想在自我监听中更准确了解胎心的情况,应注意如下几点:保持良好的心态,避免情绪波动;饮食合理、清淡,少喝浓茶、咖啡,少吃辣椒、咖喱等刺激性食物;保证良好的睡眠;胎心听诊时间不要太长。

孕育箴言

　　孕妈妈应该知道,发热、生气、失眠、喝浓茶咖啡、精神亢奋、有甲状腺功能亢进,或者服用某些药物,如早产保胎时服用的沙丁胺醇(舒喘灵)或正在服用阿托品等,这些都会引起胎儿心率异常。所以,聆听胎儿心跳前,要排除一切干扰因素。

职场孕妈妈维权知多少

现在大部分的孕妈妈都是职业女性，而且很多孕妈妈怀孕后不愿意离开自己的工作岗位。但怀孕生产后，经常会在就业或复职时面临难题，很多妈妈会受到不公平的待遇。这时，孕妈妈们要懂得使用法律来维护自己的权利。为此，首先孕妈妈要了解一下自己在孕期都享有哪些权利，以便更好地维权。

一般而言，孕妈妈在妊娠期间可能发生的劳资问题，大约分为下列几种。

(1)怀孕解雇：这可以分为依约定解雇、未依约定解雇两种。前者是指在女性上班就职时，雇主会要求职员签署一份只要怀孕就自动辞职的协议书。而未依约定解雇，则是并未签署任何协议书，雇主却自行解雇怀孕妈妈。

(2)产后解雇：是指女性在产后再回到工作职场，却遭到解雇。

孕妈妈享有不被辞退的权利。国家已经有很多条例，明确规定了孕妈妈的权利，大家也应该了解。

比如《中华人民共和国女性权益保障法》明确规定：任何单位不得以结婚、怀孕、产假、哺乳等为由，辞退女职工或单方解除劳动合同。

又比如《劳动法》第29条规定：女职工在孕期、产期、哺乳期内，用人单位不得依据《劳动法》第26、27条的规定解除劳动合同。

……

《劳动法》中有很多条关于女性孕产前后的保护条例，孕妈妈们可以阅读了解。

另外，孕妈妈享有不被降低工资的权利。在我国，工资分配实行男女同工同酬，不得在女职工怀孕期、产期、哺乳期降低其基本工资（《女职工劳动保护条例》）。

女职工在孕期禁止从事铅、贡、苯等有毒物质浓度超过国家卫生标准的作业，制药作业中从事抗癌药物及己烯雌酚生产的作业，作业场所放射性物质超剂量的作业，人力进行土方和石方的作业，强体力作业，伴有全身强烈振动的作业，工作中需频繁弯腰、下蹲、攀高的作业和高处作业等。摘自《女职工禁忌劳动范围的规定》劳安字[1990]2号。

关于女职工的劳动时间安排，《女职工劳动保护条例》规定：女职工怀孕期间不得延长劳动时间，一般不得安排其从事夜班劳动。怀孕女职工不能胜任原劳动的，应当根据医务部门的证明，予以减轻劳动量或者安排其他劳动。

怀孕7个月以上的女职工,在劳动时间内应当安排一定的休息时间和适当减轻工作。

怀孕女职工在劳动期间进行产前检查,应算作劳动时间,即按出勤对待,不能按病假、事假、旷工处理。对在生产第一线的女职工,要相应地减少生产定额,以保证产前检查时间。

孕育箴言

> 孕妈妈作为中华人民共和国的公民,既要享受权利,也要承担相应的义务。也就是说,孕妈妈们既要懂得用法律维护自身权益,也要做一个知法、懂法、守法的人,这样才能避免孕产期间在工作方面产生纠纷,从而更好地孕育宝宝。

产假是孕妈妈的权利

在职场中,孕妈妈属于特殊群体,怀孕到5～6个月时,就应该着手准备产假的事,以保证工作和孕育两不误。下面我们来了解孕妈妈所享有的权利。

产假时间。《女职工劳动保护规定》第八条第一款规定:"女职工产假为九十天,其中产前休假十五天。难产的,增加产假十五天。多胞胎生育的,每多生育一个婴儿,增加产假十五天。"

流产产假。《女职工劳动保护规定》第八条第一款规定:"女职工怀孕流产的,其所在单位应当根据医务部门的证明,给予一定时间的产假。"具体时间可以根据各地各行业的规定或由所在单位酌情考虑。

上班期间哺乳假。《女职工劳动保护规定》第九条:"有不满一周岁婴儿的女职工,其所在单位应当在每班劳动时间内给予其两次哺乳(含人工喂养)时间,每次30分钟。多胞胎生育的,每多哺乳一个婴儿,每次哺乳时间增加30分钟。女职工每班劳动时间内的两次哺乳时间,可合并使用。哺乳时间和在本单位内哺乳往返途中时间,算作劳动时间。"

丈夫休护理假。这个假受是否是晚育及所在省份的规定。大多数省份《人口与计划生育管理条例》中都规定了晚育者丈夫休护理假的时间,一般在7～10天,有的地方如河南省可长达1个月。

晚育者产假。《中华人民共和国人口与计划生育法》第二十五条:"公民晚婚晚育,可以获得延长婚假、生育假的奖励或者其他福利待遇。"各地规定不一,具体参照所在省份的人口与计划生育管理条例。

孕育箴言

如果女性在孕产与哺乳期间的劳动权利受到了侵犯,可向本单位劳动争议调解委员会申请调解;调解不成,当事人一方要求仲裁,可向劳动争议仲裁委员会申请仲裁。当事人一方也可直接向劳动争议仲裁委员会申请仲裁。如对裁决不服,可直接向人民法院提起诉讼。

怀孕第 20 周:感觉器官发育的关键期

本周胎儿发育和孕妈妈的饮食

首先要恭喜孕妈妈已经渡过一半的孕期啦!本周的胎儿生长趋于平稳,身长已达16.5厘米,体重达到250克。此时胎儿的眉毛和眼睑完全发育成熟,虽然眼睑依然闭着,但是眼睛很活跃,可以移动了。而且视网膜已经形成,开始对光线有感应。

本周胎儿的感觉器官进入成长的关键时期,他(她)的味蕾正在形成。免疫抗体通过母亲的血液转输给胎儿,在出生后的最初一段时间内,它帮助婴儿抵抗疾病。现在胎儿的身上覆盖了一层白色的、滑滑的胎脂。他经常喝羊水,吸收水合物和营养。

孕妈妈的子宫顶部现在已经达到了肚脐的水平,体重可能已经增长了4.5千克。从现在起,孕妈妈每周平均增加0.45千克左右体重。如果孕妈妈怀孕之前体重偏轻,可能需要多增加一些;如果孕前体重偏重,可能需要少增加一些。

这一周胎儿的视觉正在形成,所以孕妈妈要摄取足够的维生素A,还要摄入足够的铁元素。富含铁的食品包括瘦的红肉(牛肉、羊肉、猪肉)、禽类、鱼、豆类、菠菜和强化铁的谷物等。

本周给孕妈妈推荐的食谱为:海带排骨汤、蟹肉莲藕粥。

1.海带排骨汤

【原料】海带、排骨、蜜枣、黄豆、姜片、盐、鸡精及麻油。

【做法】将排骨洗净,切成8厘米长的段,放入滚水中焯一下,盛出备用;然后将海带洗净,切成丝状;将准备好的材料全部放入煲内,加水1 000克,先用猛火煲半小时,再转用慢火煲2小时,最后放入调料拌匀便成。

【功效】排骨含有大量的蛋白质、脂肪及钙、磷等。海带含有丰富的钙、碘等。孕妈妈经常食用,有利于胎儿的大脑发育。

2.蟹肉莲藕粥

【原料】大米、莲藕、蟹、鸡、葱、姜片。

【做法】把莲藕去皮,切成长丝,泡在水中备用。然后将大米洗净放在水中泡一会儿。把鸡蛋打散,分成蛋白、蛋黄放置备用。再把蟹清洗一下,取出蟹黄,与蛋黄拌匀,壳和足用力敲断;另起锅放油加热到七成熟,然后放入蟹壳、蟹脚、葱、姜翻炒,炒出香味后加水煮40分钟。与此同时,在另一锅把米、莲藕放在一起加盖煮沸,再改用小火煮90分钟。快煮熟时放入蟹块,并且用少量盐调味;将粥的一半与蛋白混合后盛入碗中,剩余1/2粥与蛋黄混合,再次盛入加蛋白的碗里。最后将蟹块置于粥面上,加入调料即可食用。

【功效】这道粥含丰富的蛋白质、纤维素及多种维生素,可为胎儿提供足够的营养。

孕育箴言

在这时期,孕妈妈的脸上可能会出现色素沉着,面部尤为明显,妊娠纹可能从现在开始出现。爱美的妈妈们也许还在正常上班,应该注意科学养颜,尽量不要显现疲态。

孕妈妈做第3次产检

在孕期17 ～ 20周,孕妈妈要去医院做第3次产检。去医院产检之前,孕妈妈要记得携带准妈妈围产保健本、零钱、卫生纸,并在用餐完2小时之后再接受检查,以保证各项指标不受胃内食物的影响。

第3次产检的主要项目包括体重、血压、尿常规、子宫底、腹围测定、胎心音、血液检查、心电图、超声检查、血糖浓度等。医生会根据孕妈妈身体各项指标的变化,来判断孕妈妈的身体是否健康、胎儿的生长发育是否正常。

此时,孕妈妈的子宫底高度为18 ~ 21厘米,或脐上一横指,子宫底长度为22 ~ 25.1厘米。在尿常规的化验中,如果尿蛋白的排出量超过0.5克,则属异常。如果超过5克,则提示有重度妊娠高血压综合征。

在检查时,孕妈妈还应该告诉医生这一段时间以来身体是否出现不适,如水肿、体重突然增加、头痛、胃痛、恶心、尿量异常等。如果孕妈妈有龋病,在这个时期治疗最为合适。

此阶段B超需要检查的项目有以下一些。

(1)查胎位,确定胎儿是头位、臀位还是横位,做到心中有数。如果到了孕28周以后,胎位不正的情况未能得到解决,即应在医生指导下设法予以纠正。

(2)查羊水。由于羊水与胎儿的宫内状况密切相关,羊水过多或过少都会影响到胎儿的发育,甚至引起畸形,故在必查之列。

(3)查脐带,看有无脐带缠绕、脐先露和脐带脱垂、脐带肿瘤等异常情况存在。

(4)查是否前置胎盘,前置胎盘的位置以及有否胎盘早期剥离、宫颈功能不全等。

(5)查有否胎儿畸形。可能被"侦察"到的畸形有:无脑儿、脑积水、小头畸形、脊柱裂等神经系统畸形,食管狭窄或闭锁、幽门梗阻或闭锁、十二指肠闭锁、无肛门、唇裂等消化系统畸形,先天性房间隔与室间隔缺损、法洛四联症、单心房、单心室等心血管畸形,肾不发育、肾积水、多囊肾等泌尿系统畸形,肺囊性变等呼吸系统畸形或异常,软骨发育不良、成骨发育不全等骨骼系统畸形。

孕育箴言

孕妈妈要注意,在孕中期一定要做一次B超检查,以便查看胎儿的发育是否正常。这是对宝宝健康负责的举措,也是对自己健康负责的举措,千万不可麻痹大意。

留意子宫和腹围的变化

孕妈妈会发现,随着胎儿的逐渐长大,自己的宫高和腹围都会发生相应的变化。其实,宫高和腹围的变化在某种程度上标志着宝宝是否健康,所以测量子宫高度和腹围大小非常重要，孕妈妈一定要特别留意。

所谓宫高是指孕妈妈耻骨联合上缘中点距离子宫底部最高点的长度，腹围是指孕妈妈经肚脐绕腹部一周的长度。前者反映的是子宫的纵径长度，后者反映的是子宫的横径和前后径的大小。因此，宫高和腹围可以间接地反映孕妈妈子宫的大小。

入院检查时，医生可以根据孕妈妈的宫高和腹围判断孕周，了解胎儿的生长发育情况，估计胎儿的体重等。通过每次检查宫高和腹围，可以及时发现胎儿发育迟缓、巨大儿或者羊水过多等异常情况，并采取措施予以纠正。

那么，宫高是如何测量的呢？

孕妈妈先排尿，然后平卧于床上，用软尺测量耻骨联合上缘中点至子宫底部的距离。怀孕20周后，每4周测量1次；怀孕28～35周时，每2周测量1次；怀孕36周后，需要每周测量1次。将每次的测量结果记录下来或者绘制在妊娠图上，以观察胎儿的发育状况。若发现宫高在2周内没有发生变化，就要进一步检查。

腹围又如何测量呢？

孕妈妈先排尿，然后平卧于床上，用软尺经肚脐绕腹部一周的长度就是腹围。测量腹围时不要勒得过紧，而且每次测量的松紧要尽量一致，以确保数据的准确。腹围的测量与宫高是同步的，测量结果也应记录下来或绘制在妊娠图上进行比对。若有增长过慢或过快的情况，应进一步检查。

孕早期、孕中期时，孕妈妈宫高和腹围每月的增长有一定的标准，每一个孕周长多少，孕妈妈都需要了解，做到心中有数。

下面是孕期各阶段的宫高和腹围数据，以供孕妈妈们参考。

怀孕中后期腹围正常值表 （单位：厘米）

孕月	腹围下限	腹围上限	标准
孕5月	76	89	82
孕6月	80	91	85
孕7月	82	94	87
孕8月	84	95	89
孕9月	86	98	92
孕10月	89	100	94

宫高正常值表		(单位:厘米)
妊娠周数	手测宫高	尺测宫高
满12周	耻骨联合上	2 ~ 3横指
满16周	脐与耻骨联合之间	
满20周	脐下一横指	18(15.3 ~ 21.4)
满24周	脐上二横指	24(22 ~ 25.1)
满28周	脐上三横指	26(22.4 ~ 29)
满32周	脐剑之间	29(25.3 ~ 32.0)
满36周	剑突下二横指	32(29.8 ~ 34.5)
满40周	剑脐之间	33

孕育箴言

　　孕期检查每次一定要测量宫高和腹围,其主要目的是间接观察孩子的生长情况,以帮助判定胎儿发育是否正常。要看宫高与腹围的数值是否属于正常值,必须在妊娠图上观察,不能只凭着一个数值就下定论。

为宝宝的智力开发创造环境

　　孕妈妈、准爸爸及其每位家人都希望未来的宝宝聪明伶俐,不过,开发宝宝的智力并不是只有等到宝宝出生了才能做,当宝宝还在妈妈子宫内时,就该为胎儿创造环境来促进他的智力开发。

　　出生前孕妈妈的子宫就是胎儿的第一大环境,对胎儿智力有着重要的影响,所以,孕妈妈要努力从各个方面注意让这个环境达到最佳,以便为胎儿的智力开发提供最好的环境。

　　1.为胎儿创造良好的营养环境

　　胎儿在孕妈妈的子宫里需要各种各样的营养,要靠孕妈妈为他来提供。所以为孕妈妈提供丰富合理的膳食、均衡的营养是胎儿聪明健康的重要基础。

　　除了正常的营养补充外,还要注意微量元素的补充,以免胎儿发育缺陷。

2.为胎儿创造良好的情绪环境

胎儿在孕妈妈的子宫里,不仅有感觉,还可以对孕妈妈情绪的细微变化做出敏感的反应。可以说,早在母体孕育的过程之中,胎儿的个人性格、气质特点就已经开始萌芽了,如爱、恨、忧伤、恐惧等情感的萌芽也正是胎儿智力发展的重要基础。

所以孕妈妈要保持精神愉悦、情绪安定,不大喜大悲大怒,学会排解不良情绪。

3.为胎儿创造充满爱的环境

胎儿与孕妈妈通过脐带血脉相连,除此之外,胎儿与孕妈妈也心灵相通。因此,为了胎儿的健康发育,孕妈妈在孕期的每一天都要倾注博大的母爱,仔细捕捉来自胎儿的每一个信息,和胎儿保持亲切友好的交流,让胎儿在充满爱的环境中成长。

4.为胎儿排除不良环境刺激

饮食影响:一些食物(如含铅和含铝食物等)会导致胎儿的大脑受损。铅能取代其他矿物质铁、钙、锌在神经系统中的活动地位,是脑细胞的一大"杀手"。另外,人体每天铝的摄入量不应超过60毫克,而油条中的明矾是含铝的矿物质,孕妈妈如果一天吃50～100克油条,便会超过这个量。因此,一定要尽量避免摄入这些食物。

环境影响:孕妈妈的生活环境也是影响子宫环境的重要因素。如果孕妈妈长期生活在充斥噪声、空气污染、电磁辐射、化学物品的环境中,势必对胎儿的大脑造成伤害而影响其智力的开发,因此,孕妈妈一定要远离这样的环境。

药物影响:有统计表明,至少有90%的孕妈妈在怀孕期间曾服用过至少1种药物,4%的孕妈妈至少服用过10种药物。而某些药物可以通过胎盘屏障对胎儿造成影响,甚至可能会导致胎儿脑发育不全,影响胎儿的智力。所以,孕妈妈要慎用药物。

孕育箴言

如今,孕育的马拉松完成了一半,但是孕妈妈千万不可粗心大意,宝宝需要的营养、胎教等一切都不可忽视,尤其是要开始为宝宝的智力发展付出努力。

谨防阴道炎症

孕妈妈由于怀孕后抵抗力下降,加之阴道酸碱度发生变化,此时很容易患上妇科病,孕期最常见的三种妇科病就是真菌性阴道炎、细菌性阴道炎和滴虫阴道炎。如果怀孕后患上妇科病,不仅有可能影响腹中宝宝健康,而且情况严重的在孕早期可能会引起流产,在孕晚期可能引起早产、胎膜早破等情况,顺产的宝宝也可能因为妈妈的阴道炎患上"鹅口疮"或者新生儿眼炎等疾病。可见,孕期患上阴道炎对孕妈妈和胎儿都会造成很大的影响。

1.真菌性阴道炎

有数据统计标明,75%的女性一生中至少患过1次真菌性阴道炎。女性怀孕后性激素水平高,加上阴道充血、分泌旺盛、外阴湿润等,创造了一个非常有利于真菌生长的环境,所以孕期最常见的生殖系统疾病就是真菌性阴道炎。

这类疾病出现在孕早期的3个月,一般不需要治疗。如果发展严重,医生会在妊娠3个月后酌情用药治疗,不会对胎儿造成感染。在分娩之前,通常都能治好。

在日常生活中,要注意一些事项:不要用清洗液;注意内裤消毒,一般用60℃以上的热水浸泡或煮沸消毒;性生活用安全套,以免感染。

2.滴虫阴道炎

滴虫阴道炎是孕期常见的阴道炎,滴虫主要寄生于泌尿生殖系统,由于孕期阴道酸碱度改变而发作,也可由直接或间接方式感染。

这种炎症同真菌性阴道炎一样,在孕早期的3个月之中,不主张治疗。如果比较严重,可以根据具体情况,在医生的指导下安全用药。

日常生活中的注意事项:为避免重复感染,每日对毛巾、内衣进行煮沸消毒;减少性生活次数,即便过性生活,也应戴安全套。

3.细菌性阴道炎

细菌性阴道炎实际上是寄生在阴道内的正常菌群平衡失调引起的阴道感染性疾病。

孕期患细菌性阴道炎,如果细菌沿子宫颈上行,可能会导致胎膜早破,从而造成早产。在治疗方面,医生会根据症状轻重进行筛查,再根据产妇自身状况,来决定治疗措施。

日常生活中的注意事项:内裤每日烫煮,避免重复感染;一旦发现感染,丈夫也一定要到医院进行检查和治疗;孕妈妈罹患炎症期间,要严禁性生活;孕妈妈别用护垫,怀孕期间,孕妈妈体内的分泌物增加,白带增多,护垫反而容易使阴部透气不良而致感染。

阴道炎是女性常见的炎症,孕妈妈更容易发生。孕妈妈使用外阴清洗液必须慎重,否则很容易影响到胎儿。

胎心监护保障健康

胎心监护是"胎心胎动宫缩图"的简称,是应用胎心率电子监护仪将胎心率曲线和宫缩压力波形记下来供临床分析的图形,是正确评估胎儿宫内的状况的主要检测手段。采用微波技术,对胎儿没有危害。在孕期4个月以后,胎心监护非常重要。

胎心监护上主要是两条线,上面一条表示胎心率,正常情况下波动在120～160次/分。一般基础心率线表现为一条波形直线,出现胎动时心率会上升,出现一条向上突起的曲线,胎动结束后会慢慢下降。胎动计数大于30次/12小时为正常,小于10次/12小时提示胎儿缺氧。下面一条表示宫内压力,在宫缩时会增高。

孕妈妈在做监护30分钟至1小时前,要吃一些食物,比如巧克力。最好选择一天当中胎动最为频繁的时间进行监护,避免不必要的重复。选择一个舒服的姿势进行监护,避免平卧位。如果做监护的过程中胎儿不愿意动,他(她)极有可能是睡着了,孕妈妈可以轻轻摇晃腹部把他(她)唤醒。

有些孕妈妈会在家自行使用胎心听诊器来做胎心监护,孕妈妈这样做的前提条件是得找到胎心的位置。由于胎儿在腹中运动,胎心的位置可能变化,所以找准胎心的位置很关键。孕妈妈自我监听胎心率时,一般在胎背侧听诊较清楚。妊娠24周前,胎心位置通常在脐下、腹中线的两侧。胎头先露时,胎心一般在脐下;胎臀先露时,胎心一般在脐上;胎儿为横位时,在脐周围较易听到。

孕育箴言

> 孕妈妈不可能随时待在医院,所以不可能常用B超检查胎动,那只能掌握数数的方法。如果胎儿的心跳在120 ~ 160次/分范围内,则意味着宝宝并未宫内缺氧。如果长时间没动静,就需要密切关注,及时向医生反映异常情况。

怀孕第 21 周:前所未有的充实感

本周胎儿发育和孕妈妈的饮食

本周胎儿的身长大约18厘米,体重300 ~ 350克,从本周开始,胎儿的体重将会大幅度增加。他的眉毛和眼睑清晰可见,手指甲、嘴唇几乎完全长好,犬齿和臼齿在牙床下的坚固组织中形成,胎儿的生殖器官基本成形。

此时胎儿就像一个小运动健将,平均1个小时要动50次,差不多是1分钟就要动1次。他(她)的听力达到一定水平,已经能够听到外界的声音。如果胎儿正在睡梦中,较大的声音会把他(她)吵醒。胎儿为了适应子宫外的生活,开始用胸部做呼吸动作。

孕妈妈此时彻底摆脱了怀孕初期的身体不适,开始发现自己异常能吃,而且很多以前不喜欢的食品现在反倒成了最喜欢的东西。孕妈妈要好好利用这段时间,加强营养,增强体质,为将来分娩和产后哺乳做准备。

本周给孕妈妈推荐的菜谱为:黑椒牛柳、红烧鳜鱼。

1.黑椒牛柳

【原料】牛肉、洋葱、料酒、生抽、少量淀粉、糖、黑胡椒粉、葱花、姜末、香菜。

【做法】先将牛肉切细丝,洋葱切成圈,葱、姜分别切末备用;然后将切好的牛肉丝放入碗中,加料酒、生抽、少量淀粉、葱花、姜末腌制10分钟;在这腌制牛肉丝的10分钟内,可将料酒、生抽、糖、黑胡椒粉、淀粉调成芡汁备用;另起锅放油,七成熟时放牛肉丝,炒到变色,再放洋葱圈,等洋葱圈炒得变软之后,再加入调好的芡汁,最后加点香菜即可。

【功效】牛肉有极高的营养价值,孕妈妈食用能满足胎儿的营养需求。

2. 红烧鳜鱼

【原料】鳜鱼、素油、酱油、蒜瓣、黄酒、淀粉、味精、盐、姜、糖、葱。

【做法】将鳜鱼清洗干净，在鱼身划上几刀，再抹点盐、黄酒、淀粉腌10分钟；起锅放油，烧到七成熟，放入鱼，煎至两面呈黄色，出锅待用；把油盛出，锅留底油，下入葱、姜末、蒜泥、酱油、糖，加点水烧开；再把鱼放入烧5分钟，加味精即可出锅。

【功效】鳜鱼含蛋白质、钙、磷和铁等营养元素，对胎儿的发育很有益处。

孕育箴言

怀孕第20周，标志胎儿的发育正式进入中期，胎儿的发育速度加快，孕妈妈的新陈代谢也加快，对钙质的需求量增加。如果不重视补钙，宝宝会因为缺钙而生长缺陷，妈妈也会出现肌肉痉挛、抽搐等症状，所以钙元素的补充始终不能忽视。

羊水异常怎么办

羊水是孕育胎儿生长发育的"海洋"，是胎儿的"游泳馆"，每个人在胎儿时期，都在母亲的羊水里浸泡成长。

一般在孕20周时，羊水的正常值是平均500毫升；到了28周左右，会增加到700毫升；在32～36周时最多，为1 000～1 500毫升；其后又逐渐减少，到妊娠40周时，约为800毫升；妊娠42周时，减为540毫升。临床上羊水量在300～2 000毫升为正常范围，超过此范围称为"羊水过多"，达不到这个标准则称为"羊水过少"。

在羊水过少的孕妇中，最少者只有几十毫升甚至几毫升，呈黏稠、混浊、暗绿色液体。一般情况下羊水过少较为少见，发生率约占分娩数的0.1%，但其危害性却不容忽视。羊水过少若发生于妊娠早期，胎膜与胎体粘连，会造成胎儿严重畸形，甚至肢体短缺；妊娠中期、晚期羊水过少，子宫压力直接作用于胎儿，会引起斜颈、曲背和手足畸形等。而且，羊水越少，胎儿窘迫、新生儿窒息的发生率和围生儿的死亡率也越高。

胎儿发育不良，泌尿系统畸形，是羊水过少的原因之一。妊娠期间孕妈妈患心血管疾病、慢性肾炎时，出现胎盘病变，也会导致羊水过少。

如果羊水过少，必须考虑提前分娩，或者往母体灌注羊水，增加羊水量。

相反,妊娠期间出现羊水过多的现象,也会对妊娠不利。

羊水量在数天内急骤增加者,称为急性羊水过多;在较长时间内缓慢增多者,称为慢性羊水过多。前者常发生在妊娠24周左右,子宫可在短时间内迅速增大,患者常有明显的压迫症状,如腹部胀痛、心悸、气急、不能平卧。由于腹压增高,静脉回流受阻,故下肢和外阴甚至腹壁可出现水肿。而后者常发生在妊娠晚期,病理发展较慢,一般无明显症状,但可通过B超和产前检查发现。

羊水过多的孕妈妈早产率较高,如果再加上血型不合、糖尿病等合并症,脐带脱垂等并发症,则羊水过多的围生期死亡率可高达50%。

胎儿先天性畸形是羊水过多的原因之一,还有母体患有代谢方面的疾病、异常肥胖、梅毒或合并有心脏、肝脏、肾脏等方面的疾病时,也会导致羊水过多的现象。

羊水过多,一般采用保守的方法来处理。比如:患者应多食高蛋白质物质,要常卧床休息,从而避免早产。严重时则需要提前终止妊娠。

孕育箴言

羊水能维持子宫内的温度,为胎儿发育提供良好环境;抑制部分病菌,降低感染风险;羊水囊能缓和子宫扩张,减轻孕妈妈的痛苦;羊水破裂后,在分娩时起到润滑作用,使得更容易分娩。因此,孕妈妈要关注羊水量,以确保自身和胎儿的健康。

羊膜穿刺不可随心所欲

羊膜穿刺是一种在B超监测下用长针经腹部刺入子宫,用注射器从子宫中抽出羊水,进行羊水细胞和生物化学方面的检查,以揭示某些胎儿异常的产前诊断技术。

羊膜穿刺是用来确诊胎儿是否有染色体异常、神经管缺陷以及某些能在羊水中反映出来的遗传性代谢疾病的。但一般医生并不推荐孕妈妈做羊膜穿刺,这是因为羊膜穿刺并不是十分安全的,用这种手段来检查胎儿是存在风险的。

(1)操作中细针穿刺进入羊膜腔,有造成孕妈妈出血、出血性休克、羊水外流、流产及伤及胎儿的可能。

（2）因子宫畸形、胎盘位于前壁、腹壁太厚、羊水过少等原因可能导致穿刺失败。

（3）由于羊水细胞培养系脱落细胞体外培养，受羊膜穿刺时间、标本是否混血、培养基污染等多种因素影响，羊水培养有失败的可能，有时因为嵌合体而不能诊断。

（4）受现有医学技术水平的限制，羊水生化检查、细胞学和分子遗传学分析有时难以确诊，仍需进行进一步检查。

（5）如术前孕妈妈存在隐性感染或术后卫生条件不佳，有发生宫内感染的可能。

（6）孕妈妈若合并心脑血管疾病，由于疼痛、紧张等刺激，有发生心脑血管意外的可能。

（7）通过羊水穿刺检查，可以明确是否能排除拟诊断染色体异常的疾病；但受现有医学技术水平的限制，有时难以分辨染色体的某些微小异常，也不能排除一些多基因病或其他原因导致的胎儿畸形或异常。

（8）由于不可抗拒的外界影响如停电、地震或培养设备的损害等非人为因素，可能造成羊水培养失败。

由于羊膜穿刺存在的风险，孕妈妈不要轻易去做这个检查。

那么，何种情况下需要做羊膜穿刺呢？主要包括以下几类：35岁以上的高龄者，唐氏筛查高危者，曾生育过先天性缺陷儿尤其是生育过染色体异常患儿者，夫妇一方是染色体异常者或平衡异位的携带者，性连锁遗传疾病携带者，曾生育过神经管缺陷患儿或此次孕期血清甲胎蛋白值明显高于正常妊娠者。

孕育箴言

医院做羊水穿刺的过程很快，一般5分钟就能完成。要做羊水穿刺的孕妈妈应穿宽大的衣服，并提前排尿。做完以后需要在医院休息观察1个小时，没有异常则可出院。

妊娠第21周的药膳

孕妈妈的饮食要保证各种营养,如蛋白质、脂肪、微量元素等,同时也要注意体重,避免因饮食过量而引发肥胖。为了孕妈妈的健康,为大家推荐以下药膳。

1.茯苓馄饨汤

【原料】茯苓、馄饨皮、葱、青江菜、绞肉、盐、白胡椒粉。

【做法】将葱洗净,去头须及尾部,切成细末备用;青江菜洗净备用;绞肉加葱末,并加少许盐及白胡椒粉,调味,搅拌均匀;用馄饨皮将上述材料包成馄饨;锅内加水,放入茯苓煮沸后,转小火煮15分钟,放入馄饨,待浮起后放盐及青江菜,沸后即可食用。

【功效】消暑去湿气。茯苓可利尿消水肿,具宁心安神之功效,并可增强抵抗力,美白皮肤。

2.乌鸡糯米葱白粥

【原料】乌鸡腿、圆糯米、葱、盐。

【做法】乌鸡腿洗净、切块、滚烫、洗净沥干;将乌鸡腿加4碗水熬汤,大火开后转小火,约煮15分钟,再加入圆糯米煮,开后转小火煮;葱白去头须,切细丝,待糯米煮熟后,再加入盐调味,最后加入葱丝焖一下即可。

【功效】补气养血、安胎止痛,改善气血虚弱所致的胎动。

孕育箴言

孕中期孕妈妈容易燥热上火,这时可以吃一些养血清热凉补的食物,如菊花茶、新鲜果汁等。同时,孕妈妈可能会体虚气弱,可吃一些适宜的水果。还可以适当吃一些养胎的食物,让宝宝安全、健康地发育。但不可轻信没有经过长期和科学验证的偏方。

怀孕第22周：孕妈妈的身体越发沉重

本周胎儿发育和孕妈妈的饮食

本周胎儿身长大约19厘米,体重350克,体重已经开始大幅度增加。不过胎儿的脸上皱巴巴、红红的，头上、脸上布满了胎毛，样子像个小老头。

胎儿现在眉毛和眼睑已清晰可辨，小手指已长出娇嫩指甲，牙齿在这时候主要是恒牙的牙胚在发育。这时的胎儿，看上去体表像覆盖了一层白色的滑腻物质，这层物质就是胎脂。胎脂可避免皮肤在羊水长期的浸泡下受到损害，很多宝宝在出生时候身上还带有这样的胎脂。

从这周开始，胎儿清醒的时间越来越长，他喜欢听来自外界的音乐、谈话，当然他最喜欢听的就是妈妈温柔的声音。

这一周孕妈妈的子宫底高12～18厘米，腹部也越来越膨隆，接近典型孕妈妈的体形。体重急剧增加，孕妈妈的身体越来越重，上楼时会感到吃力，呼吸相对困难。有时会出现背肌、腰部疼痛。

这周胎儿的迅速发育依旧需要孕妈妈提供全面的营养。钙是宝宝骨骼和牙齿发育的主要物质，多吃富含矿物质、纤维素的食物可使胎儿的牙齿更加坚固。

本周给孕妈妈推荐的菜谱为：鱼香肝片、雪里蕻炒肉。

1. 鱼香肝片

【原料】牛肝、泡辣椒、菜油、葱、蒜、酱油、姜、盐、醋、绍酒、汤、白糖、味精。

【做法】将牛肝切成片，加盐拌匀，再将葱切成葱花，泡辣椒剁成碎末，姜蒜切成粒；将绍酒、醋、白糖、味精做成烹汁备用；最后起锅放油，爆炒牛肝，紧接着倒入泡辣椒、姜、蒜末，再下葱花和烹汤，最后簸转起锅入盘。

【功效】本菜色金红，肝片细嫩，姜、葱味醇厚，最宜佐餐。

2. 雪里蕻炒肉

【原料】瘦猪肉、雪里蕻、油、酱油、味精、葱花、姜末适量。

【做法】首先把瘦猪肉和雪里蕻洗净切成末；然后锅内放油，爆炒葱、姜，再放入肉末煸炒片刻，再放入雪里蕻煸炒半分钟；加酱油、味精翻炒几下，淋香油出锅即成。

【功效】这道菜柔嫩爽口，可有效补充钙和铁。

> 这个时期是胎儿发展最稳定的时期之一，不适症状最少，而且发生流产或早产的风险最低，孕妈妈可以适当放松，多给自己一些休闲、旅游时间，以缓解孕早期所产生的压力。

皮肤瘙痒不要"忍气吞声"

随着胎儿不断长大，孕妈妈的腹部也在不断膨胀，而被拉紧了的皮肤可能出现瘙痒，所以孕妈妈经常会感到腹部某一块发痒，这是很正常的事，孕妈妈忍忍就过去了。但是，如果孕妈妈的皮肤痒得很厉害，而且皮肤发痒的部位很多，那就要赶紧去看医生。

造成孕妈妈皮肤瘙痒的常见原因有很多。

1.季节性皮肤瘙痒

比如夏天时处在闷热、潮湿的环境中，身体大量流汗之后，会感觉更痒；而冬天时，如果穿着毛料衣服，也容易与皮肤产生摩擦发痒。因为冬天气温低，湿度也较低，皮肤油脂及汗液分泌较少，容易变得干燥，尤其是晚上盖上棉被之后，更容易感觉到痒。

缓解这种季节性皮肤瘙痒，孕妈妈夏天时要穿着宽松、透气材质的衣服，随时保持肌肤干爽；冬天注意保暖。干燥的季节可以适度涂抹润肤乳液，以滋润肌肤。

2.妊娠皮肤症

大约有15%以上的孕妈妈可能碰到这种皮肤病。一般怀孕六七个月时发作，全身都可能发痒，但除了有痒感之外，没有任何变化，不会出现疹子和水疱。这主要和怀孕期间雌激素的增加有关，对胎儿并无影响。孕妈妈一般都能忍受这种瘙痒，无需治疗。

3.妊娠皮疹

这种皮疹最常发于四肢，皮肤上会出现小红疹，看起来像虫咬。大约2%的孕妈妈可能患该病，是怀孕本身造成的，对胎儿无影响。

4.妊娠中毒性皮肤疹

这类皮疹大多发生在身材矮小肥胖的孕妈妈身上，最常在妊娠纹出现时发生，患病率大约是1%。可能与激素分泌不平衡有关，但并不会伤害胎儿。

5.妊娠期丘疹性皮肤炎

这类皮肤炎全身各部位都可能发病,患病时,全身皮肤会出现疹子,但发生率很低。虽然还不清楚该病发生的原因,但可能会造成流产或胎死腹中,孕妈妈要特别小心。

6.妊娠痒疹、湿疹

妊娠痒疹是由于母体对于孩子体内来自父亲的那部分基因、染色体产生排异反应而引起的,除了腹部皮肤发痒外,大腿甚至上肢都可能出现皮疹和感觉瘙痒,有的还会出现色素沉着。

湿疹常见于爱出汗、代谢旺盛的孕妈妈,或是肥胖的孕妈妈。

孕育箴言

> 局部皮肤瘙痒是妊娠期常见的现象,怀孕期间,如果瘙痒症状不是很严重,最好不要用药,如果真的痒到无法成眠或影响身心,再去咨询医生使用药物。也不要用指甲大力抓搔,以免刮伤皮肤,造成感染,反而加重了病情。

去掉粉刺,恢复美丽容颜

怀孕本是件让人开心的事,可怀孕后,孕妈妈的皮肤总是会出现问题。原本光洁的皮肤在怀孕后突然变得非常"油",还长了好多讨厌的粉刺。挤掉怕留下瘢痕,用药怕对胎儿不利,真是让孕妈妈大伤脑筋。其实,只要弄清楚了粉刺生成的原因,就能够对症下药,轻松去掉它了。

怀孕后容易长粉刺是受激素的影响。因为孕妈妈的胎盘和卵巢中雌激素和孕酮的分泌量会剧增,使得原来干性皮肤的人可能会转化为油性皮肤,很容易长出粉刺。

而那些本来行经前会长粉刺的孕妈妈,在怀孕后更容易长粉刺。不过随着分娩后激素水平的降低,脸上的粉刺也会自然消失,孕妈妈不必为此担心。孕妈妈只要注意平时的饮食并护理好皮肤,就能减少粉刺的出现,切不可使用药物。

孕妈妈要减少糖和脂肪的摄入量。尽管孕期没有必要过分限制饮食,但是如果长粉刺现象很严重,孕妈妈就应减少脂肪、糖的摄入量,多吃绿色蔬菜。

孕妈妈要保证充足的睡眠，消除压力。不仅激素会影响粉刺的生长，压力也是促进粉刺生长的原因之一。孕妈妈应尽量保证充足的睡眠，每天必须睡足 8 个小时，同时也要放松心情，消除生活中的压力。

孕妈妈洗脸时要用刺激性小的护肤品。孕妈妈可以早上用洗面奶仔细清洗，晚上洗脸时先涂抹清洁霜，用棉纸擦拭干净后，再用弱酸性洗面奶洗脸。在这个过程中要反复搓洗，使洗面奶充分发泡，然后再用清水反复冲洗。最好开始用温水洗，最后用凉水洗。要避免使用含乙醇成分的化妆品，因为乙醇会刺激粉刺的生长，最好使用粉刺皮肤专用化妆品或保湿化妆品。

> 孕妈妈出现粉刺等影响容貌的症状时，不要过分担心，只要注意平时的饮食，别吃辛辣刺激的食物，远离烟酒，并且做好皮肤的日常护理，如清洁皮肤、做面膜、涂抹护肤霜等，就能减少粉刺。一定要记住：切不可随意使用药物。

预防胎儿宫内发育迟缓

胎儿宫内发育迟缓常因营养不良、母亲受病毒或弓形虫感染、中毒、辐射、妊娠高血压综合征、肾病、肝病和双胎，以及先天性或染色体病变引起。

胎儿宫内发育迟缓可导致围生儿发病率和死亡率增高，以及胎儿出生后易发生远期后遗症，如生长发育迟缓、智力低下等。因此，要关注胎儿宫内发育迟缓的现象。

引起胎儿宫内发育迟缓的原因是什么呢？其主要包括以下几个方面。

（1）孕妈妈年龄大于 30 岁，或小于 17 岁。

（2）妊娠前体重小于 45 千克。

（3）本次妊娠前半年内有人工流产史或自然流产史。

（4）孕 20 周前有阴道出血史。

（5）合并慢性高血压、系统性红斑狼疮、慢性肝肾疾病、心脏病及结核病等。

（6）有不良分娩史等。

若连续2次产前检查，发现宫高无增长或低于相应孕周正常值10%以上，以及有体重、腹围不增加或反减情况，均应予以高度警惕。

胎儿发育迟缓，易影响胎儿的智力，而且会增加孕育难度，要从多方面做好预防。

及早诊断染色体病及先天畸形胎儿。尤其是大龄女性，近亲结婚者，有性连锁遗传病家族史者，已生过神经管缺陷、代谢异常病及血液病患儿者，都要提前做检查。

早期诊断胎儿宫内感染。做风疹病毒、巨细胞病毒及弓形虫感染等检查，若为阳性，须注意有无胎儿宫内发育迟缓。

加强孕期并发症及合并症的防治，尤其是妊娠高血压综合征、心脏病及肝肾疾病。

加强营养不偏食，多食富含蛋白质、维生素的食物，尤其须注意补充叶酸等。

酌情补充微量元素。研究发现，孕妈妈锌水平随孕周下降。缺锌可引起孕妈妈缺铁性贫血发生率增高，孕妈妈缺铜也可引起胎儿发育迟缓，缺碘易发生呆小病。

使用小剂量阿司匹林。在妊娠28～30周时，对胎儿发育迟缓的高危孕妈妈，每日给予小剂量阿司匹林15毫克，预防性用药，可以改善胎儿胎盘的血液循环，提高新生儿出生体重，预防胎儿发育迟缓。在临产前1周不宜使用，以防出现凝血功能异常。

孕育箴言

很多方法可以预防胎儿宫内发育迟缓，但由于不少人不注意采取预防措施，有些未能避免这种现象发生。而有胎儿发育迟缓的现象，尤其是自行调理和治疗效果不佳，或因其他情况需要中止妊娠时，应提前入院，以保证母婴平安。

水肿还靠饮食调理妙方

孕中期大约40%的孕妈妈会出现下肢水肿，当用手指重压足内踝或小腿胫骨前方时,便出现局部凹陷,午后明显。如果休息后下肢水肿仍不消退,又没有其他症状,一般是妊娠水肿。

妊娠水肿主要是由于孕妈妈内分泌发生改变,致使组织中水分及盐类潴留;另外,妊娠子宫压迫盆腔及下肢的静脉,阻碍血液回流,使静脉压增高,故水肿经常发生在肢远端,以足部及小腿为主,特别是工作中需长时间站立的孕妈妈更为明显。

孕妈妈出现水肿的现象比较普遍,而妊娠水肿没有特异性,若症状不重一般无需特殊处理。不过孕妈妈可以做这些:

(1)注意休息。卧床休息时,抬高双下肢,使之高于心肺水平20～30厘米,膝关节稍屈曲以利静脉回流而减轻水肿。

(2)保持大便通畅,减少腹压。

(3)必要时可穿着长筒弹力袜,以压迫浅静脉,增加回流,减轻下肢水肿。

(4)增加蛋白质摄入,限制钠盐的过多摄入。

孕妈妈需要注意的是,切忌滥用利尿剂。当出现下肢水肿情况时,应密切注意血压、尿的变化,若出现水肿加重,伴头晕等不适,及时到医院诊治。

下面给大家推荐缓解妊娠水肿的食谱,孕妈妈们可以按照方法制作。

1. 山药薏苡仁粥

【原料】淮山药30克,大枣20枚,肉桂5克,薏苡仁30克。

【做法】煮粥,每日1剂,连服4～5剂。

【功效】健脾益肾,适用于脾肾气虚之妊娠水肿。

2. 冬瓜炖鱼头

【原料】鲜鲤鱼头1个,带皮冬瓜100克。

【做法】鲜鲤鱼头去鳞鳃洗净,把带皮冬瓜切成薄片,同放入砂锅内,加水500毫升炖煮至鱼头熟即可。每次饮300毫升,每日1次。吃鱼头饮汤,连食3～5次为1疗程。

【功效】利尿消肿,适用于肾虚妊娠水肿。

3. 姜桂茯苓饼

【原料】干姜、肉桂各3克,茯苓(去皮)30克,面粉、白糖各适量。

【做法】干姜、肉桂、茯苓研成末，和匀，加面粉、白糖，与水调和后做饼，入笼蒸熟。

【功效】温阳利水，适用于肾虚妊娠水肿。每日服15～20克。

4.黄豆芽蘑菇汤

【原料】黄豆芽250克，鲜蘑菇50克，调料适量。

【做法】黄豆芽去根，洗净，加水煮20分钟；下蘑菇片，入精盐、味精，再煮3分钟；佐餐食。

【功效】健脾、益肾，适用于妊娠水肿。

孕育箴言

当孕妈妈出现下肢水肿时，应该购买一双宽松舒适的新鞋穿着，这样就不会因足部受压迫而疼痛了。

怀孕第23周：孕妈妈要注意控制体重

本周胎儿发育和孕妈妈的饮食

本周胎儿身长大约19厘米，体重400克左右，骨骼、肌肉已经长成，身材也很匀称。胎儿的嘴唇、眉毛和眼睫毛都清晰可见，视网膜也已形成，具备了微弱的视觉功能。

此时，胎儿的肺部组织及血管正在发育中，呼吸系统正在快速建立。肺是宝宝最后发育完善的器官，还需要再过几个月它才能完全发育。

这一周的胎儿比较喜欢听抒情幽雅的古典音乐。当胎儿听到节奏快、声音响的音乐时，会做出很剧烈的反应，胎动次数增加，动作幅度加大，而当听到轻柔舒缓的音乐时就会安静下来。由此可见，胎儿对音乐和声音的敏感程度已经相当高。

此阶段，孕妈妈的子宫扩展到肚脐上方约3.6厘米处，由于子宫刚好在膀胱上，孕妈妈可能会发觉有液体渗漏到内裤，有时很难分辨究竟是否尿液。如果漏液没有味道，很可能是羊水早破，那就要即刻与医生联系。

这周，胎儿活动更加频繁，对能量和优质蛋白质的需求也是逐渐增加。

本周，胎儿的脑功能在发育的最后阶段，所以 B 族维生素不可缺少，而且如果孕妈妈缺少 B 族维生素，则可导致胎儿精神障碍，出生后的胎儿也会出现哭闹、不安、烦躁等症状。

本周给孕妈妈推荐的菜谱为：翡翠豆腐、清汤绣球。

1. 翡翠豆腐

【原料】豆腐、尖椒、花椒油、精盐、味精。

【做法】先将豆腐上屉蒸一下，用凉水投凉，去掉水分，切成细丝；然后把尖椒切成丝，在沸水中焯一下，捞出备用；将豆腐和尖椒装入盘内，浇上热花椒油，撒上精盐和味精，拌匀即成。

【功效】豆腐中含有钙、磷及钠、钾等矿物质，并富含 B 族维生素，这道菜对孕妈妈有一定的滋补作用。

2. 清汤绣球

【原料】五花肉（不带皮）、蛋清、白菜头、香菜段、水发虾米、精盐、味精、花椒水、胡椒粉、醋、葱、姜丝和香油。

【做法】先把五花肉剁成泥，加鸡蛋清、精盐、葱、姜末搅匀备用，再把白菜头切成小块，海米切成末，一起放入肉泥中拌匀；然后煮锅烧水，将肉泥挤成核桃大的丸子，放进勺内余熟，捞在碗内；最后把精盐、花椒水、醋、胡椒粉、味精、葱、姜丝、香菜末、香油和水调成的调料浇在碗内即成。

【功效】本汤色、香、味俱佳，且含有丰富的营养，孕妈妈多食有利于母婴健康。

孕育箴言

本周的孕妈妈会特别偏好某些食品，比如特别想吃冰激凌、可乐饮料或者麻辣豆腐等平时爱吃但怀孕后忌口的东西。在这周，孕妈妈偶尔可以少量吃一点，但需记住一定要有节制。

爱美孕妈妈的零食清单

由于胎儿发育需要越来越多的营养，孕妈妈常会产生饥饿感，那么可以吃一些小零食，在补充营养的同时又不至于肥胖。

瓜子：因为葵花籽与西瓜子都富含脂肪、蛋白质和锌等微量元素及多种维生素，可增强消化功能。嗑瓜子能够使整个消化系统活跃起来，所以饭前嗑瓜子能够促进食欲，饭后嗑瓜子能够帮助消化。

荔枝：在我国民间素有"荔枝上市，百果让位"之说。荔枝肉厚核小，味甘水灵，清甜可口，食之满口生香。富含糖、蛋白质、脂肪、钙、磷、铁及多种维生素等营养成分。夏日食荔枝能消暑生津，其壳煎水代茶可消食化滞。

大枣：大枣尤其富含维生素C，还富含蛋白质、脂肪、有机酸、钙、铁、胡萝卜素等，是孕产妇滋补的佳果。

板栗：含有丰富的蛋白质、脂肪、糖类，以及钙、磷、铁、锌等矿物质，具有补肾强筋、健脾养胃、活血止血等作用。这些元素均有利于胎儿生长发育。

花生：又称"长寿果"或"植物肉"。其味道香甜，有和胃、健脾、润肺、化痰、养气的作用。孕妈妈每天吃一点花生，可预防产后缺乳现象。生花生的"内衣"（即红色薄皮）中含有止血成分，是防治再生障碍性贫血的"良药"。

西梅：西梅的果实含有丰富的维生素、矿物质、抗氧化剂、膳食纤维等，不含脂肪和胆固醇，所以食之不至于肥胖。西梅还含有丰富的铁，而铁是构成血红蛋白的原料，能携带血液中的氧分，对孕妈妈的健康有突出的作用。孕妈妈可以每天食用3～5枚。

孕育箴言

每当走在大街上，四处小摊上的烤串散发出诱人的香味，令闻者食欲顿时大增，然而，即便再美味的烤串，孕妈妈也不宜吃。那些烧烤、煎炸类食品含有致癌物质，食之不但会对自身的健康产生影响，而且会妨碍胎儿的发育，孕妈妈们要敬而远之。

孕期补锌，顺产优生

人体中的锌元素含量很少，但它却是人体必不可少的成分，直接参与人体的细胞生物代谢，是酶的活化剂，人体内的氧化酶、蛋白分解酶、碳酸水解酶等都依赖锌元素来发挥作用。锌还能刺激细胞的分裂,是促进组织生长,帮助创伤组织修复及有利智力发育的重要物质。

普通人每日需从饮食中补充12 ~ 16毫克的锌,孕妈妈每日则需要补充20毫克锌。因为从怀孕早期开始,胎儿对锌的需要便迅速增加,而孕妈妈由于血液稀释和血清蛋白含量下降,血清中的锌水平在妊娠期呈逐渐下降趋势,所以孕妈妈要多补锌。

孕妈妈缺锌会出现食欲下降,减少饮食量,而且会降低自身免疫能力,容易患感冒、肺炎、支气管炎及腹泻等多种疾病,孕早期食欲缺乏持续不愈。血锌水平还会影响到孕妈妈子宫的收缩。血锌水平正常,子宫收缩有力;反之,子宫收缩无力,影响正常分娩。如果孕妈妈血锌水平非常低的话,则会出现流产或死胎。

母体缺锌不但影响孕妈妈自身健康,还影响胎儿发育。缺锌严重时会影响胎儿后天的智力及记忆力,还会波及胎儿心脏、胰腺、甲状腺等重要器官,使之发育不良,造成胎儿身材矮小、体重不增、毛发稀少枯黄、皮肤粗糙、味觉功能异常等。

那么,孕妈妈在平时的饮食过程中,如何补充锌元素呢?

要多吃富含锌元素的食物,如牡蛎、麦芽、瘦肉、鱼类、牛奶、核桃、花生、芝麻、紫菜、动物肝脏、南瓜、茄子、白菜、豆类、葵花籽、蘑菇、洋葱、香蕉、卷心菜、坚果类等。

孕妈妈在孕期补锌最适合吃的水果就是苹果,因为苹果素有"益智果"与"记忆果"的美称,它不仅富含锌等微量元素,还富含脂质、糖类、多种维生素等营养成分,尤其是细纤维含量高,有利于胎儿大脑皮质边缘部海马区的发育,有助于胎儿后天的记忆力。孕妈妈每天吃1 ~ 2个苹果,即可以满足锌的需要量。

孕育箴言

对于大多数孕妈妈来说,通过饮食途径补锌即可,同时也最有效、最安全。如果需要通过药物补锌,一定要在医生指导下服用,且服用硫酸锌制剂时不宜过量。

头晕目眩怎么办

孕期十个月，很多孕妈妈经常会感到头晕目眩，但在不同的阶段，造成孕妈妈头晕的原因并不相同，不能一概而论。

由于妊娠使全身出现不同程度的生理变化，机体如不能适应，就会出现多种多样的症状，头晕眼花就是其中之一。

孕妈妈的自主神经系统失调，调节血管的运动神经功能不稳定，当突然改变体位时，因一过性脑缺血会出现头晕等。而且由于妊娠反应孕妈妈胃口不好，进食少，会出现低血糖，因而也容易头晕，尤其是在突然站起、长时间站立、澡堂洗澡时或在拥挤的人流中更易发生。

发生这些头晕状况时，应立即蹲下，或躺下休息一会儿。若经常出现这种现象，就有患贫血、低血压或高血压、营养不良、心脏病的可能性，应及时就医检查。

孕妈妈在孕中期发生头晕往往是由于胎盘的动、静脉间形成短路，周围血管扩张阻力下降，使孕妈妈的舒张压较妊娠前降低，以及孕期整个盆腔范围的血管显著增加，高度扩张，使血液较多地集中在子宫所在的下腹部，加上增大的子宫又压迫下腔静脉妨碍回流，使回心血量减少，致使心排血量下降，引起低血压及暂时性脑缺血。

如果孕妈妈本身就有低血压，那么到了孕中期，就更容易因头部血液量减少而出现头晕、目眩及眼前发黑等大脑供血不足的症状。

若孕妈妈在孕中晚期常出现头晕症状，多半是因为贫血。为避免这种情况，应定期检查血常规，如贫血严重则需要口服抗贫血药予以纠正。

如果孕妈妈在孕晚期发生头晕，而且还伴有水肿、高血压等症时，常是某些严重并发症如子痫的先兆，应尽快就诊，否则后果极为严重。

面对头晕，孕妈妈首先要以平静的心态面对。另外，在饮食上要多吃点清淡、新鲜的蔬菜和水果，不要刻意进补吃大鱼大肉。还要多喝水，保证充足的睡眠。

孕育箴言

从中医角度来说，孕期头晕讲究辨证论治，分型处理，而头晕的常见证型分为三种：肝阳上亢证、脾虚肝旺证和气血亏虚证。所以，孕妈妈可以在分清头晕原因之后，根据不同的证型恰当地采取药膳调理。

怀孕第 24 周：胎儿可以听见声音了

本周胎儿发育和孕妈妈的饮食

本周胎儿身长 25 厘米多，体重 500 多克。此时胎儿身体的比例变得匀称，看起来比较瘦，但很快就会增加脂肪。胎儿的皮肤薄且有很多的小皱纹，浑身覆盖了绒毛。

这周孕妈妈经常会感到胎儿踢腿或者用小手捅子宫，这是胎儿在对外面的声音和触摸做出回应。胎儿现在能听到外界一些大的噪声，而这些噪声会使胎儿躁动不安。

孕妈妈在这周不仅会觉得身体越来越沉重，还会发现自己脸上和腹部的妊娠斑更加明显并且增大，有时还会感觉眼睛发干、畏光。这些都是正常的现象，不必担心。

胎儿现在正是长身体的时候，对基本的营养素像蛋白质、脂肪、糖类的需求急增，此时孕妈妈的胃口也比较好，平日可吃些大豆、鱼肉、果仁、芝麻等。但摄取这些食物容易产生便秘，所以还要多吃一些润肠通便的食品，如各种粗粮、蔬菜、香蕉、蜂蜜等。

在这个阶段，可能会出现早产现象，孕妈妈要尽量从饮食和运动上避免这种情况发生，毕竟早产儿不足月，容易产生先天缺陷。

本周给孕妈妈推荐的菜谱为：葡式咖喱鸡、乌鱼冬瓜汤。

1. 葡式咖喱鸡

【原料】鸡腿、马铃薯、青红椒、洋葱、椰丝、生粉、咖喱粉、糖、盐、鸡粉。

【做法】首先将鸡腿剁成段并拌上生粉，马铃薯去皮洗净切成大块，青红椒、洋葱洗干净分别切片待用；在烧锅中放适量油，把鸡腿放入油锅中煎香，最后再放入青红椒、洋葱及马铃薯炒匀，再放入咖喱粉、糖、盐；最后再加水，用中火煮至水快干时出锅，面上洒上椰丝便成。

【功效】这道菜含丰富的蛋白质、脂肪、维生素 B_1 和维生素 B_2、烟酸以及多种矿物质，对胎儿的发育非常有益。

2. 乌鱼冬瓜汤

【原料】乌鱼、冬瓜、黄酒、葱、姜、盐、味精。

【做法】先将乌鱼清洗干净,然后另起放油,爆炒姜片放入鱼块略煎,微黄之后加黄酒、水煮20分钟,再加冬瓜片煮5分钟,放盐、味精,再撒上葱花即可。

【功效】这道汤营养价值高,富含的营养素多,符合这时期胎儿的营养需求。

孕育箴言

随着胎儿一天一天地发育成熟,他(她)对外界的感知能力越来越强,能听到的声音越来越多,你甚至可能注意到他(她)会被突然响起的声音吓到,从而在子宫里乱动。所以,为了给宝宝营造良好的发育环境,孕妈妈要远离噪声较大的区域。

孕妈妈进行第4次产检

在孕期第21～24周,孕妈妈要去医院做第4次产检,这次产检的内容主要包括体重、血压、尿液检查、子宫底与腹围测定、胎心音、胎儿位置的检查以及子宫收缩情形。此次产前检查除了以前几次检查的内容之外,增加了宝宝位置的检查和子宫收缩情况的检查。

胎儿位置的检查包括3方面内容。

(1)胎产式:宝宝身体长轴与母体长轴的关系,两轴平行者称为直产式,两轴垂直者称为横产式。胎产式以直产式多见,横产式少见。

(2)胎先露:最先进入骨盆入口的宝宝部分称为胎先露,直产式有头先露及臀先露,横产式有肩先露。由于宝宝头重脚轻,子宫腔上宽下窄,所以胎先露以头先露多见,臀先露少见。

(3)胎方位:宝宝先露的指定部位与母体骨盆前、后、左、右的关系称为胎方位,简称胎位。根据指示点与母体骨盆左、右、前、后的关系而有不同的胎位,胎位以枕前位多见。

在各种胎位中,枕前位是正常的胎位,其他都属于异常胎位。胎位异常是造成难产的重要原因。胎位异常对于母体的影响包括:会导致产程延长;容易发生软产道损伤;常需手术助产,增加出血及感染机会;产程延长时软组织有可能因被压过久而缺血水肿,造成生殖道瘘。胎位异常对于宝宝的影响包括:由于产程延长及手术助产,宝宝受损伤的机会随之增多,胎儿窘迫是胎儿和新生儿死亡的重要诱因。

在做第4次产检时,医生还会让孕妈妈做糖尿病筛查。妊娠期糖尿病是妊娠期发生或发现的糖代谢异常,孕妈妈在妊娠前是健康的,没有糖尿病,产后大多数患者的糖代谢可以恢复正常。然而,妊娠期糖尿病属高危妊娠,对母儿健康均有较大危害,所以孕妈妈在孕期一定要做糖尿病筛查。

如果孕妈妈有糖尿病高危因素,比如有糖尿病家族史,以往有不良孕产史如不明原因的自然流产、死胎、早产、胎儿畸形、巨大儿等,孕妈妈年龄较大,大于30岁,孕前肥胖,孕期体重增加过多,孕期反复尿糖阳性,反复生殖道、泌尿系统感染,羊水过多,估计胎儿大于孕周者,要在孕期24周之前进行糖尿病筛查。

妊娠期糖尿病筛查方法是在正常餐后1～2小时,将50克葡萄糖溶于200毫升水中,5分钟内喝完,服糖水1小时后查血糖。如果筛查的结果不在正常范围之内,可继续进行糖耐量试验。筛查结果大于标准值,需要进行糖耐量试验。

孕育箴言

> 妊娠期间患糖尿病,建议去正规医院内分泌科或糖尿病科做检查,制定一个好的诊疗方案,并通过饮食和运动来辅助降糖,防止因血糖偏高而影响胎儿的生长发育。在整个怀孕期间,都要注意监测血糖水平,将血糖控制在合理范围之内。

确保胎儿健康的5项体检

孕妈妈怀孕后,最担心的事情就是胎儿是否健康。在孕期进行的产检当中,有5项检查可以帮助诊断胎儿是否发育正常。下面是具体的5项内容。

1.超声波产前诊断

这是一种最常用的产前诊断手段,先进的B型超声波扫描仪使诊断水平有了很大提高。

超声波检查的优点是无痛苦、快速,只需要半小时左右的时间就可做完,还可以反复检查,对明显的肢体畸形、无脑儿、胎儿内脏畸形、胚胎发育异常、小头畸形、多胎妊娠,以及羊膜腔穿刺时的胎盘定位,具有很高的诊断价值。医学实践证明,超声波检查不会对胎儿的发育产生明显影响,所以孕妈妈们不用担心其危害。

2.羊膜腔穿刺

羊膜腔穿刺被用于确诊胎儿是否有染色体异常、神经管缺陷,以及某些能在羊水中反映出来的遗传性代谢疾病。羊膜腔穿刺虽然存在风险,但已是一项十分成熟、较安全的产前诊断技术,必要时应用并不可怕。

3. X线检查

在妊娠早期,X线对胎儿有一定的损伤,不过妊娠晚期的影响可忽略不计。X线检查在观察胎儿的骨骼发育方面,具有其他检查手段所不可替代的优点。在妊娠晚期,医生怀疑胎儿骨骼发育异常时,往往需要用到这一检查手段。

4.绒毛细胞检查

怀孕40～70日时,胚泡周围布满绒毛,是进行检查的最佳时间,比羊膜腔穿刺的最佳时间要早得多。目前它主要用于了解胎儿的性别和染色体有无异常,其准确性很高,国内已开始逐步推广应用。到目前为止,还未发现它对孕妈妈和胎儿有不良影响。因此,它是一种目前较为安全的、极有前途的产前诊断技术。

5.胎儿镜检查

这是一项技术性较强的产前诊断项目。一般在怀孕第15～20周时进行检查。用超声波定位后,经过局部麻醉做一腹部小切口,将此镜插入羊膜囊,可以直接观察胎儿的外形、性别,判断有无畸形;进行皮肤活检或从胎盘表面的静脉抽取胎儿血标本,能对胎儿的某些遗传性代谢疾病、血液病进行产前诊断。但这种方法造成的胎儿流产率高达5%,由操作引起的胎儿死亡率高达4.7%,所以它并没有被广泛推广开来。

孕育箴言

由于早产多发生在这个时期,孕妈妈们要引起重视。如阴道分泌物改变,呈现粉红色、褐色、血色或水样,小腹产生阵痛感,腹泻,总有便意,骶部疼痛,都可能是早产的征兆。如果你出现了这些症状,要及时入院检查。

孕期使用腹带,有利也有弊

有些孕妈妈认为,衣服穿得宽大或裤带扎得过松,胎儿会长得太大,难以分娩,或者怕腹部增大不好看,因而,她们除了选紧身的衣服穿之外,还将裤带扎得很紧,或者用自己做的布带把腹部紧紧扎起来。这种做法很不科学,不但自己不舒服,还会影响胎儿发育。

那么,孕妈妈如何才能在确保胎儿健康的前提下,又能维持较完美的身材呢?正确的做法应该是注重营养和饮食,让宝宝出生时的体重维持在3 200克左右为宜。

正常妊娠根本没有必要使用腹带,如果想使用腹带,则需要在医生的指导下挑选和使用。到底哪些情况下适合使用腹带呢?

(1)悬垂腹:腹壁很松弛,以致形成了悬垂腹,几乎压住了耻骨联合。

(2)腹壁麻木、发紫:腹壁被增大的子宫撑得很薄。腹壁静脉显露,皮肤发花,颜色发紫,孕妈妈感到腹壁发痒、麻木,这时可用腹带保护腹壁。

(3)双胞胎孕妈妈:使用腹带可以减轻腹部的负担,确保宝宝的健康。

(4)胎儿过大:胎儿发育过大,体重太重,腹带可以保护腹部。

(5)经产妇腹壁肌肉松弛:生育过的女性再次怀孕时,可用腹带。

(6)有严重的腰背痛:妊娠期间腰背疼痛,腹带可减轻疼痛感。

(7)纠正胎位不正:如果胎儿位置不正,腹带可以让胎盘更稳定,确保胎儿的安全。

为了不影响胎儿发育,托腹带不可过紧,晚上睡觉时应解开。托腹带的伸缩弹性应该比较强,可以从下腹部微微倾斜地托起增大的腹部,从而阻止子宫下垂,保护胎位,并能减轻腰部的压力。应选用可随腹部的增大而调整、方便拆下及穿戴、透气性强不会闷热的托腹带。

使用腹带可以承担孕妈妈腹部的重力负担,减轻腰部负担,也可减缓皮肤向外、向下过度延展拉扯。

孕育藏言

第一次使用腹带时要让医生指导,系腹带时要仰卧,这样站立时才能有效地托住子宫。既不可太紧,也不能朝前太高,腹带要完全包住臀部,前方一直要靠下至耻骨,腹带的松紧要随子宫的增大而不断变化。如果要用腹带纠正胎位,须由医生操作,不可自作主张。

适合孕妈妈的营养汤

营养汤色泽鲜美,口感上佳,是人们养生保健的佳品。尤其是对于怀孕期间的女性,营养汤不仅美容养颜,而且提升食欲,可为自己和胎儿提供丰富的营养。下面,我们专门为孕妈妈推荐几款汤。

1.西瓜鸡汤

【原料】仔鸡肉500克,火腿50克,鲜笋50克,大西瓜1个,大油30克,精盐1克,酱25克,生姜10克,鲜汤适量。

【做法】将鸡肉拍碎骨头,砍成3厘米见方的块;鲜笋、火腿切成同样大小的片;锅内下大油烧热,下鸡肉、火腿、笋片,加精盐、生姜、酱油等调料,再加鲜汤淹没鸡肉,用文火煨熟;将西瓜洗净,用刀在上端片下一盖,挖去瓜瓤,放在水中浸泡后擦干表面的水;鸡肉煨到熟烂时,即舀入西瓜内盖好,上笼蒸30分钟,待瓜皮呈黄色即可食入。

【功效】此汤清香微甜,鸡肉细嫩,制法独特,是夏秋季汤中的珍品。

2.黄花肉片汤

【原料】黄花菜25克,瘦猪肉100克,猪油、精盐、葱、味精、香油各适量。

【做法】将黄花菜用冷水泡发,择去蒂,洗净,挤去水,切成寸段,猪肉洗净切成薄片;葱切成寸段放入盛汤碗内;放猪油烧热,将肉片倒入勺内,迅速划开,炒至肉变色即出勺;勺洗净放回火上,加猪油烧至六成热,放入清汤,加精盐,将黄花菜下勺煮,待汤开后放肉片,并放味精,淋香油少许,盛入汤碗内。

【功效】本汤营养丰富,可降低血中胆固醇,预防血管动脉硬化。

3.清炖牛肉汤

【原料】牛肉200克,香菇50克,熟豆油30克,干辣椒1个,精盐、味精、姜片、葱丝各适量。

【做法】把牛肉洗净,切成3厘米见方的小块,放入砂锅;把香菇洗净,去蒂,切成四瓣;砂锅放进干辣椒、姜片、葱丝、熟豆油、精盐和500克清水,用中火煨3小时;加入香菇,继续煨1小时,撒入味精,即可食用。

4. 益寿鸽蛋汤

【原料】枸杞子、龙眼肉、制黄精各 10 克,鸽蛋、冰糖 50 克。

【做法】将前三味材料洗净,切碎,加水 750 毫升,煮沸约 15 分钟;把鸽蛋打破下入锅内,同时加冰糖煮至蛋熟。每日用 1 剂,顿服,连用 7 日。

【功效】补肝肾,益气,适用于肾虚腰痛,体质虚弱的孕妈妈。

5. 黄瓜木耳汤

【原料】黄瓜 250 克,木耳 25 克,味精、精盐、酱油各适量,香油 10 克。

【做法】将黄瓜洗净后切成片;木耳用温水泡发,洗净;炒勺上火,烧热,放油爆炒木耳,加适量水和酱油烧沸,放入黄瓜片后煮沸,放入味精、精盐调味即成。

【功效】本汤入口滑润,营养丰富,可清热解毒,防便秘。

孕育箴言

营养汤味道鲜美,营养丰富,但不能偏食、挑食,不能长期只做一种汤菜,而应每天都变换种类,以保证饮食的多样化。由于胎儿发育需要大量钙、锌等元素,所以可以选择富含这类营养物质的原料来煲汤或炖汤。

怀孕第 25 周:睁开眼睛看看世界

本周胎儿发育和孕妈妈的饮食

本周胎儿身长大约 30 厘米,体重约 600 克。上周,宝宝看起来还是又长又瘦,皮肤皱皱的,现在他已经饱满很多了,皮肤也舒展开来。此时胎儿舌头上的味蕾正在形成,所以他在这时候已经可以品尝到食品的味道。

这周胎儿的敏捷程度超出了孕妈妈的想象,他可以轻松地抓住自己的脚,并津津有味嘬个不停。这周里,胎儿第一次睁开了眼睛,可惜除了灰色,他什么也看不到,因为子宫就像个灰色的城堡。不过如果孕妈妈此时用手电筒照自己的腹壁,胎儿就会对光亮做出反应。

本周孕妈妈的子宫底高度上升到肚脐以上,不仅下腹部,连上腹部也大起来,腹部感到相当沉重。由于宝宝越来越大,孕妈妈会觉得更加疲倦,腰腿痛也会更明显,有的孕妈妈因血压升高或贫血加重会引发头痛和头晕,心理负担和精神因素也会造成头痛,所以要注意保持心情愉快。

此时胎儿大脑的发育已经进入了一个高峰期,大脑细胞迅速增殖分化,体积增大,孕妈妈在此时可以多吃些健脑的食品,如核桃、芝麻、花生等。

大脑细胞的迅速增殖分化离不开充足的维生素A和维生素E,维生素A能促进胎儿的生长发育,而维生素E则能促进胎儿的脑细胞快速分裂,这两种维生素都能有效地帮助宝宝健康地生长发育。孕妈妈在本周应多进食一些富含维生素A和维生素E的食物,但切记含维生素A的食物不能摄取过多,如果超量摄取反会有害。

本周给孕妈妈推荐的菜谱为:清炖牛肉汤、虾仁炒韭菜。

1. 清炖牛肉汤

【原料】牛肉、香菇、熟豆油、干辣椒、精盐、鸡精、姜片、葱丝。

【做法】先把牛肉清洗干净切成小块放入盘中待用,再把香菇清洗干净瓣成小瓣;然后取一砂锅,放入辣椒、姜片、葱丝、熟豆油、精盐和清水,再放入牛肉,用大火烧开转为中火炖2小时之后,加入香菇,再继续炖1小时,最后撒点鸡精,即可出锅食用。

【功效】牛肉能补中益气、益养脾胃、强健筋骨、消水肿,适合孕妈妈食用。

2. 虾仁炒韭菜

【原料】韭菜250克,鲜虾150克,芝麻油150克,盐、黄酒、植物油、葱、姜各适量。

【做法】先将韭菜洗净,切成小节;鲜虾剥去壳,洗净;葱洗净,切成段;姜洗净,切成片;将锅烧热,放入植物油烧沸后,先将葱下锅煸香,接着放入虾和韭菜,烹入黄酒,连续翻炒,至虾熟透后即可。

孕育箴言

孕妈妈的腹部明显增大,行动不便。旅行前的精神紧张不安,以及旅途过程中的奔波劳累,都可能对妊娠产生不良影响,同时也提升了早产的风险,因此孕妈妈现在最好不要出游。而且平时生活中的活动也要慎重,以免动了胎气。

别陷入潜伏着危险的雷区

虽然孕妈妈极力注意生活作息、饮食习惯，但还是有些事情会被忽视，尤其是一些对平常人来说无关紧要的小事。这些小细节蕴藏着看不见的危险，会对孕妈妈和胎儿造成不利影响。

孕妈妈在厨房里久留，会影响胎儿健康。大部分孕妈妈认为，只要不做饭，不和有辐射的电器接触就可以，平时在厨房中多待一会并无大碍。但事实并非如此。有关研究表明，粉尘、有毒气体密度最大的地方，不是在工厂、街道，而是生活中天天都离不开的厨房。

由于煤气或液化气的成分均很复杂，燃烧后在空气中会产生多种对人体极为有害的气体，其中放出的二氧化碳、二氧化硫、二氧化氮、一氧化碳等有害气体，加之煎炒食物时产生的油烟，使得厨房被污染得更加严重。这对孕妈妈的危害非常大。

但对孕妈妈危害更大的是苯并芘，它存在于粉尘和煤烟中，是强烈的致癌物。如果厨房通风不良，会使这些有害气体的浓度更为升高。当这种有害气体进入呼吸道，便会继而进入到血液中，然后通过胎盘屏障进入到胎儿的组织和器官内，从而影响胎儿发育。

另外，妈妈容易忽视嘴唇卫生。很少有孕妈妈能想到嘴唇也会影响胎儿，但事实是，孕妈妈在吃东西时，嘴唇上的有害物质就会随着食物一同进入体内。它们一旦进入孕妈妈的体内，甚则可引起胎儿组织器官畸形等。

所以，孕妈妈在外出时，最好在嘴唇上涂上能阻挡有害物的护唇膏；如果要喝水或吃东西，一定要先用清洁湿巾擦拭干净嘴唇；回到家后，洗手的同时别忘了注意嘴唇卫生。

除了上述两点雷区，人们在饮食方面还有更多误区：

误区一：多吃苹果少吃西瓜。苹果并无安胎特效，只能起到补充维生素的作用。至于西瓜，只要适量食用，孕妈妈也不会因此而流产。

误区二：多吃零食能减轻呕吐。零食可以补充一定的营养，但是话梅、果脯等酸性零食会刺激胃酸分泌，长期大量食用，可能损害肠胃功能。

误区三：多吃动物胎盘好安胎。动物胎盘里所含的是孕酮，在孕妈妈先兆流产时，能够起到稳定妊娠的效果。但是过量补充孕酮，就可能影响胎儿生殖器官的发育。

人们最容易忽视的是一些细节,还有大脑中存在一些根深蒂固的错误思想观念,只有改变这些观念,避免步入误区,才能确保孕妈妈和胎儿健康。

按摩让孕妈妈轻松孕育

孕妈妈经常会感到身体不适,尤其是职场孕妈妈更容易疲劳,这时如果准爸爸能适时地帮孕妈妈按摩,不仅能让孕妈妈缓解不适,还能增加夫妻感情。

准爸爸在给孕妈妈按摩之前,要先将手上的戒指、手表等摘下,防止划伤对方,然后将手掌摩擦,使手掌暖和。按摩时准爸爸动作要轻柔,以孕妈妈不感到疼痛为宜。

为了让孕妈妈身体舒适、心情愉悦,准爸爸有必要学习一些孕期按摩法。

1.头部按摩法

按压太阳穴:两手中指放在太阳穴,轻轻用中指按压。头部觉得沉重时可按此穴位。

按压头顶的穴位:左右耳间连线与眉心垂直向上的直线在头顶的交叉点就是头顶的百会穴,用两手中指按压此穴。头晕时按压此穴位很有效。

2.肩部按摩法

按摩肩部:涂上按摩油,螺旋式地从脖颈按摩至肩部。可缓解肩酸。

按摩手臂:搽上按摩油,轻轻按摩从肩到手腕的肌肉,另一侧亦如此。可缓解肌肉紧张。

3.胸部按摩法

妻于仰卧,丈夫两手重叠,放在妻子心口处,使心口变得温暖。此法可缓解心口紧张。

4.腹部按摩法

按摩腹部:仰卧,轻轻按摩整个腹部,可缓解腹部紧张。丈夫帮助按摩,会更舒服些。

按压腰部穴位:坐在椅子或地板上,两手放在腰间,用拇指按压后背两侧肌肉紧张的部位,腹部的紧张就会逐步得以缓解。上述两种方法可缓解受凉及疲劳引起的腹胀。

顺时针按摩腹部:仰卧,两手重叠放在肚脐旁边。按顺时针方向画圈按摩腹部,可促进肠的蠕动,防治便秘引起的疼痛。

按摩大腿根部:仰卧,两手放在大腿根,搽上按摩油,轻轻按摩。可缓解下腹部疼痛。

5.背部按摩法

压后背穴位:妻子侧卧,丈夫沿着妻子脊背肩胛骨内侧的直线,用两手的示指、中指和环指(无名指)推按肌肉,直至肌肉放松。

压后背穴位:妻子侧卧,丈夫两手拇指放在妻子脊椎骨两侧肌肉紧张部位,轻轻按压,直到肌肉放松为止。

6.腰部按摩法

放松腰部的练习:仰卧,右腿伸直,左腿屈膝,轻轻倒向右边,吸气,左腿回原位。注意,肩尽量不要动。然后以同样方法换腿做运动。

用拳头压迫腰部穴位:仰卧,屈两膝,两手握拳放在腰部疼痛的部位,用拳头顶住腰部穴位,腰部的疼痛就会有所减轻。

7.臀部按摩法

在臀部搽上按摩油,做画圆动作。疼痛很厉害时,可用拳头按摩疼痛的部位。

8.手部按摩法

指压手掌:把一手的拇指放在另一只手的手掌上,用拇指按压感觉舒服的部位。

按摩手指:用一手的拇指、示指捏着另一只手各指的两个侧面,从指根按摩到指尖。

9.腿部按摩法

用指压疗法按压脚背的穴位,用两手拇指轻轻按压脚背骨之间的部位,有助于缓解腿部水肿。

腿根部疼痛时,可用手指按肌肉紧张的部位。

水果虽好,乱吃则是毒

不管是医生还是家人朋友,都喜欢对孕妈妈说要多吃水果,好像吃水果有百利而无一害一样。其实,孕妈妈吃水果也有讲究,水果同药物一样,也有性味、功效和宜忌的不同。如果乱吃水果,水果就会像毒物一样伤害身体。所以,孕妈妈要弄清楚什么样的水果可以吃,什么样的水果不能吃,千万不要吃错。

(1)大枣甘温,具有补脾健胃、润肺安神等功效,但多食则生痰、助热损齿,食积、哮喘和高血压等病症患者不宜多吃。

(2)梨子甘凉,有润肺止咳、清热化痰、止渴、通肠等多种功效,但多食则损伤脾胃,体弱、消化不良、慢性腹泻的人也不宜吃。

(3)李子甘凉,多食则助湿生痰,诱发疟疾、痢疾,脾胃虚弱者也不宜食用。

(4)酸梅酸温,多食伤齿,也生痰助热,咳嗽、胀满及女子停经均不宜食。

(5)西瓜是盛夏的佳品,有解暑除烦,止渴醒酒之功,能治咽喉肿痛、口舌生疮等,但其性甘寒,产后、病后及腹泻之人均不宜吃。

(6)山楂味酸,可调节孕妈妈的食欲,但山楂对子宫有一定的兴奋作用,能促使子宫收缩,大量食用山楂及其制品,很容易导致流产。

(7)山竹含有叶酸、脂肪、蛋白质等有益的营养素,孕妈妈可以通过食用山竹来滋养身体。但是,由于山竹含糖分较高,患有妊娠高血压和妊娠糖尿病的孕妈妈请勿食用。

(8)芒果为性平味甘、解渴生津的果品,可以很好地抑制孕早期的孕吐症状,防治孕妈妈便秘。不过,芒果中也含有容易致敏的成分,因此过敏体质的孕妈妈要尽量少吃芒果。

(9)杏子不仅味美色艳、香气宜人,还含有大量的营养物质:丰富的胡萝卜素和钾、镁、钙等。但杏属于热性食物，而且有滑胎的作用，所以孕妈妈还是得慎食。

（10）桃具有补益气血、养阴生津的作用，但孕妈妈过量食用了就可能会引起流产、出血等险情。桃的营养很丰富，适量吃对孕妈妈还是有好处的，建议每次吃1个。

孕育箴言

水果味道鲜美，营养丰富，但是有些疾病患者对某些水果一定要禁食。

孕中期的主食

主食，通常指米饭、面食等，生活中可以用这些食材制作美味的食物，以补充所需的营养。下面就为孕妈妈们推荐几款主食。

1. 鸡子饼

【原料】白面120克，鸡蛋清120克，白羊肉120克，豆豉汁适量。

【做法】将羊肉剁成肉酱，制成肉羹；用鸡蛋清和面，做成面条或饼，放入锅中用水加豆豉汁煮熟。吃的时候可放味精等调味品，与羊肉羹同吃；每日1碗作为早点。

【功效】此饼富含蛋白质、脂肪和淀粉，适合妊娠反应刚刚消失的孕妈妈食用。

2. 豆浆粥

【原料】鲜豆浆500毫升，大米50克，白糖少许。

【做法】将洗净的大米用豆浆煮成粥，加白糖调味，早晚食用。

【功效】润肠，补虚，止咳，适用于体虚消瘦、咳嗽、便燥等疾患。

3. 生炒糯米饭

【原料】糯米500克，虾米25克，熟腊肠、熟腊肉各80克，湿冬菇50克（洗净煮熟),熟鱿鱼50克,熟蛋皮50克,或花生25克,米酒25克,味精少许,生油100克,精盐5克,芝麻10克。葱花5克。

【做法】先将糯米洗净用清水浸泡3小时,然后倒去清水,再用开水烫过糯米,滤干水分备用;另起锅放油,把糯米放进锅中炒,炒时要洒水3～4次,每洒1次水后即加盖焖片刻,这样反复炒至糯米熟透为止;如喜欢松软的,可多洒几次水;待糯米炒熟后,再放入全部的配料和调料拌匀便成。

【功效】该食谱出自《食经》。本主食营养极其丰富,对孕育胎儿有利。

4.肉丝面条

【原料】瘦肉25克,黄瓜100克,面条200克,食用油8克,酱油、精盐、味精、葱均适量。

【做法】面条下锅煮熟,捞起;将黄瓜洗净切丝,肉洗净切细丝;勺内放入油在火上坐热,葱花炝锅煸炒肉丝,烹少许酱油,加盐,倒入黄瓜丝,再煸炒几下,加味精出勺,浇在面条上拌匀即可食用。

【功效】富含蛋白质及微量元素锌。

孕育箴言

女性在怀孕期间需要更多营养,不能因为自己不喜欢主食,只喜欢零食,于是忽视了主食的摄入。

妊娠第25周的药膳

妊娠已经6个多月,孕妈妈的身体调养越来越重要,为此我们为大家推荐几款调理的药膳,以便在保证日常饮食的同时,更好地调养身体。

1.归参炖母鸡

【原料】当归15克,党参15克,母鸡1只。

【做法】将当归、党参放入鸡腹内,置砂锅中,加葱、生姜、料酒、食盐、清水适量,放火上炖烂,吃肉喝汤。

【功效】补血壮体。适用于肝脾血虚者。

2.烤鸭拌三鲜

【原料】烤鸭脯肉250克,冬笋100克,黄瓜100克,胡萝卜100克,味精2克,酱油10克,醋10克,香油10克。

【做法】把烤鸭脯肉切成火柴棍粗细的肉条,再把冬笋、胡萝卜、黄瓜切成细丝,分别用开水焯后捞出晾凉,和匀装入盘内,然后将鸭脯肉码在上面;酱香油、醋、味精共同放入碗内,搅拌均匀,食用时浇在鸭脯肉上即成。

【功效】本菜营养丰富,清淡适中。

3.烩豆腐

【原料】豆腐4块,黄瓜、胡萝卜各30克,湿淀粉15克,香油5克,熟油20克,精盐、酱油、鲜汤、味精、葱末、姜末各适量。

【做法】将豆腐切成丁,投入沸水煮片刻,捞出控净水;将黄瓜、胡萝卜切丁;汤勺放置旺火上,加底油,油热后放葱、姜末炒片刻,随即倒入鲜汤,加入酱油、精盐和味精,烧开后投入豆腐丁、黄瓜丁和胡萝丁,再烧开;用湿淀粉勾芡,点明油,出勺即成。

4.素拌土豆丝

【原料】土豆300克,红辣椒30克,香菜10克,另有酱油、醋、味精、香油、料酒少许。

【做法】将土豆去皮洗净切成细丝,干辣椒用水泡过也切成细丝;再把土豆丝在开水锅中过一下,取出再投入凉水,然后控去水放在盘内;锅内放少许香油,烧热后先放入辣椒煸炸,随后放入料酒、酱油、味精,点少许醋,做成汁,浇在土豆丝上,撒点香菜即可。

5.丁香火锅

【原料】蛤蚧肉200克,鱼丸100克,鲜墨鱼2只,虾仁100克,粉丝1束,味精适量,芹菜少许,肉汤4碗,葱少许,丁香6克。

【做法】蛤蚧肉、虾仁洗净备用,鱼丸切片,墨鱼除去腹内杂物后洗净,在开水内速烫备用;将粉丝用热水泡软,芹菜切成丁,葱切末,再把丁香等材料分次放入火锅内煮熟后,即可食用。若加适量黄酒,更是香气扑鼻。

【功效】为药膳火锅,尤适于冬季滋补营养。

孕育箴言

怀孕早期呕吐现象最为严重，而怀孕晚期也时有呕吐发生，此时可以用药膳调理。

怀孕第26周：孕妈妈的"萝卜腿"

本周胎儿发育和孕妈妈的饮食

本周胎儿的身高已达到32厘米，体重也以惊人的速度增长，已达到800克左右。本周，胎儿的视觉有了发展，尤其对光亮的地方有着明显的反应，而且他的小眼睛已能够睁开了。

在这周，孕妈妈子宫底的高度在脐上三横指，一些妊娠期常见的疾病会来打扰孕妈妈，如痔疮、腰背痛、消化不良等。

这周又是胎儿大脑发育的高峰期，所以孕妈妈仍要注意摄取富含维生素A和锌的食物。这个时期孕妈妈容易产生便秘，所以应多吃些蔬菜，像胡萝卜、青花菜、枸杞子、水芹菜、南瓜都富含胡萝卜素。

本周给孕妈妈推荐的菜谱为：鱼吐司、土豆烧肉。

1. 鱼吐司

【原料】面包、鱼、鸡蛋、油、料酒、淀粉、盐、味精、葱、姜。

【做法】先把洗干净的鱼肉剁成泥，加蛋清、葱、姜、酒、盐、味精、淀粉一起拌匀，然后再把面包切成片；将调好的鱼泥分别抹在面包片上，用筷子推皮；另起锅放油，放入鱼泥包裹的面包炸，炸至外皮呈黄色后出锅；最后把炸好的面包片切成小块即可食用。

【功效】这道鱼吐司营养丰富，能够满足胎儿的营养需求。

2. 土豆烧肉

【原料】土豆、带皮五花肉、大料、葱、姜、植物油、酱油、精盐、料酒、白糖、鸡精。

【做法】先将肉切成块放入碗中，加料酒、酱油腌制10分钟，再把葱切段、姜切块，土豆也切成块；起锅放油，油热后放切好的肉翻炒，3分钟后放各种调料，包括大料、葱、姜、白糖和水,大火烧开改小火炖,肉七成熟时,放土豆块和盐,再用猛火烧开,转微火焖至近烂;最后放点鸡精即可出锅食用。

【功效】这道菜富含蛋白质、脂肪等营养素,非常适合孕妈妈食用。

孕育第26周,孕妈妈可以预先考虑胎儿出生后由谁照顾的问题。如果家中的老人没有精力照顾,而宝宝的爸爸和妈妈也没有时间,则要考虑请月嫂。此时可以去家政服务中心咨询,也可以询问请过月嫂的邻居。

小妙招缓解静脉曲张

静脉曲张是指血液蓄积下肢,在日积月累的情况下破坏静脉瓣膜而产生静脉压过高,血管凸出皮肤表面的症状。静脉曲张是孕妈妈在孕晚期常见的症状之一,而且在怀孕时期,曲张的静脉不只出现在双腿,在身体其他部位,例如颈部及会阴部也可能会出现。

那么,孕妈妈为什么比常人更容易患静脉曲张疾病呢?

原来,由于怀孕时女性体内激素改变,造成血管扩张,而孕期全身血流量又增加,无疑更增加了血管的负担,使得原本闭合的静脉瓣膜分开,造成静脉血液的逆流。孕晚期胎儿和子宫压迫骨盆腔静脉和下腔静脉,使得下肢血液回流受阻,也会造成静脉压升高,导致静脉曲张现象。此外,有家族遗传倾向,以及血管先天静脉瓣膜薄弱而闭锁不全,或是孕期体重过重等的孕妇,都是静脉曲张的高危险人群。

如果不慎患了静脉曲张疾病,可以用如下方式来缓解或治愈。

(1)适当增加妊娠期活动,避免过久站立、久坐少动,以改善下肢血液循环,预防及减轻静脉曲张。

(2)选择合适的医用弹力袜。弹力袜可以人为地改善下肢血液循环,缓解静脉曲张症状。在选择医用弹力袜时,应注意选择穿上以后感觉踝部压力最大,小腿次之,膝以上最小,并且不影响膝关节活动,坐下或下蹲时不会起褶,舒适贴身的尺寸为最好。

（3）不要长时间保持同一姿势。虽然躺卧等姿势看似能缓解静脉曲张症状，但是长时间保持同一姿势，反而会导致血液循环不畅，加重静脉曲张。

（4）合理饮食，控制体重。孕妈妈出现下肢静脉曲张，有时与孕妈妈体重过高有关，身体的负担加重了静脉曲张症状。所以，要注意控制体重，避免过度肥胖。

（5）垫高腿部。躺卧休息时，可以将脚和小腿垫得稍微高一些，这样有助于血液往头部回流，以减少腿部压力，从而减轻静脉曲张。

孕育箴言

四肢静脉曲张是为人熟知的孕期症状，但很多人并不知道阴部静脉曲张。那如果不慎患了阴部静脉曲张该怎么办呢？需要做好阴部清洁，穿柔软的棉布内裤，防止磨破曲张的静脉致出血，避免搔抓与外伤。阴部静脉曲张并不可怕，分娩后会渐渐缓解。

胎儿感觉和知觉发育期

胎儿的感知觉反应是伴随着神经系统的发育而发展的。研究表明，从受精卵始，胎儿的神经系统就开始发育，而神经系统和大脑的迅速发育，使得胎儿感知觉也相应发展。

1.运动知觉

胎儿从孕16周时就已出现相对较为活跃的胎动，常有翻转全身、踢腿、摆动手臂等动作，有时还会有吸吮拇指、打嗝等表现。

2.听觉知觉

听觉是胎儿最早发展的感觉。胎儿可听到孕妈妈的心跳、孕妈妈的肠鸣音、外界的声响、人的声音，尤其是父母的声音。

3.视觉知觉

胎儿从第24周开始，已有一定的视觉。如光线直接照在孕妈妈的腹部上，会引起胎儿的反应，大多数胎儿表现为受惊般地移开。

4.触觉知觉

胎儿的触觉也有发育。胎儿皮肤发育的完成以及神经系统的发育,为触觉做好了准备。胎儿时期,子宫偶尔出现的宫缩,以及胎动时触及孕妈妈的子宫壁,都是对胎儿触觉的刺激。而孕妈妈或者准爸爸对胎动的回应,比如在宝宝触及妈妈子宫的地方,轻轻地拍拍他(她),他(她)也会给予积极的回应。

5.记忆力

胎儿时期具有原始的记忆力,研究表明,胎儿时期经常听到准爸妈的声音,使得他们在出生后听到这样的声音时,会感到心安、平静,并且在出生后一段时间,即便处于嘈杂的环境中,依然能辨认出父母的声音。

其实,胎儿感知觉的发展、发育需要刺激,随着胎儿的各种运动、感知觉、记忆等高级神经功能的发育,孕妈妈的情绪、外界环境等刺激可有效对其产生影响。

平时,孕妈妈可以通过以下方法刺激宝宝,增强胎儿的感觉和知觉能力。

(1)经常轻轻抚摸腹部,给予胎儿温和的刺激,有利于促进胎儿感知觉的发育。

(2)经常与胎儿说话,有利于促进胎儿语言功能的发育。

(3)给予胎儿轻柔的音乐刺激,特别是接近孕妈妈心跳节奏的旋律。如莫扎特的音乐,能让胎儿安心,轻松自然,令胎儿脑部释放 α 波,分泌激素,促进胎儿生长。外部环境令人不快的声音,如电铃声、父母吵骂声、汽车刹车声等,则会令胎儿脑部释放 β 波,抑制胎儿生长,孕妈妈应尽量避免让胎儿听到这类声音。

孕育箴言

音乐是胎教最好的工具,可以多听听音乐。不过需要注意的是胎儿的听觉系统还比较敏感,不要将器材直接贴到孕妈妈腹壁上,这样反而会对孩子听力造成伤害。其实,只要孕妈妈听到的声音,胎儿一般都可以听到。

怀孕第 27 周：胎儿开始长头发

本周胎儿发育和孕妈妈的饮食

本周胎儿的身高38厘米,体重大约达到了900克,并且体重和身高正以平稳的速度增加。此时,胎儿头上已经长出了短短的胎发,眼睛一会睁开、一会闭上,他的睡眠周期非常有规律。如果你怀的是女孩,她的小阴唇已开始发育;而男孩的睾丸现在还没有降下来。

值得一提的是,这一周胎儿的大脑快速发育,大脑皮质表面开始出现特有的沟回,脑组织快速增长,因此有些人认为,从这一周开始胎儿会做梦了。不过,还没有足够的证据来证明胎儿做了什么样的梦。尽管如此,有一点是值得肯定的,那就是这以后胎儿大脑活动非常活跃,胎动的次数更频繁。

这一周孕妈妈的状况也是持续改变,体重增长幅度加大。由于子宫的增长,孕妈妈腹部变得更大,而且由于子宫已接近了肋缘,孕妈妈有时候会感觉气短,这是正常的现象。

本周给孕妈妈推荐的菜谱为:糖醋海带、山药汤圆。

1.糖醋海带

【原料】浸发海带、白糖、醋、香油、酱油、盐、料酒、葱、姜末。

【做法】先把泡好的海带卷成卷,然后另起锅放油,下葱、姜末煸炒,再放白糖、醋、酱油、盐、料酒和水,最后把海带卷放入锅中,用大火烧开再改成小火,直到汤汁浓稠时加香油,就可以出锅食用。

【功效】本菜含有丰富的碘、钙、磷、铁、锌、蛋白质、脂肪、胡萝卜素等多种营养素。

2.山药汤圆

【原料】生山药、水磨糯米粉、糖、胡椒面适量。

【做法】先将生山药蒸熟剥去皮,放入盆中加白糖、胡椒面,拌匀成馅泥,然后将糯米粉揉成软皮,将山药馅泥包成汤圆,煮熟即可。

【功效】汤圆有香、甜、糯的特点。补益肾气,适于身体虚弱的孕妈妈食用。

本周胎动很频繁,而且动静较大。有时孕妈妈的腹部会像波浪一样鼓动着,有时胎儿的屁股一撅,或胳膊肘一动,孕妈妈腹部便会鼓起一个小包。孕妈妈摸着不停鼓动的腹部,会感觉十分幸福。如果有相机或DV,不妨拍摄下胎动的瞬间,以作为珍贵的纪念。

多提防早产的信号

早产是孕期中比较常见的一种现象,有关数据显示,平均每10个孩子中,就有1个孩子是早产儿。早产儿因未成熟,出生后容易出现各种并发症,如呼吸窘迫、颅内出血、低血糖等,其死亡率远高于足月儿。早产儿即使存活,未来的身心发育也会受到一定影响。因此,孕妈妈要对早产问题格外重视。

早产一般会有迹象,孕妈妈们掌握一些常识,就能从容地应对早产问题。比如怀孕中晚期出现腹部胀痛、破水,或者阴道见红,子宫强烈收缩并引起下坠感,腹部明显变硬,这些都是早产的信号。其中腹痛和阴道出血是最明显的早产信号。一旦出现这些情况,应及时到医院,寻找原因,并采取保胎措施。

到底哪些原因容易导致早产呢?主要可归结为以下几个要点:①孕妈妈腹部受到冲撞,或者情绪有极大起伏。②孕妈妈合并急慢性疾病,如心脏病、重度营养不良和性传播性疾病。③孕妈妈患有生殖道畸形或合并子宫肌瘤。④胎膜早破、羊水过多、前置胎盘及双胎妊娠等因素,也容易诱发早产。

如果孕妈妈有上述情况或疾病,在孕期应格外小心,听从医生的指导,积极保胎。

早产是一种不良的现象,尤其影响宝宝将来的健康。那么,我们如何预防早产呢?孕妈妈在孕期做到以下几点,能有效预防早产状况的发生。

(1)在孕晚期一定要避免性生活。

(2)孕妈妈要尽量少去公共场所和人群聚集的地方,避免被致病微生物感染。

(3)整个孕期,孕妈妈要适当休息,避免强烈运动,不要登高,不要长时间站立、用力或劳累,同时也不要长时间蹲着,不要经常做举高、伸腰的动作,不要骑自行车。

（4）调整好自己的情绪，保持良好的心情和精神状态，准爸爸和家人要多体谅准妈妈，多一份关怀和呵护。

（5）饮食要清淡，注意营养均衡，必须保持大便通畅，尽量少食多餐。

（6）加强孕期检查。

早产有迹可循，孕妈妈们要注意任何预示早产的信号。如果真的碰到早产现象，腹部疼痛以及阴道出血信号，就应当即停下正在进行的活动，并尽快调整好心情，立即给家人或者联系人打电话，联系去医院事宜。在去医院前，要卧床休息，不要乱动。

小心妊娠高血压综合征

妊娠高血压综合征，简称妊高征，是孕妇特有的综合征。因妊娠而发病，又因妊娠的终止而痊愈。该综合征多发生在怀孕20周之后，主要表现为高血压、水肿、蛋白尿等，严重时出现抽搐、昏迷甚至母婴死亡。

一般年龄小于18岁或大于40岁的初产妇，或有妊娠高血压病史或家族史，以及妊娠前就患有高血压、糖尿病等疾病者，容易发生妊高征。另外，孕妈妈营养不良、情绪紧张等均易导致其患妊高征的概率增加。

要想预防妊高征，孕妈妈要定期进行产检，对血压、尿蛋白和体重等情况进行检测，并做好记录，以及时发现身体的异常变化。此外，保证充足的睡眠和营养，保持舒畅的心情，以及适当的运动等都可以帮助预防妊娠高血压。

为预防体重过重诱发妊高征，应在饮食方面严格要求自己，脂肪摄入量不宜过多；摄取足够的蛋白质；严格控制热能摄入量，为此要尽量少食用或不食用糖果、点心、甜饮料和油炸食品；增加钙、锌摄入量。尽量做到每日喝牛奶、吃大豆及豆制品和海产品；在孕晚期及时补充钙剂；控制钠盐的摄入量，每天烹调用盐不宜超过2～4克，酱油不宜超过10毫升，不要吃腌肉、腌菜，更不能进食纯碱制作的食物。

总之，为了预防妊高征，孕妈妈要注意合理膳食。在此，为孕妈妈推荐两款制作简单却很有营养的粥。

1. 冰糖荷叶粥

【原料】鲜荷叶1张，粳米100克，绿豆100克，冰糖适量。

【做法】把荷叶洗净煎汤，再用荷叶汤同粳米、冰糖、绿豆共煮为粥食用，既可作为夏季清凉降暑的饮料，也可作为早晚点心。

2. 鲜豆浆粥

【原料】大米100克，鲜豆浆500克，水300克。

【做法】把大米淘洗干净；往锅中倒入豆浆，放入米和适量水，大火烧开，煮沸片刻后改用小火熬煮40～50分钟，至米粒开花、汤汁黏稠时，用勺搅拌均匀，盛入碗中即可食用。

孕育藏言

有的孕妈妈担心腹中胎儿缺乏维生素，于是每天服用大量维生素。当然，在胎儿的发育过程中维生素不可缺少，但并不代表可以盲目大量地服用，这只会对胎儿造成损害。

防治难以启齿的痔疮

痔疮是直肠末端黏膜下和肛管皮肤下静脉丛瘀血、扩张与屈曲所形成的静脉团。孕晚期，孕妈妈子宫增大，压迫静脉，造成直肠静脉血回流受阻，以及出现的便秘等情况，都是造成孕期痔疮发生的重要原因。孕妈妈得痔疮后，可能只是觉得痒，也可能很疼，有时痔疮甚至会出血。

痔疮的治疗需经历一个长期过程，除了上医院治疗以外，还需采取一些家庭保健措施。为缓解痔疮带来的困扰，孕妈妈们可以采取如下方法：

用冰袋冷敷痔疮部位，消除肿胀和不适感。注意冰袋与皮肤接触的地方要柔软。

找个坐浴盆，将臀部浸在温水中。注意保证浴盆干净而清洁。孕妈妈最好将冷敷法和温水浴法结合使用，冰敷完后，再进行温水坐浴，效果更好。

每次大便后都要用柔软、无香味、清洁的卫生纸彻底擦干净患处，动作要轻柔。尽量避免使用有色的、加香的卫生纸，因为有色、加香卫生纸往往经过化学处理，含有一些芳香物质，容易刺激皮肤，加重不适感。

请医生推荐一种安全的外用麻醉药或含有药用成分的栓剂。市场上有很多缓解痔疮的产品，但在使用之前，要先咨询一下医生孕妇是否能使用。

另外，也不妨去看看中医，使用一些外敷药，以减轻不适。

任何疾病都首重于防，而非治疗，痔疮也是如此。孕妈妈可以这样预防痔疮：

多吃膳食纤维含量高的食物，如麦片、粗根菜、蔬菜、苹果等，减少便秘的发生。

多喝水。孕妈妈每天需要保证1 600毫升左右的水分摄入，这不仅可助孕妈妈更健康，还能帮孕妈妈通畅肠道，减少便秘发生。

经常锻炼。锻炼可以促进胃肠蠕动，缓解胃肠排空慢的情况。

不要憋大便，排便时也不要太用力，不要在厕所蹲太长的时间，因为这会对直肠下端造成压力，易导致孕期痔疮。

每天做骨盆底肌肉练习。骨盆底肌肉练习会加快直肠部位蠕动，锻炼肛门周围的肌肉，减少孕期患痔疮的可能。

不要长时间地坐着或站着。工作期间，最好每个小时站起来活动几分钟。睡觉、看书或看电视时向左侧卧，这样能减轻直肠静脉的压力，有助于身体下半部的血液回流。

孕育箴言

　　孕妈妈发现自己有排便出血现象时，则可能患了痔疮，要及时去医院就诊。这时医生可能会给孕妈妈一个建议：在孕期尽可能调整饮食，加强护理，并忍耐到宝宝出生后，之后需要进行一次小手术，然后彻底摆脱痔疮。

胎动异常的迹象

孕27周，胎儿的胎动非常频繁。此时胎儿大脑发育迅速，脑活动增多，频繁的胎动昭示着胎儿脑活动的活跃程度。胎儿胎动的幅度越来越大，孕妈妈会感觉胎儿踢打得越来越有力，而这也意味着胎儿发育正常。

胎动是胎儿在母体中状态的直接表现，因此孕妈妈应该留心宝宝的异常胎动。一般胎动异常表现为以下几个方面。

1.胎动突然加快

胎儿在妈妈的子宫里,有羊水保护,可减轻外力的撞击,在孕妈妈不慎受到轻微的撞击时,不至于受到伤害。但一旦受到严重的外力撞击时,就会引起胎儿剧烈的胎动,甚至造成流产、早产等情况。此外,如果孕妈妈有头部外伤、骨折、大量出血等状况出现,也会造成胎动异常的情况发生。平时活动过程中要小心,以免遭遇意外伤害而流产。

2.胎动突然减少

如果孕妈妈有轻微发热症状,胎儿因有羊水的缓冲作用,并不会受到太大的影响。值得注意的是发热的原因。如果是一般性的感冒引起的发热,对此时的胎儿不会有太大的影响。如果是流感等所致,此时正好接近预产期,对胎儿的影响就较大。

孕妈妈的体温如果持续过高,超过38℃,就会使胎盘、子宫的血流量减少,胎儿会安静许多。所以,为宝宝健康着想,孕妈妈此时需要尽快去医院,请医生帮助。

3.急促的胎动后突然停止

这意味着胎儿缺氧,可能是脐带绕颈或打结。如果脐带过长,则容易缠绕胎儿的颈部或身体。因为此时好动的胎儿已经可以在羊水中自由地运动,翻身打滚是常有的事情,很容易出现脐带绕颈情况。一般出现脐带绕颈情况是没有关系的,但如果脐带绕颈很紧,或者脐带打结,断绝或者减少了胎儿的养分供应,会导致胎儿因缺氧而窒息的现象。

4.胎动突然加剧,随后很快停止活动

这种情况多发生在孕中期以后,有高血压、严重外伤或短时间子宫内压力减少的孕妈妈多容易出现此状况。伴随着胎动的异常,孕妈妈可能还会出现阴道出血、腹痛、子宫收缩、严重的休克等症状。当胎儿出现这种情况,可能是胎盘早期剥离,胎儿突然缺氧。

孕育箴言

> 胎动异常的现象很少见,一般情况下胎动都很正常。监视胎动情况,只要发现胎动有规律,有节奏,变化不大,就属胎动正常,表明胎盘功能良好,宝宝有充足的氧气供应,胎儿在子宫内很舒适地生活着,孕妈妈就不用担心了。

怀孕第28周:胎儿喜欢吮手指

本周胎儿发育和孕妈妈的饮食

本周胎儿的坐高约为26厘米,体重也有1 100 ~ 1 400克,胎儿几乎占满了孕妈妈的整个子宫空间。本周胎动更加明显了,胎儿有时会在孕妈妈的子宫内又踢又打,有时还会让自己翻个身,孕妈妈的腹壁一会儿这边鼓起来,一会儿那边鼓起来,可爱极了!

本周孕妈妈会感到有轻微的子宫收缩,这些收缩偶有疼痛,请孕妈妈不要担心。子宫底已上升到肋骨下缘,孕妈妈会明显觉得呼吸有些困难,也许还会出现脚面或小腿水肿,这往往属于怀孕后期的正常现象。但如果水肿逐渐加重,要及时到医院去检查。

本周是胎儿大脑活动最活跃的时期,孕妈妈摄入充足的"脑黄金"可以防早产,也能保证胎儿的大脑正常发育,像脂类、维生素和微量元素都是这阶段胎儿重点需求的营养素。

孕妈妈要注意均衡摄取各种营养素,不能因偏食而造成"酸性"体质。如果孕妈妈在孕前的体质就是碱性,那么在孕期就不用刻意地避免酸性食物,只需要合理而平衡的饮食即可。

那么准妈妈如何改善酸性体质呢?调整孕期饮食结构,可多食用碱性食物,酸碱食物的比例建议为2:8;必须吃早餐,因为不吃早餐,血液循环会变慢,进而氧气减少使体质变酸;保持良好的心情,因为情绪对体液酸化影响很大。

本周给孕妈妈推荐的食谱为:红烧海参、肉末西红柿。

1.红烧海参

【原料】水发海参、冬菇、生姜、葱、花生油、盐、白糖、蚝油、酱油、黄酒。

【做法】将水发海参和冬菇分别切成片,生姜去皮切成片,葱切成段;起锅放油,下入姜片、海参、黄酒、冬菇,用中火炒片刻,注入适量清汤,烧约5分钟;再放葱段、盐、白糖、蚝油、酱油烧透即可。

【功效】这道菜具有滋阴养血,安胎利产的作用,而且海参含有丰富的蛋白质、钙和碘,能够满足胎儿的营养需求。

2. 肉末西红柿

【原料】瘦肉、西红柿、冬菇、香芹、花生油、盐、白糖、湿生粉适量。

【做法】将瘦肉剁成末,西红柿切成中丁,再将冬菇和香芹洗净切成粒;起锅放油,下入肉末、冬菇,用小火炒至肉末发白时,加入西红柿合炒2～3分钟;放香芹,调入盐、白糖等调料,再用湿生粉勾芡,炒匀即可出锅。

【功效】这道菜酸甜鲜香,营养丰富,含有丰富的蛋白质、脂肪、钙、铁及维生素A、维生素B$_1$、维生素C等多种营养成分,囊括了胎儿发育后期重点需求的营养。

孕育箴言

如果孕妈妈是酸性体质,生产的婴儿会经常哭闹,模仿力和反应都较差,大脑神经功能也较差。体质过酸还可能导致畸形儿。所以孕妈妈要合理进食,保证体内酸碱平衡。

孕期第5次产检

孕28周产检所需进行的项目有体重、血压、尿常规、宫高、腹围、水肿检查以及胎心多普勒听诊。这些常规项目检查,将会以每4周1次的频率伴随着孕妈妈,帮助孕妈妈更好地动态了解自己的身体状况和胎儿在子宫内的发育状况。

胎儿逐渐发育,几乎充满了整个子宫,其活动越来越少,因此孕妈妈会感觉到胎动比过去减少了很多。此时胎儿肺叶还没有发育完成,他还在努力地练习做类似呼吸的运动。可如果发生早产,胎儿在器械帮助下也可以进行呼吸。

此时孕妈妈腹部越发隆凸,子宫底高达25～27厘米。身体沉重,行动困难,如长时间行走,大多会感到下腹部笨重和足跟疲劳等。有时候,孕妈妈偶尔会觉得腹部一阵阵发硬发紧，但没有其他症状，这是假宫缩，不必紧张。

由于怀孕负担加重，孕妈妈体力消耗也达到一定的界限。身体新陈代谢消耗氧气量加大，活动后容易气喘吁吁。腹部向前挺得更为厉害，所以身体重心移到腹部下方，只要身体稍微失去平衡，就会感到腰酸背痛或腿痛。

此时，孕妈妈要注意休息，避免走太远的路，站立的时间不要过长。如果有时间，可以认真记录下每一次有规律的胎动。这时孕妈妈还需要适当地参加些分娩课程，多了解些分娩相关的内容。

孕育箴言

这个阶段可以开始着手准备待产包，这其中包括孕妈妈分娩后的用品，还有宝宝出生后的用品。由于这个阶段有可能出现早产，提前准备好待产包可做到以不变应万变，不管宝宝何时降临，都可以从容应对。

胎儿大脑的第2个发展高峰

胎儿在母体中每时每刻都在发生着变化，不过不同的时期有不同的发育重点。胎儿大脑细胞分裂增殖有2个高峰期，第1个高峰期是怀孕的8～12周，第2个高峰期即是怀孕的28～32周。了解胎儿大脑发育规律、特点，采取适当的措施，不仅可让孕妈妈更加轻松，胎儿也会更加聪明。

约1 000亿个脑神经细胞，在受精卵形成后的280天里慢慢地形成。神经系统的发育从胚胎开始，最早在妊娠18天时，胚胎就可看到最原始的神经组织——神经板的出现。

大约到孕4周，受精卵经过旺盛的重复分裂，大脑的雏形大体形成。孕8～12周时，脑的各部分，如大脑、延髓等器官逐渐分明，脑的分化也开始进行。由于此时大脑快速发育，胎儿和母体自我保护机制激活，孕妈妈身体开始出现不同程度的妊娠反应。孕16～20周时，脑部迅速发育，但脑的表面尚未产生皱褶。到了孕24～28周时，脑细胞分化逐渐形成，表面开始产生皱褶，接近成人的脑部构造，这段时间也是怀孕期最稳定的时候。孕32～36周时，胎儿的脑部发育完成，皱褶基本成形，脑细胞几乎与成人相同。此后，胎儿的神经细胞数量不会再增加。为了传达信息，开始髓鞘化，神经胶质细胞开始增加,脑部逐渐发达。

在大脑发育的第 2 个高峰期,胎儿的听觉系统迅速发展,孕妈妈要有意识地对胎儿进行相应的听觉训练,可以给胎儿播放优美抒情的乐曲、与宝宝聊天、讲故事等。此外,现阶段胎儿神经系统发育迅速,对间接碰触与力度很敏感。孕妈妈可轻轻拍打和抚摸腹部,与胎儿在宫内的活动相呼应、相配合,使胎儿对此有所感觉。按时触摸或按摩孕妇腹部,可以促进胎儿大脑功能的协调发育,尤其有助于孩子未来的动作灵活性与协调性。

此时,也可以与胎儿玩踢肚游戏,即胎儿开始踢孕妈妈肚子时,孕妈妈要轻轻拍打被踢的部位,然后等待第 2 次踢肚。通常 1 ~ 2 分钟后胎儿会再踢,这时再轻拍几下然后停下来。待宝宝再次踢肚时,孕妈妈可改换拍的部位,胎儿会向你改变的地方去踢,但应注意改变的位置不要离胎儿一开始踢的地方太远。这种游戏每天进行 2 次,每次可玩几分钟。

经过这种胎教的胎儿出生后,学习站立和走路都会快些,动作也较灵敏,而且不爱啼哭。不过,有习惯性流产、早产史及早期宫缩的孕妈妈不宜做这样的动作。

孕育箴言

大脑是神经中枢所在地,人的智商高低与大脑的发育程度密切相关。孩子聪明的先天条件之一就取决于胎儿期大脑的发育情况。根据胎儿在母体中的发育情况来看,从胎儿期就展开系统科学的胎教,将为宝宝的智力发育打下坚实的基础。

为胎儿补充铜元素

铜是人体必需的微量元素,它在人的很多生理过程中起着重要的作用,具有保护血管,维持心脏健康,促进皮肤结缔组织合成,维护脑、神经细胞发育等作用,是人体快速生长和发育时期必不可少的营养物质。人体中的铜主要存在于血液中,可帮助转铁蛋白,促进血红蛋白形成,它还有利于维生素 C 的吸收,促使酪氨酸被利用,是形成毛发和皮肤色素的元素之一。可以说,铜对维持人体健康有非常重要的作用。

由于铜元素在血液中的特殊作用,铜对于胎儿的生长和发育是非常必要的。在妊娠期间,如果孕妈妈体内缺铜,血液就难以"征集"到足够的铜元素,胎儿也无法获得所需的铜元素。

孕妈妈缺铜会导致贫血、关节炎、糖耐量下降、胆固醇增加等,也会使羊膜的韧性和弹性降低,脆性增强,容易造成羊膜早破而流产或早产。而胎儿缺乏铜元素,则会影响胚胎的正常分化、胎儿的正常发育,有可能增加胎儿出现畸形或先天性发育不足的概率,并导致新生儿体重减轻、智力低下及患缺铜性贫血。因此孕妈妈在孕期要合理补充铜元素。

铜在人体内不能贮存,必须每日补充。为了优生优育,孕妈妈要注意补铜。补铜的途径以食物为主。铜元素是较稳定的元素,在食物烹饪过程中不易被破坏。只要有意识地补充一些富含铜的食物,就可以获得身体每日所需的铜。

日常食物中,含铜较多的食物有坚果类、贝类、肉类、豆类、动物肝脏、葡萄干、水果、西红柿、青豌豆、马铃薯、紫菜、可可及巧克力等。

果糖和砂糖会阻碍人体对铜的吸收,所以食糖过多会降低含铜食物的营养价值,有机酸也可与铜形成水溶性复合物而妨碍铜的吸收。此外,酗酒、营养不良等,容易加速铜的流失,所以孕妈妈应该少食用糖,均衡营养,也不要饮酒。

孕育箴言

在这个阶段,孕妈妈要尽量减少性生活,并且在预产期的前6周,必须完全停止性生活,以免引起早产。为了宝宝的健康,此时夫妻之间要彼此理解、相互支持。

孕晚期　做好迎接宝宝的准备

妊娠第29周时,你已经度过了幸福的中期,正式进入到怀孕的最后时期——孕晚期。你会发现,现在的自己大腹便便,行动更加不灵活,生活中的你会时常摸着自己的腹部,畅想着出生后宝宝的模样。胎儿不时会踢你、拽你,宝宝虽然有点调皮,但这是他(她)健康的表现。孕晚期的第37周,胎儿就可以视作足月儿,随时都可能降生,那么这时你是否做好了充分的分娩前的准备呢?是否为宝宝出生后的培养做好准备了呢?一切有备才能无患。

怀孕第 29 周：胎儿也会做梦

本周胎儿发育和孕妈妈的饮食

本周胎儿身长有35 ~ 38厘米,体重可达1 000克。胎儿大脑发育迅速,头也在增大,随着神经连接的增多,胎儿有了哭笑等表现。听觉系统也发育完成,宝宝此时对外界刺激反应也更为明显。

此时孕妈妈的状况也发生了一些改变,腹部越发隆凸,身体沉重,行动困难,有的人出现水肿症状。如果只是在傍晚或夜里腿部有些水肿的话,不用担心。但如果是从早晨起脸部就水肿不消,就应认为是某种异常。有的人腹壁慢慢地长出了妊娠线,呈浅红色,看上去像是挠伤。因激素的关系,有的人长出褐斑或雀斑,或在嘴、耳朵、额头周围出现斑点。乳头周围、下腹部、外阴部颜色也越来越深。

孕妈妈在孕晚期应多进食一些含铜元素的食物,同时也不要忘记补充钙。本周给孕妈妈推荐的食谱为:糖醋排骨、斋肠粉。

1.糖醋排骨

【原料】排骨、油、酱油、酒、白糖、盐、醋。

【做法】先将排骨剁成块儿，起锅放水，等水烧开之后，放排骨段儿，为的是去血沫和腥味；起锅放油，油烧到八成熟时放排骨翻炒，之后加糖、醋、酱油、料酒、水、盐，用大火烧开，之后改用小火一直把水烧干即可。

【功效】排骨酥烂，糖醋口味，营养丰富，非常适合孕妈妈食用。

2.斋肠粉

【原料】大米500克，生抽10克。

【做法】把大米洗净，浸泡约150分钟，然后磨成细浆，磨米时边磨边加水，磨完后把米浆用细眼筛子过筛；将面浆的稀稠度调好（500克米调成米浆约1.65千克为宜），加入生抽搅拌，使米浆增添润滑并除去淀粉的气味；然后用白布垫住粉架的出气部分，在白布上放入粉浆用旺火蒸3～4分钟至熟，肠粉的厚薄度则1.2毫米左右为宜。

把蒸熟的粉片前端拉起向后卷成圆卷形，加上美味的生抽，便是可口的斋肠；如要做荤汤（如滑肉、牛肉、鲜虾、鱼片等），可在放入粉浆时随即加入肉料。

【功效】对于以面食为主的孕妈妈，有时可变换口味，这样摄取的营养更全面，以保证胎儿的营养需求。

孕育箴言

妊娠第29周已经步入了孕晚期，胎儿的体重迅速增加，如果营养需求得不到满足，孕妈妈往往会出现贫血、水肿、高血压等症状。所以，这一时期应该注意补气、养血和滋阴，多选择具有此类作用的食物，并且要补充更多量的营养。

为自己减压，轻松孕育宝宝

妊娠从卵子受精开始到胎儿脱离其附属物自母体排出终止，是一个正常而又复杂的生理过程。孕妈妈在这一过程中所发生的生理的巨大变化和孕妈妈即将发生的社会角色转换，必然会引起孕妈妈错综复杂的心理变化。孕妈妈的心理状态、举止行为等对胎儿发育和孕妈妈自身发生着不可忽视的影响。

孕妈妈情绪的变化会导致生理功能改变，而这些变化会影响胎儿的发育。保持乐观的情绪，克服消极情绪，对孕妈妈自身和胎儿的健康都十分重要。

情绪受环境、个人因素影响巨大，孕妈妈提前了解孕期身体、心理的变化，有助于做好心理预设，以便有意识地调整自己的情绪。

孕妈妈孕晚期负面情绪一方面来源于身体激素的变化，另一方面也是由于对分娩、产后护理、哺乳等的担心造成的，因此孕妈妈和家人应通过孕产咨询、讲座和阅读有关文章了解孕育、分娩的过程，减轻心理负担与压力，适应生理变化带来的不适。

随着腹部逐渐膨大，压迫下肢，孕妈妈的活动受限，加之子宫压迫症状出现尿频、便秘等，使孕妈妈再度出现心烦和易激怒的情况。有的孕妈妈因摄入钙及各种维生素不足，易出现下肢肌肉痉挛，痉挛部位多在蹬趾或腓肠肌，常在夜间发作，直接使孕妈妈睡眠不足，这些情况都会导致孕妈妈容易出现心烦、易怒的情绪。

孕妈妈孕晚期对丈夫陪伴的需要和亲人的依赖心理增加，家人和准爸爸要对孕妈妈的行为予以理解和支持，尽量多抽出时间来陪孕妈妈，和孕妈妈多聊天、沟通，缓解其负面情绪。

孕育箴言

> 孕妈妈难免出现不良情绪，但要以乐观的心态面对眼前的困难，不要因为一点点小事而担心，尤其不要因为烦心事影响了睡眠。孕妈妈只有每天保证8小时睡眠时间，保证睡眠质量，白天才会有精力活动，胎儿和孕妈妈的健康才能得以保障。

为母乳喂养做足准备

到了孕晚期，随着预产期临近，胎儿越来越成熟，孕妈妈身体也已经做好了一系列分娩的准备。分娩后就是哺乳，孕妈妈也需要为母乳喂养做准备。

注意孕期的营养：孕妈妈营养不良会引起胎儿发育不良，并影响产后乳汁的分泌。在整个怀孕期和哺乳期，孕妈妈都要保证摄入充足的营养，多吃含蛋白质和维生素、矿物质等丰富的食物，为产后乳汁的分泌做好准备。这个阶段,孕妇可定期定量食用孕妇奶粉,帮助促进产妇分娩后的初乳及早分泌。

注意观察乳头:在知道怀孕后,孕妈妈就应注意自己乳头形状是否正常,是否有乳头内陷、扁平等情况。如怀疑自己乳头异常,应在产检时请医生检查,然后在6个孕月时采取措施纠正乳头形状。如果乳头内陷和扁平,可以在每次洗浴后用手指拉伸乳头来改善。

定期检查乳腺:女性从婚后就应每年检查乳腺,以及时发现问题并纠正,保证女性在分娩后能够顺利哺乳。

按摩乳房:孕晚期乳房按摩,可以使产后母乳分泌旺盛,而乳汁分泌良好又增强了乳腺功能,从而进一步促进了乳汁分泌。

本周开始,每天做1次乳房按摩,用40～42℃热毛巾热敷10分钟,然后从乳房根部托起,顺时针按摩5分钟左右。妊娠8个月以后,要每天做2次。时不时拉拉乳头,防止乳头凹陷或过小的现象。一般在刚洗过澡后按摩,效果会更好。

另外,还可在清洁乳房后用羊脂油或橄榄油按摩乳头,增加乳头的韧性,使用棉质、带宽的乳罩支撑乳房,防止乳房下垂。也可以用一把梳齿平滑的木梳,按照乳腺的方向朝着乳头方向梳理乳房,就像梳头一样,每天反复梳理几遍。

孕育箴言

孕晚期,孕妈妈要多了解有关母乳喂养的知识。现在就取得家人的支持,树立信心,这样母乳喂养会更成功。

假性宫缩频繁"光顾"

大多数孕妈妈在孕20周以后,会察觉到子宫出现收缩的情况,但没有其他异常表现。很多孕妈妈都担心这么早出现子宫收缩现象,是否意味着早产。然而实际上,这是孕期一种正常现象——假性宫缩。

在孕29周前,假性宫缩虽然也偶尔出现,但到孕29周后,假性宫缩似乎变得频繁些,而有些粗心的孕妈妈可能到此时才发现宫缩。每天少则1～2

次,多则5～6次。

假性宫缩,同宫缩一样,是指子宫收缩现象。不过假性宫缩是一种轻度的子宫收缩,是贯穿于整个孕期的一种反应。假性宫缩从孕早期即开始,只是那时候孕妈妈往往感觉不到,或者感觉到也没有在意,而随着胎儿的成长,到了大约孕20周以后才会注意到。

假性宫缩从孕早期开始,可能会一直持续到临产前,而且随着孕期的不断推进,假性宫缩一般会逐渐趋向频繁,但是直到怀孕37周之前,这种宫缩都应该是偶发的、不规则的。假性宫缩并不疼痛。

孕晚期的无痛"假性宫缩"是正常现象,是子宫在练习收缩而为日后真正的临产宫缩做准备。"假性宫缩"通常容易在以下几种情况下发生。

(1)姿势变化:从躺着、坐着、蹲着的状态中起来,如果起得太快、太猛,它就容易来。

(2)精神紧张或者状态忙碌时:精神稍有紧张或者状态颇为忙碌时,孕妈妈身体激素分泌就发生了变化,就容易导致假性宫缩。

(3)走路过快过多时:假性宫缩就会来凑热闹。

假性宫缩越来越频繁,那么遭遇假性宫缩,孕妈妈该怎么办呢? 一般说来,当孕妈妈遭遇假性宫缩时,不需要做特别的事,只需静待它过去即可。如果觉得假性宫缩让自己产生了不舒服感觉,用下面这些方法或许可以帮助孕妈妈。

改变正在进行的活动或姿势。有时走路能减轻孕妈妈的不适,有时休息能缓解假性宫缩;但如果这是真正的规律性宫缩,即临产宫缩的话,则是无论孕妈妈做什么,宫缩都不会停止,而且会逐渐加强。

洗个热水澡,放松身体。

喝几杯水,因为假性宫缩有时可能是由脱水引起的。

尝试放松练习,或做缓慢的深呼吸。虽然这样做并不能使假性宫缩停止,但也许能帮助孕妈妈应对不舒适的感觉。

孕妈妈要学会区分假性宫缩和分娩前的宫缩。如果不懂得区分,当分娩前的宫缩出现时,可能还认为是假性宫缩,到分娩时准备不充分,则很容易乱了阵脚,从而导致分娩过程中产生意外。

胎动是宝宝平安的信号

孕29周,孕妈妈子宫内羊水量还比较多,胎儿也还没有成长到足月儿一般大,因此相对更晚的孕晚期来说,此时子宫内空间还是比较大的,胎儿的胎动频率比较高。

胎动最初出现在下腹中部,有很多种类型,带给孕妈妈的感觉也不一样。具体表现为以下几种胎动形式。

(1)全身性运动:全身性运动是指整个躯干的运动,常指胎儿身体的左右转动,动作比较大,这种运动方式的力量比较强,而且动作持续的时间比较长,一般时长为3 ~ 30秒,孕妈妈会有翻滚、牵拉的感觉。

(2)肢体运动:是指胎儿在子宫内伸胳膊等,有时也像是在"拳打脚踢"。这类型的胎动每次持续时间一般为1 ~ 15秒,孕妈妈能感到孩子在腹中踢动或跳动。

(3)胸壁运动:是指胎儿在颤动,有点像胎儿在打嗝,动作短而弱,孕妈妈难以感觉到。

第一次胎动一般会出现在妊娠第8周左右,不过这时孕妈妈还无法察知。从妊娠第17周左右开始,完全发育的四肢会开始很活跃地运动,这时孕妈妈就能有明显的感觉了。

在一天之中,胎动有两个活跃的高峰期,第1个高峰是在上午7 ~ 9时,第2个高峰是在晚上11时到次日凌晨1时。而其他时间尤其是清晨,宝宝比较安分,胎动相对较少。大致的规律是每小时胎动不少于3 ~ 5次,每12小时胎动在30 ~ 40次或更多。

除了上述胎动时间外,在孕妈妈具体活动中,以下时间节点易胎动:吃饭以后,洗澡时,听音乐时,对着腹部说话时。孕妈妈要监测宝宝的胎动,并享受宝宝成长带来的幸福。

孕育箴言

有的妈妈怀孕了20多周,依然很难感觉到胎动,于是心里很纳闷,也很着急。其实这还跟孕妈妈自身的敏感度有关。对于胎动不明显的情况,只要胎心正常就表明宝宝很健康,再耐心等待宝宝发育一段时间,胎动变得更频繁时就能感觉到。

围生期保健,保母子平安

围生期是指怀孕28周到产后1周这一分娩前后的重要时期。围生期基本囊括了孕妈妈孕晚期到哺乳初期的身体变化重要时期,此时的保健工作是指产前、产时和产后的一段时间内,对母亲、胎儿、新生儿进行一系列的保健工作。

由于围生期包括了孕期、产期、产褥期等女性身体变化的特殊生理时期,在这段时间里,女性身体会经由脆弱、分娩到复原。科学而合理的围生期保健,将会让孕产妈妈和宝宝健康、顺利地度过这段时期。

虽然人们将围生期定义为孕28周到产后1周这段时间,但从保护胎儿正常生长,保证母亲身体健康这方面要求来看,围生期保健应从孕早期就开始。

自从孕12周开始,孕妈妈就需要到医院建档,要详细告诉医生病史和自身健康状况,并做全面健康检查,测量骨盆径线及进行有关常规化验,及早发现已有的疾病,并根据疾病程度决定是否适于妊娠。通过妇科各项检查,了解自己的生殖道情况、子宫大小及有无肿瘤等。

如果孕妈妈年龄已达35岁或以上,且亲属中有遗传病或出生过先天性畸形者,一定要做遗传检查和先天性畸形检查,以降低围生儿死亡率及减少先天畸形、痴呆等遗传性疾病。

孕妈妈要了解不良环境因素和药物对胎儿生长发育的影响,在孕早期就要避免有害化学、物理因素及药物影响。从孕28周开始,要定期做产前检查,纠正异常胎位,并做好孕后期卫生及新生儿出生后的各项准备,以避免早产、难产、过期产及死胎等状况。

分娩是围生期一个重要转折,这对孕妈妈和胎儿来说都是一项挑战,而重视此段时间的保健,能让孕妈妈更加安全、顺利地分娩健康宝宝。为此,孕妈妈和家人应做到下面几点。

（1）越接近预产期，越要加强胎心、胎动监测，并观察宫缩和产程进展。

（2）如出现不规则的子宫收缩、阴道小量出血或流水等现象时，要住院等待分娩。

（3）异常妊娠要根据情况提前住院，以便进行必要的检查和监护，避免滞产及不良后果。

（4）早期发现宫内窒息，应及时处理。

（5）早期识别难产，及时采取相应措施，处理好各个产程，可降低死产的发生率。

（6）医生在处理分娩时，应特别注意把好无菌操作关；认真处理脐带，以防脐部感染；结扎脐带后，坚持及时给胎儿做全面体检。

分娩后就进入了产褥期，这一时期也要做好妈妈和宝宝的保健。对妈妈来说，应注意产后的休息和营养，观察子宫恢复、会阴伤口愈合情况，还应注意乳房的护理，刺激母乳分泌。对宝宝来说，要做好喂养、卫生等工作，确保宝宝顺利成长。

孕育箴言

围生期保健是保障母体和胎儿健康及安全分娩、平安康复的重要措施，因此无论是准爸妈，还是医护人员都应格外注意围生期保健工作。

怀孕第30周：胎毛减少，头发浓密

本周胎儿发育和孕妈妈的饮食

第30周，胎儿体重大概有1 500克，体长也达到了44厘米。不过从现在开始，胎儿体重的成长速度开始会出现不同了。胎儿的头部在继续增大，大脑发育也非常迅速。大脑和神经系统已经发达到一定的程度，皮下脂肪继续增长。这周胎儿的眼睛可以开闭自由，大概能够看到子宫中的景象了，并且能够辨认和跟踪光源。此时如果用强光照射孕妈妈的腹壁，通过B超检查，可以看到胎儿会躲避强光，会出现闭眼、皱眉等小动作。

现在胎儿营养的需求达到了最高峰，孕妈妈需要摄入大量的蛋白质、维生素C、叶酸、B族维生素、铁质和钙质。这周胎儿的骨骼、肌肉发育正日趋成熟,每天大约需要200毫克的钙用于胎儿的骨骼发育。

孕妈妈要保持每天喝1杯奶的习惯,尤其要尽量进食一些虾皮、芝麻酱、大豆及其制品、深绿色蔬菜(如小萝卜缨、芹菜叶)、鱼等。

本周给孕妈妈推荐的菜谱为:荷包鲫鱼、蜜汁甜藕。

1. 荷包鲫鱼

【原料】鲫鱼、瘦肉、油、葱、姜、酱油、料酒、糖、味精。

【做法】鲫鱼洗净之后,在其身上刮几刀;把瘦肉剁成细末,加盐、味精、酱油拌匀,慢慢地塞入鲫鱼背上刀口处;起锅放油,油热后将鱼下油锅,两面煎成微黄色,放入料酒、酱油、糖、盐、水,大火烧开,用中火烧20分钟,加味精、淋少量油即可起锅食用。

【功效】鲫鱼味道鲜美,肉质细嫩,对妊娠期水肿有一定疗效。

2. 蜜汁甜藕

【原料】藕、糯米、蜜莲子、蜂蜜、白糖、湿淀粉、蜜桂花。

【做法】先把藕清洗干净(选比较新鲜的藕),切去藕节的一端,糯米清洗干净,用冷水浸泡2小时之后捞起晾干;将晾干的糯米灌入藕孔内,边灌边用筷子顺孔捅捅,以使糯米填满孔;将填满糯米的藕入笼屉上火蒸30分钟之后取出,再用清水浸泡2分钟;把藕节的另一端切去,切成块摆入碗中,加入白糖再放入笼屉,大火蒸10分钟,再次取出扣入盘内;再另起炒锅点火,放清水、白糖、蜂蜜、蜜桂花、蜜莲子烧开;最后放入湿淀粉勾芡,起锅倒在藕块上即可食用。

【功效】糯米含有蛋白质、脂肪、钙、糖类、磷、铁及维生素,且富含纤维等成分,能增进胃肠道蠕动。藕含丰富的蛋白质、维生素等,营养价值很高。

孕育箴言

此时胎儿在子宫中的姿势或位置各种各样,不过由于子宫足够大,还有很多活动的空间,孕妈妈可不必对小宝宝的姿势和位置过于担心。

孕期第6次产检

到了孕30周,胎儿迅速发育,体重1 500克左右,身长约44厘米。男孩的睾丸正在向阴囊下降,女孩的阴蒂已很明显。胎儿的眼睛不仅能自由开合,还能辨认和跟踪光源。

孕妈妈会感到身体越发沉重,腹部大得看不到脚下,行动越来越吃力,有时会有呼吸困难、胃部不适等症状。这一周产检除了要检查血压、腹围、宫高、水肿情况、尿常规等外,还要检查是否有早产迹象或先兆子痫的发生。

怀孕进入28周以后,如果孕妈妈出现下腹变硬和宫缩情况,医院会对孕妈妈是否具有早产迹象进行检查。一般医院会通过3种手段检测。

(1)检测孕妈妈宫颈后方的阴道分泌物:检测时,医生会用湿棉签取孕妈妈阴道中一些分泌物,观察有无颜色变化,再做判断。

(2)测胎儿纤维连接蛋白:有检测胎儿纤维连接蛋白的试纸,一般医院产科都有,检查方法安全、方便。此种方法需要与宫颈高度检测共同使用才能确诊。

(3)B超检测宫颈长度:医生会建议孕妈妈在孕22周以后做此检测,但孕妈妈可以自己调整时间。通过B超了解宫颈长度,如果宫颈长度大于30毫米,经保胎治疗一般不会发生早产;但如果小于此值,尤其小于25毫米时,提示早产的可能性较大。

孕晚期还要检查是否患有先兆子痫。先兆子痫又叫"妊娠毒血症",是造成分娩孕妈妈死亡的三大原因之一。因此,这时的检查对保证孕妈妈的健康以及顺利分娩都非常重要。

先兆子痫主要以孕期高血压和下肢水肿为表现。检查时,医生会将拇指压在孕妈妈小腿胫骨处,当压下后,皮肤会明显地凹下去,且不会很快地恢复,即表示有水肿现象,再结合孕妈妈是否有高血压,来判断是否存在先兆子痫的情况。

孕育箴言

怀孕进入晚期,由于激素分泌的改变,孕妈妈阴道酸碱环境也会发生变化,护理不恰当就可能引起外阴炎和阴道炎。孕妈妈妇科疾病的发生可能会感染胎儿,引起早产、子宫内感染等危险,因此孕妈妈必须注意妇科卫生保健,预防妇科疾病。

身体过敏怎么办

孕妈妈处于特殊时期，身体上稍微的不适都可能对胎儿造成影响，而过敏就是孕妈妈想躲而躲不掉的健康隐患。

其实对付过敏最好的方法就是避免接触变应原（即能诱导过敏的物质）。由于不同人群的变应原不同，孕妈妈要有的放矢，在了解自己对哪些物质过敏的基础上，有针对性地避免。

日常生活中，哪些情况下会出现过敏的现象呢？

花粉过敏：这种情况多发生于春季百花盛开之时，此时孕妈妈应尽可能待在室内，并打开空调和空气过滤器。外出时要戴上有弧度的太阳镜，并遮盖好裸露的皮肤，戴上口罩，尽量减少花粉的接触；外出后进入室内时，要及时洗脸、洗手，以除掉花粉。

灰尘过敏：如果是对灰尘过敏，则在孕期宜尽量少做打扫工作。即使一定要打扫，也最好先用湿拖布、吸尘器、湿布条等先将灰尘大概清除，然后再进行更细致的清扫。同时，孕期暂时远离易滋生真菌的地方，例如阁楼和堆满旧书的图书馆。

食物过敏：如果孕前就对某种食物过敏，在孕后，孕妈妈要尽量避免，并寻找可替代性食物。不过，如果对于鸡蛋、牛奶等普通食物出现过敏情况，可以通过高温打破这类食物中的蛋白结构的方式，来避免过敏。

出现过敏症状，要谨慎对待，以防影响到宝宝的生长。

如果过敏反应并不严重，孕妈妈可以忍受，则尽量忍受；如有必要，可以根据医生的建议通过外用药膏等方式，减轻过敏带来的不良反应。有些药物可以通过孕妈妈的皮肤进入胎盘，妨碍胎儿的生长发育，或直接损害某些器官，从而导致胎儿畸形或罹患疾病。因此，在使用外用药物时，孕妈妈也应该咨询医生后再使用。

同时，孕妈妈不要过多地使用化妆品，尤其是那些可能会损害宝宝健康的化妆品，要一律禁用。此外，日常生活中一些化工产品如洗衣粉、洗洁精等，孕妈妈尽量少接触，如果接触最好戴上防护手套，避免对自身的皮肤或胎儿产生副作用。

胃酸过多的饮食疗法

　　怀孕进入30周后，孕妈妈会出现胃酸增多，经常泛酸，饭后1小时难受，坐着都难受。这是由于子宫增大，对胃肠产生压迫，导致胃排空变慢导致的。一般在孕前就有胃病或胃肠不适症状的孕妈妈更容易出现此状况。有的孕妈妈还会感到胃有灼烧感。

　　胃酸多的情况可能会让孕妈妈有点难受，但并不会给胎儿带来伤害，而通过调节饮食等措施，孕妈妈胃酸多的情况也可以得到很大改善。

　　如果孕妈妈的饮食中含有大量糖分较高的食物，则更容易出现胃酸多的情况。而有的孕妈妈因为担心胎儿缺乏营养，一味地在孕期增加饮食摄入，造成营养过剩或者脾胃消化不良等情况，也容易导致胃酸增多、泛酸。针对这种情况引起的胃酸过多，孕妈妈要调整饮食，减少富含糖分食物的摄入，同时要合理饮食，不要毫无控制地大量进食。

　　多吃一些助消化的食物。孕妈妈可以适当吃些粗粮，或者在饮食中加入促消化的食品，如玉米糊、小米粥、山药粥等，尽量不要吃单纯的大米粥。玉米、小米中含有丰富的B族维生素，具有养脾胃的功效，孕妈妈适量进食，有助于消化。

　　山药粥即是准备等量的山药、米，将山药去皮、洗净后，切成碎末，与米一起煮烂。山药具有益气、健脾肾、利湿气的功效，与米一起食用，可抵消米中过多淀粉带来的胃酸增多的不适。当然，这类饮食也需合理摄入，不要因为有助于消化而一味进食它们。

　　饮食以清淡为主，不要随意在粥中添加辅料，可以适当加一点大枣。在胃酸过多症状减轻后，再逐渐添加高热量、高营养的食物。如果胃酸过多症状相对较重，则可以在医生的指导下服用一些帮助消化的药物。

　　适当增加蔬菜、水果摄入量。淀粉往往会刺激胃酸分泌，而蔬菜、水果中的纤维素、维生素等相对不会刺激胃分泌过多的胃酸,孕妈妈不妨适当增加蔬菜、水果的摄入量。不过,由于水果中含有丰富的糖,而蔬菜虽然富含维生素、纤维素,但其能量供应并不如富含糖类的米饭、面食等主食,因此孕妈妈只可适当增加,而不可以蔬菜、水果为主食。

孕育箴言

　　胃酸是人体消化必需的物质,但如果胃酸过多,会损伤胃和十二指肠。尤其是胃酸过多时会引发呕吐、反酸等。在饮食方面要少食多餐,少吃太甜、太辣、太黏的食物。

合理膳食降低早产风险

　　饮食对身体健康的作用是非常重要的,科学而合理的饮食可以帮助孕妈妈生个健康、漂亮的宝宝。孕30周后,随着胎儿增长、孕妈妈身体变化等原因,胎儿出现早产的概率增加。此时适量调整饮食,科学摄入食物,做好饮食护理,可以预防早产。

　　那我们要遵循哪些饮食原则呢?

　　(1)营养均衡。怀孕期间所摄取的营养与腹中胎儿的发育成长息息相关,营养不良的胎儿容易引起早产。因此孕妈妈要注意合理而科学地进食,均衡摄取营养。

　　(2)少量多餐。腹胀是大多数孕妈妈常见的困扰,从怀孕初期到后期都可能发生,而少量多餐的进食原则,可让你轻松摆脱腹胀的难题。每天分成 4 ~ 6 餐,每餐维持7分饱,避免1次吃进大量食物,不仅可以减轻腹部饱胀的不适感,也有助于孕期体重的控制。

　　(3)善用饮食替换。怀孕期间由于激素分泌发生变化,孕妈妈出现食欲下降、偏食、挑食等问题。为了能获取各种足量的营养,可以采取饮食替换方法,并不需要刻意改变饮食习惯。如不喜欢吃饭的孕妈妈,可选择面条、红薯、红豆、马铃薯等食物作为主食;不爱吃肉的妈妈,可以通过选择鸡蛋、牛奶、黄豆制品等食物来取代。

　　(4)注意饮食卫生。孕妈妈对饮食须格外注意,尽量吃熟食,确认食物或食材的保存期限,烹调食物或用餐前要先洗手,切实做好食物的保鲜工作等。这样,能确保饮食卫生,避免引发感染。

除了遵循上述基本的饮食原则外,孕妈妈多吃鱼肉可降低早产概率。有研究发现,孕妈妈吃鱼越多,怀孕足月的可能性越大,新生宝宝出生时也会显得更加健康和精神。鱼中含有丰富的ω-3脂肪酸,这种物质有延长怀孕期、防止早产的功效,也能有效增加婴儿出生时的体重。不过在选择鱼的种类时要小心,别选用鲨鱼、旗鱼、方头鱼等汞含量较高的种类,以免对胎儿产生伤害。

孕育箴言

孕妈妈的饮食习惯会对胎儿产生很大影响。因此,孕妈妈要正确、合理饮食,尤其要远离孕妇不宜的食物,别因不当的饮食而引发早产,这点在孕晚期更加重要。

怀孕第31周:看看这儿,看看那儿

本周胎儿发育和孕妈妈的饮食

这周的胎儿身长增长缓慢,但体重迅速增加,胎儿的肺部和消化系统已基本发育完成。

孕妈妈的腹部大得像揣了个大西瓜,这个时期最可怕的是先兆子痫。每日生活要避免过度疲劳,饮食上不要吃盐过度。睡眠要充分,白天也要适当休息。从现在开始,很多孕妈妈会觉得睡眠更加不好,好像怎么躺都不舒服。这时最好采用左侧卧的姿势。可以在脚下垫上合适的枕头或被子,平卧时垫高两脚,侧卧时垫高在上面的腿。

孕妈妈在这期间容易发生便秘和水肿,所以要及时补充含膳食纤维的食物,如谷类、豆类及薯类、蔬菜、水果等,典型代表食物有粗粮面包、大豆、红薯、苹果和香蕉。

本周给孕妈妈推荐的食谱:姜丝炒肉、鲜莲银耳汤。

1.姜丝炒肉

【原料】瘦猪肉、姜、青椒、油、酱油、精盐、味精、绿豆芽。

【做法】把瘦猪肉洗净切丝，用料酒、酱油腌制10分钟；把青椒洗净切丝，姜去皮切成丝，绿豆芽摘去根洗净；锅中放油，下肉丝翻炒，七成熟时盛入盘中待用；锅内再放油，加热后放入青椒丝和绿豆芽，翻炒几下后加盐和姜丝合炒几下，最后倒入炒好的肉丝，大火炒1分钟加调料翻炒片刻即可出锅。

【功效】本菜可健胃消食，促进对营养物质的吸收。

2.鲜莲银耳汤

【原料】干银耳、鲜莲子、鸡清汤、料酒、盐、白糖、味精适量。

【做法】提前半天用温水浸泡银耳，将浸泡的银耳加水蒸透取出；把鲜莲子收拾干净，用水氽后，仍用开水浸泡；用大火烧开鸡清汤，加入各种调料，包括料酒、盐、白糖、味精，把蒸透的银耳和泡好的莲子装入碗内，注入清汤即可食用。

【功效】这道汤营养丰富，莲子是补脾、益肾之常用佳品，银耳又能润肺生津、补脑强心，两者合用养颜和血、补气生津，有益于孕妈妈。

孕育箴言

到了孕晚期，宝宝不久即将降临，而孕妈妈的乳房也开始分泌初乳，为母乳喂养做必要的准备。如果孕妈妈决定在宝宝出生后采用母乳喂养，那么现在就需要准备哺乳垫和哺乳胸罩了，这些东西能帮你解决哺乳过程中可能遇到的一些麻烦。

提防孕晚期易出现的异常

到孕晚期，胎儿快速长大，怀孕表现越来越明显，孕妈妈可能会碰到一些异常状况。面对这些异常，孕妈妈要做到心中有数。

1.尿频

由于孕晚期子宫增大或胎头入盆后压迫膀胱，几乎所有孕妈妈都会出现尿频的现象。但是只要不伴有尿痛及烧灼感，即表明没有感染，只是纯粹由于子宫增大压迫膀胱引起的。如果有尿频症状，同时还伴随着尿痛、血尿时，则表明可能是泌尿系统感染，如尿道炎、膀胱炎等，应及时就医，以免延误治疗时机。

2.便秘

胎儿压迫消化道，会造成肠道的蠕动减慢，加上安胎卧床休息，缺乏运动，孕晚期容易便秘。如果便秘情况得不到缓解，可能还会导致痔疮。为缓解这种情况，孕妈妈要调节饮食，适量多喝水，多吃富含纤维素食物，并保持良好的排泄习惯。

3.孕后期腹痛

不管是在孕早期，还是孕晚期，任何腹部疼痛都应引起孕妈妈的注意和警惕。孕晚期，孕妈妈可能会出现因子宫逐渐增大而导致的生理性腹痛，如肋骨压迫痛；因某些异常情况导致的病理性腹痛，如胎盘早剥等。一旦出现不同寻常的腹痛，就应及时休息，入院就诊。

4.泛酸和胃灼热

孕晚期感觉到泛酸和胃灼热，是孕妈妈常见的症状之一。这是由于孕晚期子宫对胃部压迫，导致胃肠蠕动减慢，胃酸反流引起的。要想缓解此症状，则要规律进食，少食多餐，少食用高脂肪食物，以及口味重或油煎的食品，避免加重肠胃负担。临睡前喝一杯热牛奶，也有很好的效果。睡觉时还可多用几个枕头，垫高头部，防止反酸。

孕育箴言

孕妈妈是全家的保护对象，一旦身体出现异常症状，就要及时寻找原因并就诊，以免延误病情，影响孕妈妈身体健康和胎儿的生长发育。

依然频频发生胎动

到了孕晚期，随着胎儿的成长，子宫内可供胎儿自由活动的空间逐渐减少，胎儿活动会越来越少。不过胎动的频繁与否向来与胎儿本身的性格相关，所以说，胎动是否频繁，应该是每个胎儿不同时期胎动次数相比得出的结果。

孕31周时，孕妈妈自我监控胎动次数，每天选择早、中、晚3个时间段中各1小时，计算胎动次数，胎动每次保持在3～20次为正常。在计数胎动时，最好专心致志地做这件事，因为胎动次数并不固定，胎儿表现胎动的方式也不相同。他有的时候比较"乖"，与孕妈妈的作息时间一致，需要让他展现胎动时，便活跃地动起来；而有时候也可能会睡着，没有胎动表现。因此，孕妈妈在选择时间上要有技巧。

此外，孕妈妈自我监控胎动的时间，也是与胎儿进行交流的好时刻。孕妈妈在每天早、中、晚数胎动的3个小时内，处于一种平静、安详和愉快的心境中，这种平和、愉悦的心态会以血液中激素水平的方式传递给胎儿，给胎儿一种平静、祥和的心态。

孕妈妈自测胎动时，最好取坐位或左侧卧位，思想集中专心体会胎动的次数，胎儿每动一下，就在纸上划一道，或将一根火柴放入盒内，以便准确无误地计数。

有的孕妈妈在计数胎动时，往往会数出很多次胎动，甚至认为胎儿出现胎动频繁情况。在这种时候，孕妈妈首先要确认自己的计数方法是否正确。

正确的方法是早上、中午、晚上各抽出1个小时来数，每个小时的胎动数应该不低于3次。但是要注意，不是胎儿动一下就是1次胎动，如果胎儿是连续动的，如他伸了个懒腰，手和脚都会碰触孕妈妈的不同部位，但这只能算作是1次。

此外，孕妈妈认为胎儿胎动频繁，有没有根据，即有没有同胎儿以往的胎动次数进行比较，胎儿是不是以前就很爱动。如果胎儿胎动始终都很频繁，次数都比较多，就不是真正的胎动频繁情况。只有同其他时刻相比，胎儿胎动次数突然增加，才能表明可能宫内环境发生了变化，胎儿可能出现了缺氧等情况，需要及时到医院就诊确认。

孕育箴言

监测胎动次数的工作不能落下。胎动次数多是胎儿健康、活跃的表现。若发现胎动在异常减少，应该喝一大杯果汁，再继续观察胎动的情况。如果这样依旧无法让胎儿活跃，宝宝反而更加安静，那就需要尽快到医院检查。

关注胎儿生殖器的发育

到了孕31周，胎儿的生殖器官发育已接近成熟，如果宝宝是男孩，他的睾丸可能已经从腹腔进入阴囊,但是有的宝宝可能会在出生后当天才进入阴囊;如果是女孩,她的大阴唇明显隆起,左右紧贴。这时如通过B超检查胎儿性别,基本上不会发生误测的情况。

胎儿的性别是在精子与卵子结合那一刻就已决定,人体的生殖腺来自于体腔上皮、生殖腺嵴的间充质及原始生殖细胞3个不同的部分。胚胎形成第4周时,位于卵黄囊后壁近尿囊处有许多源于内胚层的大圆形细胞,这就是原始的生殖细胞;到了第5周时,生殖腺嵴的表面上皮向其下方的间充质生出许多不规则的细胞索,这即是初级性索;胚胎发育到了第6周,原始的生殖细胞会经由背侧肠系膜陆续迁移到生殖腺嵴,进入初级性索内。

初级性索内包含着性别的遗传信息,如胚胎细胞的性染色体为XY时,即为男孩时,Y染色体中睾丸决定因子会使未分化性腺向睾丸发育。

胚胎发育到第7周,在睾丸决定因子作用下,初级性索增殖,并与表面上皮分离,向生殖腺嵴深部生长,分化为细长弯曲的襻状生精小管,其末端相互连接形成睾丸网,表面上皮下方的间充质形成一层白膜,分散在生精小管之间的间充质细胞分化为睾丸间质细胞,并分泌雄激素。也就是说,从第7周开始,生殖腺开始初步构成,并向成熟发展。

随着胚胎长大,胎儿生殖腺逐渐下降,到了孕第3个月时,生殖腺已位于盆腔。此时如果是女孩,卵巢便停留在骨盆缘稍下方,而男孩的睾丸则继续下降,于第7～8个月时抵达阴囊,标志着男孩的外生殖器官基础发育已经完成。

目前还出现了一种所谓能转变胎儿性别的物质,其可以改变胎儿生殖系统发育。其实,这样的做法只会扰乱胎儿原本的生长发育轨迹,给胎儿生长发育传递出错误的信息,最容易导致胎儿生殖系统发生问题,比如造成"阴阳孩"等。

因此在此提醒孕妈妈及家人,胎儿的性别和生殖系统都是基因控制的,并早在受精卵形成那刻就已确定的。在孕育过程中,对于胎儿的性别,孕妈妈和家人只宜保持着顺其自然的态度,不要对胎儿生长发育进行干预,以免给孩子造成不可挽回的伤害。

孕育箴言

重男轻女的观念,在中国老百姓心中已经根深蒂固。很多孕妈妈都想要一个男宝宝,而当孕育后检查发现自己怀了一个女宝宝,就感觉不是滋味。其实,父母们要摒弃重男轻女的错误观念,孕育时顺其自然,不要试图改变胎儿的性别。

不要误伤胎儿

孕晚期孕妈妈体重继续增加,身体负荷进一步加重,但还应保持适量的运动,以保证身体健康,为分娩做好准备。当然,由于孕妈妈行动变得比较笨拙,这时运动还需要注意安全,不要因为意外事故而伤害到腹中的宝宝。

进入孕晚期后,由于腹部隆起,为了支撑庞大的腹部,孕妈妈要将身体向后倾斜。如果身体过度向前弯曲,不但会压迫胎儿,孕妈妈自己也会感到呼吸困难和晕眩。

即使在日常的起、坐、立、行过程中,也要避免压迫腹部。椅子最好选择直背坐椅,而不要选择低矮的沙发。要坐下时,先保持背部的挺直,用腿部肌肉的力量支持身体坐下,使背部和臀部能舒适地靠在椅背上,双脚平放在地上;起立时,则要先将上身向前移到椅子的前沿,然后双手撑在桌面上,并用腿部肌肉支撑抬起身体,使背部始终保持挺直。

孕晚期孕妈妈子宫已过度膨胀,宫腔内压力已较高,子宫口开始渐渐变短,此时应适当减少运动量,以休息和散步为主。过于频繁的或剧烈的运动,会诱发宫缩,导致早产。

由于孕晚期孕妈妈身体变得笨拙,为了安全,孕妈妈运动要慢一点,一般以散步为宜,而且不要太过疲劳。运动时间也要控制,每次不要超过1小时。

孕妈妈在孕晚期进行运动时,还要注意一些细节:不必刻意勉强自己,应选择自己能适应的运动;运动时从自己能做的动作开始,逐渐让身体习惯;运动时间和运动的幅度要根据自身情况进行调整,不要太苛求自己;在运动时如发现身体有不适症状,如出现头晕、气短、宫缩频率增加,某个部位疼痛、阴道突然有血丝或流血等情况,要立即停止运动,向医生询问这种情况是否正常后,再决定是否继续做运动。

孕晚期运动，应该具体情况具体分析，选择适合自己的运动项目和运动方式。但不管开展什么样的运动，都要注意运动要有限度，不要令自己感到疲劳，甚至累得上气不接下气。更重要的是不要因为好奇而尝试那些有可能对腹部造成压迫的运动。

怀孕第 32 周：生殖发育接近成熟

本周胎儿发育和孕妈妈的饮食

这周胎儿的体重已达到 2 000 克左右，身体和四肢仍在继续增长，最终要长得与头部比例相称。皮下脂肪更加多，皱纹减少。随着胎儿的长大，子宫内空间相对变小，胎儿的手脚活动不开，所以胎儿的胎动次数比原来少了。

在这一周，孕妈妈要注意日常有无出血现象。即使只有少量的出血，也要尽早接受医生的诊察，因为有早产、前置胎盘、胎盘早剥的可能性。

胎儿这个月正是在肝脏和皮下储存糖原及脂肪的时候，所以孕妈妈要多储存一些热量，以补充糖类为主。孕妈妈可以增加主粮的摄入，如大米、面粉等。另外，可增加一些粗粮，比如小米、玉米、燕麦片等。

孕妈妈要保证谷类、豆类、蔬菜、水果的摄入；鱼、禽、瘦肉合计每日 250 克，每周至少进食 3 次鱼类，每日 1 个鸡蛋，每周进食动物肝脏 1 次；每日饮奶 1 杯。

本周给孕妈妈推荐的食谱为：小窝头、冬瓜海鲜卷。

1.小窝头
【原料】细玉米面、黄豆粉、白糖、小苏打、桂花。
【做法】将细玉米面、黄豆粉、白糖、小苏打掺在一起，再逐渐加温水，慢慢揉和，和得与饺子面相仿即可；将和好的面揪成剂，每两做 10 个；再蘸着桂花水团成小窝头，上屉蒸熟即可。
【功效】含有丰富的蛋白质、糖及其他微量元素，非常适合于孕妈妈食用。

2.冬瓜海鲜卷
【原料】冬瓜、鲜虾、火腿、香菇、芹菜、胡萝卜、水、淀粉、盐、味精及白糖适量。

【做法】先将冬瓜洗净切片、鲜虾洗净剁成段，然后将火腿、香菇、芹菜、胡萝卜洗净，分别切条备用；起锅将冬瓜片用滚水烫软捞出备用；依次将虾段、胡萝卜条、芹菜条、香菇条分别在沸水中烫熟，捞出拌入盐、味精、白糖，包入冬瓜片内卷成卷，刷上食用油；上笼蒸熟即可食用。

【功效】这道美食营养丰富，所含的蛋白质、维生素、脂肪，有助于胎儿的生长。

> 随着时间不断推移，胎儿出生日期也日益临近，此时，孕妈妈可能会在睡梦中出现腿抽筋的情况。如果出现这样的情况，可以用力将脚蹬到墙，或下床站立一会儿，这样就有助于缓解抽筋症状。当然，日常饮食中保证钙的摄入是预防抽筋的根本。

孕期第7次产检

这个阶段孕妈妈的体重每周都会增加250克以上，而且随着子宫对孕妈妈内脏的压迫，开始尿意频繁。沉重的腹部会让孕妈妈不愿意走动，并且感到疲惫。

为了确保孕妈妈和胎儿的健康，在孕32周时，孕妈妈要进行例行体检。产检的常规检查，如体重、血压、宫高、腹围、水肿检查和尿常规、心电图、胎心多普勒听诊等，都是必不可少的。而且，随着孕晚期的到来，有的医院可能会给孕妈妈安排骨盆内诊、B超检查等项目，为确定将来的分娩方式做准备。当然，骨盆内诊、B超项目等并不一定在这一周进行，一般来说从孕29周开始，到孕36周之间做检查都可以。

从这一周开始，医生会提醒孕妈妈要更加注意早产现象。正常情况下，此时迅速成长的胎儿身体会紧靠着子宫，初产妇的胎儿会表现出头朝下的头位，这意味着胎儿已经开始做出生的准备了。这个阶段一些不经意的行为或者现象容易导致早产。

为了预防早产现象，孕妈妈在生活中应注意以下方面。

（1）注意均衡营养的摄入：经过胎儿快速成长的孕中期，孕妈妈可能会因为饮食、体质等原因出现不同程度的贫血症状，如孕妈妈贫血情况严重，则容易导致胎儿早产。为了避免这种情况出现，孕妈妈在孕早期、孕中期时应合理调节身体,注意均衡营养的摄入,避免出现贫血。到孕晚期时,还要注意保持每天1杯牛奶,适量进食动物肝脏,以保证铁、钙等微量元素补充,防止微量元素缺乏引起早产。

(2)预防感染:预防早产的首要举措就是预防感染,尤其是妇科感染。因为妇科感染直接联系着子宫、产道等与胎儿密切相关的部分,易导致子宫感染,引发早产。所以孕妈妈在孕晚期时要记得尽量少外出就餐,少吃生冷食物、隔夜饭,避免急性肠胃炎和腹泻。一旦孕妈妈出现白带增多、外阴瘙痒等症状时,要及早到医院做妇科检查。平时注意补充水分,适量锻炼,提高身体免疫能力,防止患感冒等。

(3)避免剧烈活动:生活中尽量不要做弯腰的动作,以免增加腹部压力。另外,睡眠时,可以采取左侧卧位姿势。

　　现实生活中早产的现象很普遍。如果怀了双胞胎,因为孕妈妈一个人补充营养,却有三个人吸收,饮食不当容易导致营养不良,影响胎儿发育,而且早产的概率会明显增加。所以,孕育双胞胎时要更加注重营养的补充,多注意休息,并辅之以适量的运动。

胎儿脐带绕颈并不可怕

在胎动比较频繁的孕中晚期,脐带绕颈的情况非常普遍。脐带绕颈即是指脐带缠绕在胎儿颈部,少者可缠绕1周,多者可达7周。脖颈是人体呼吸道、大动脉等存在的关键部位,在人们观念中,如果颈部被缠,势必会影响正常的呼吸,危及生命,但是胎儿却不一定如此。因为胎儿在母体时并不是用肺呼吸,而是通过脐带进行养分的输送,因此只要脐带绕颈不是太紧,一般不会给胎儿生长发育造成伤害,只是在分娩过程中,有可能会因为脐带牵扯,导致胎儿发生缺氧窘迫或者胎盘早剥等情况,危及孕妈妈及胎儿的安全。

造成脐带绕颈的原因有很多,主要有以下几个方面。

(1)羊水过多,子宫空间较大,胎儿在母体内的运动空间相应增大,脐带绕颈的发生概率也会增加。

(2)脐带过长,或者胎儿的体型相对较小,也会发生绕颈。

(3)胎儿运动频繁。胎儿在母体内并不老实,会在空间不大的子宫内翻滚打转,所以脐带缠绕住颈部、躯干或手脚都有可能发生。

医学实践表明,在孕中期有一半的胎儿都发生过脐带绕颈的情况,而随着胎儿的成长以及在母体内的活动,大多数脐带绕颈的胎儿,在预产期前都会解开绕颈的脐带,并不影响生长发育和分娩。面对这样的情况,孕妈妈完全可以不必担心。

脐带绕颈无法预防,那万一发生严重的脐带绕颈,该怎么办呢?

为了谨慎起见,孕妈妈应该参加医院的 B 超检查,以了解胎儿在母体内的详细情况。通常通过 B 超检查,能准确地检测到脐带绕颈情况,以及绕颈圈数和是否危及胎儿生命。彩超显示胎儿头部见"V"形压迹,表明是绕颈1周;"W"形压迹表明绕颈2周;如果是波浪状痕迹,则表明是绕颈3周以上。最后一种情况比较少见。

很多孕妈妈一听到临近预产期,胎儿还有脐带绕颈情况,就要求进行剖宫产。其实,并不是所有的脐带绕颈情况都需要剖宫产。在分娩过程中,医护人员会通过监测胎心音变化的方式,来适当采取措施。如果胎心音正常,产程进展顺利,则完全可以和正常孕妈妈一样经阴道分娩。只有在胎心音出现异常,或者胎儿出现窘迫等情况时,才采取剖宫产。

孕育箴言

> 孕妈妈们一定要明白,脐带绕颈是胎儿在发育过程中很常见的一种现象,只要没有到预产期,或者胎心监测没有发现异常情况,孕妈妈不必采取任何措施,也不要担心胎儿的安全,一般只需尽量减少震动,静待胎儿自行解决即可。

补充钙质,增强宝宝体质

孕8个月后,胎儿骨骼、牙齿钙化突然加速,肌肉与神经系统之间的联系变得更为紧密,需要大量钙质,而胎儿对钙的需求必须通过母体来供给。因此,孕妈妈要为胎儿提供充分的钙质以及骨骼发育所需的磷等物质,以保证胎儿骨骼、牙齿、肌肉和神经系统的发育。

若孕妈妈没注意补充钙,血钙浓度会降低,导致全身骨质中的钙参与生理代谢和供胎儿生长发育运用,因此孕妈妈会有抽筋、酸痛、水肿等现象,严重者会出现高血压、难产、骨盆畸形、牙齿松动、骨质软化症、产后乳汁不足等病症,进而影响未来的健康。

而钙质不足也会导致胎儿的骨骼与牙齿发育不良,胎儿出生后,也更容易出现缺钙症状,如新生儿容易惊厥,易有水肿发生,还表现为毛发稀疏、厌食、佝偻病等。另外由于钙对智力发育与神经系统也十分重要,缺钙可能还会影响胎儿将来的智力发展。

孕妈妈标准钙需求量为每日1 000毫克,怀孕最后3个月及哺乳期大概需要每日摄入1 200毫克。孕妈妈补钙的方法有2种,一种是通过服用钙剂来补充钙质,一种则是通过饮食摄取。在孕晚期想通过服用钙剂来补充钙质,要根据医生的建议来进行。

下面介绍几款既好吃又补钙的菜肴,孕妈妈可以在孕晚期食用。

1. 翡翠豆腐

【原料】豆腐5块,菠菜200克,花椒油75克,精盐、鸡精各适量。

【做法】将豆腐上屉蒸一下,去掉水分,切成细丝,然后用凉水投凉,沥净水;将菠菜梗切成长段,放入沸水中焯一下,捞出,放入凉水中投凉,沥净水;将豆腐和菠菜装入盘内,浇上热花椒油,撒上精盐和味精,拌匀即成。

【功效】豆腐含有钙、磷、钠、钾等,菠菜可养血,滋补作用明显。

2. 糖醋海带

【原料】浸发海带250克,白糖50克,醋50克,香油、酱油、盐、料酒、葱姜末少许。

【做法】将浸软泡发的海带洗净,然后卷成卷;锅置火上,放油加热,下葱姜末煸炒,当发出香味时,把酱油、盐、料酒等调料和适量清水一并加入;把海带下锅煮几分钟,即改小火焖烧,直到汤汁浓稠时加香油,就可以出锅,装盘。

【功效】这道菜含有碘、钙、磷、铁、锌、蛋白质等营养素,适合孕妈妈和胎儿。

钙是人体中一种重要的营养素，它在骨骼发育、牙齿发育、细胞新陈代谢方面起着关键性的作用，如神经冲动的传导，肌肉的收缩、舒张，血液的凝固等，都与钙息息相关，所以要重视补钙。当然，同时也不能忘记补充铁、锌、磷、钠等元素。

给宝宝做语言胎教

到了孕晚期，胎儿初步的意识萌动已经建立。准爸妈可以通过讲故事、弹琴、听胎教音乐等方式，提高胎儿的智力。虽然此时胎儿还不懂爸爸妈妈们讲授的内容，但却能通过声音的波长和频率，产生直接的记忆，接受父母的情感。

准爸妈可用一些有意义的语言刺激宝宝。准爸妈可以在每天晚饭后，给胎儿讲解一些意境深远而又通俗易懂的诗，或者跟他讲讲今天一天爸爸妈妈的生活和遇到的问题等，这些温和而生活化的语言会刺激胎儿的听觉系统，有助于培养他的语感以及情感表达。

当然，准爸妈和宝宝的对话内容不必太复杂，内容不限，可以是问候，可以是聊天。为了培养宝宝丰富的想象力、独创性和进取精神，准爸妈还可以为宝宝选择一些色彩丰富，富有想象内容的宝宝画册，并借助画册讲故事，准爸妈可以将画册中展示的世界用饱含感情的声调讲给宝宝听。

另外，准爸妈还可以通过欣赏音乐，来给胎儿进行美的教育。在选择音乐时，尽量选择一些主题鲜明、意境饱满的作品，并且要调整好心态，平和而安静地欣赏这些音乐作品，体会音乐中所表达的情感，这些情绪会进而影响胎儿，促使胎儿心智的成长。

胎儿可以接受准爸妈的感情，并且会受准爸妈情绪的影响，所以，准爸妈在与宝宝对话时，一定要把他(她)当成家庭中的成员，认真传达情感，才能实现胎教的目的。实践证明，经过胎教训练的胎儿，出生后情感更丰富，语言能力更强。

怀孕第 33 周：痛并快乐着的时刻

本周胎儿发育和孕妈妈的饮食

这周有的胎儿已长出了一头胎发，只是胎发比较稀疏，但这并不意味着以后的宝宝头发稀疏，所以大可不必在意。这周胎儿的指甲已长到指尖，有的胎儿的头部已降入骨盆。

这周孕妈妈行动起来已极为不方便，有的孕妈妈由于心理和身体的变化，很容易失眠。有的胎儿的头部已降入骨盆，那么孕妈妈原有的胃灼痛、消化不良以及气喘等都会减轻。但由于膀胱更受压迫，所以尿频现象会更加明显。

胎儿的骨骼和大脑还在发育阶段，所以孕妈妈要进食一些含脂肪、胆固醇、蛋白质、维生素 A 和维生素 D 且利于胎儿大脑和骨骼发育的食物。

为了分娩不至于太困难，也为了胎儿的营养供给，孕妈妈在饮食上需尽量避免高脂肪的食物。这周可以食用一些南瓜、红薯、土豆来代替米面等作为主食，除此之外，还要多进食一些海洋动物食品。鱼类具有低热量高蛋白质的特点，100 克鱼肉可提供成人蛋白质供给量的 1/3，而且还可以提供丰富的矿物质，如镁、铁、碘等元素，因此多吃海洋动物食品有益无害的，但必须是选择性地吃。

本周给孕妈妈推荐的菜谱为：木耳粥、牛肚补胃汤。

1. 木耳粥

【原料】黑木耳、粳米、大枣、冰糖少许。

【做法】将木耳浸泡半天；用粳米、大枣煮粥，待煮沸后，加入木耳、冰糖适量，同煮为粥。

【功效】润肺生津，滋阴养胃，补脑强心。孕妈妈食之，对胎儿发育非常有益。

2. 牛肚补胃汤

【原料】牛肚、茴香、桂皮、生姜、胡椒、黄酒、盐。

【做法】用清水将牛肚清洗干净，再用盐和醋反复擦洗牛肚数次之后，接着用清水冲洗几次即可；清洗好的牛肚放入砂锅底，加水浸没，用大火烧开之后改用中火煨2小时，之后取出，把牛肚切成小块后再放入砂锅，加黄酒、茴香、桂皮，再用小火煨2

小时之后,加盐、姜、胡椒粉少许,继续将牛肚煮烂即可。由于制作时间较长,可一次性多做些,放入冰箱,每次饮汤1小碗,每日2次。

【功效】本菜适合虚弱的孕妈妈,能补充胎儿所需要的营养。

> 胎儿对外界的感知越来越敏锐,因此胎教要继续开展。孕妈妈多听听轻音乐,这样的音乐让人放松,心情变得愉悦,同时可以增强宝宝乐感。

精心选择宝宝降生的医院

孕33周,随着胎头入盆,孕妈妈要接受骨盆检查等,分娩方式和计划被提到日程上来,而确定在哪家医院分娩成为孕妈妈和家人要考虑的重要问题。一般大家都会选择在自己产检的医院进行分娩,不过在选择产检或者分娩医院时,应考虑好以下因素。

首先是医院的产科医生水平。由于产科医生水平是决定着孕妈妈能否顺利分娩的重要因素,因此无论选择哪家医院,都应事先咨询、考察该医院产科医生水平。孕妈妈可以通过上网查看的方式了解,也可向身边的亲戚、邻居、同事等打听。

其次是医院的综合服务条件。如果把医院中的医生看作硬件,那么医院的医疗服务就是一所医院的软件,硬件配置只是表面的,关键还看软件。因此,在选择医院时,最好先考察下医院的医疗服务条件,具体可从下面这些方面来考察。

(1)医院环境是否舒适:包括检查时排队等候的时间是不是很长,是否需要在楼上楼下不同科室之间奔波,是否有单人的产房可供选择等。

(2)是否提供相关的新生儿服务:包括分娩全过程医院是否提供胎心监控;宝宝出生后,医院是否提供新生儿游泳和按摩、抚触等服务;针对新生儿的检查制度是否完善等。

(3)是否能自主选择分娩方法:比如有些医院夜间不提供麻醉服务,选择自然分娩的妈妈就需要在分娩前仔细咨询相关规定,是否提供助产分娩,是否可由亲人陪伴分娩,分娩后是母子分室还是母子同室等。

(4)医院配餐以及分娩费用等详细情况,以及是否可以提前住院待产。

孕育箴言

医院的选择要综合多方面的因素,不要一味追求高层次的医院,应根据自身健康及经济、交通条件,选择方便且有保障的医院迎接小宝宝的到来。最好选择离家较近的医院,且应提早观察好交通路线,以便孕妈妈临盆时能及时抵达医院。

为小宝宝准备专属物品

为了迎接宝宝的到来,孕妈妈和准爸爸要及时做好准备,不仅要做好身体的、心理的准备,还要为宝宝出生后的物质生活做好准备。

宝宝出生后不久,就要像大人一样穿上衣服,所以衣服的准备很重要。

汗衫、长裤3 ~ 5件。刚出生不久,宝宝皮肤娇嫩,最好穿柔软的、贴身的衣物,因此棉质衣物较好。

棉背心1 ~ 2件。棉背心以针织者为佳。为了使宝宝的手足能自由活动,皮肤能更充分地调节温度,不要穿得太厚。

袜子、连指手套各2双。在寒冷的季节,为了保持脚的温度需穿袜子。外出时穿毛线织的短袜很暖,也很方便。

普通婴儿外套2 ~ 3件。选择婴儿服装,要求轻,皮肤感触良好,替换方便,脖子和胳肢窝舒服,手足能完全包上。

为了更好地喂养宝宝,让宝宝健康成长,婴儿用具的准备也必不可少。

奶瓶2 ~ 3个、橡皮奶嘴9 ~ 12个。奶瓶大小应有所区分,小婴儿用的奶瓶容量在200毫升左右即可,随着宝宝长大,可以换相对大一些容量的奶瓶。每次使用奶瓶后都必须蒸煮消毒,所以用耐热的、透明的玻璃制品较好。塑料制品虽然携带方便,但是由于它往往不透明,不容易看见内部的脏处,又不能煮沸消毒,故不宜使用。

准备一个专用澡盆。小婴儿新陈代谢较快,需要每天洗澡,而对新手爸妈来说,开始给小婴儿洗澡是一件非常艰难的事,选择一个恰当、好用的澡盆,可以减轻不少心理压力。婴儿浴盆宽40厘米、长50厘米左右,椭圆形的较为适当。浴盆的深度以能让婴儿充分洗浴的为宜。为避免婴儿在洗澡时打滑,爸妈们还可以给澡盆配备浴网。

还有,要准备足够的尿布。宝宝出生后,除了给宝宝准备尿不湿外,还应准备适量的尿布。尿布可用柔软的、吸湿性好的棉布,也可以将准爸妈的棉秋衣、秋裤、旧床单等物品,洗净、煮沸、消毒后,剪开当作尿布。

纱布1卷。清洁用纱布,是婴儿离不开的东西。把纱布剪得大些,双层,经常放在身边,使用过后洗净煮沸,消毒晒干后备用。

另外,准备几个围嘴。尤其是流口水的宝宝,围嘴是保持下颌干燥的"法宝"。

孕育箴言

出生后的宝宝身体容易脏,妈妈经常会给宝宝洗澡,但不知道用什么样的沐浴用品为好。其实,只要在孕前准备一些婴儿用皮肤油、爽生粉即可。由于宝宝的皮肤很细嫩,不能给他(她)使用成人用的沐浴乳、洗发水等,以免损伤皮肤。

羊水是胎儿的生命之水

羊水是维持胎儿健康的东西,当羊水出现异常,胎儿的健康也会受到影响。

羊水的颜色会随着孕期的增加而改变。怀孕早期,羊水为无色的澄清液体,此时羊水的主要成分是水,其中含有少量矿物质、有机物、激素和脱落的胎儿细胞。但是,随着孕周的增加,胎儿的成熟,尤其是临近预产期时,胎儿代谢到羊水中的物质增加,有胎儿脱落的皮肤细胞,也有脱落的胎脂、毛发等小片物混悬其中,羊水会呈轻度乳白色,并且混有白色的絮状物。

羊水颜色可以预示胎儿的成熟度,到了孕晚期或者预产期,羊水会变成乳白色。但有时因为疾病等原因,羊水的颜色不正常,这说明胎儿的发育也出现了异常。比如羊水呈现黄绿或深绿色,意味着胎儿出现缺氧症状;羊水呈现金黄色,则意味着孕妈妈与胎儿血型不合,发生了溶血症,导致羊水中胆红素增高;羊水呈现黏稠黄色,则意味着出现了过期妊娠,胎盘功能不全;羊水呈现脓性浑浊或带臭味,则表明出现了严重的宫腔感染;羊水呈现标红或褐色,则意味着胎儿可能已死亡。

羊水浑浊的原因有哪些呢？主要可能有以下方面：孕妈妈有重度贫血、心脏病、心力衰竭、妊高征等疾病，胎盘功能低下、胎儿畸形，羊膜腔内感染、胎脂过多、孕妇胆汁淤积症、胎儿宫内缺氧。这种种因素都会导致羊水浑浊。

预防羊水浑浊的最好方法则是按时进行产检，孕妈妈要调整好身体、心理状况后再进行孕育，而且在孕育过程中要注意饮食、生理卫生，每天进行适当的锻炼，尽量避免罹患孕期疾病，引发急性感染等，导致子宫腔内感染等问题。

发现自己腹中的羊水变得浑浊，那又该怎么办呢？

如果还没到预产期，B超检查显示孕妈妈羊水呈现浑浊，孕妈妈最好做一个羊水穿刺抽样检查，看看羊水混浊程度。如果是孕晚期，羊水穿刺抽样检查显示羊水有轻度浑浊，这有可能是胎儿胎脂、脱落的皮肤细胞等物质进入羊水中导致的，一般没有问题。

如果羊水穿刺抽样检查显示出现了中度或重度羊水浑浊，则有可能是胎儿将胎便排泄到了羊水中。要根据情况，及时采取措施，如严密观察胎儿宫内情况，立即进行胎心监测，寻找导致羊水浑浊的原因，并积极采取治疗等，以保证胎儿的安全。

孕育箴言

....

羊水过度浑浊会使胎儿缺氧，严重者甚至致死。如果胎心监测显示胎儿处于缺氧状态，孕妈妈应采取左侧卧位并吸氧，以增加胎盘血液供应，缓解胎儿缺氧状况。如果羊水重度浑浊，胎儿生命受到威胁，孕妈妈除了提前分娩，没有其他的选择。

怀孕第34周：胎儿翻了个跟头

本周胎儿发育和孕妈妈的饮食

这周胎儿的体重已达2 300克，坐高已为30厘米。胎儿的头部已进入骨盆，头骨还很软，骨头之间还存有一定的空隙，这是为了使胎儿在分娩时能顺利通过产道，但他的其他部位的骨骼已变得结实起来。此时的胎儿也变得更加漂亮。

尽管孕妈妈的腿脚肿得更厉害了,但孕妈妈也不要限制水分的摄入量,因为母体和胎儿都需要大量的水分。如果发现自己的手或脸突然肿起来,那就一定要去看医生。

胎儿体内的钙一半以上是在怀孕期最后2个月储存的,所以孕妈妈要坚持每天补钙。

孕妈妈仍要坚持每天喝1杯牛奶,或按照医嘱吃钙片,多进食一些海带、虾皮、大豆、蛋黄、香菜、芹菜、小葱和大枣等食物,以满足胎儿对各种营养素的需求。

本周给孕妈妈推荐的菜谱为:紫菜卷、红烧鲤鱼。

1. 紫菜卷

【原料】河鳗、紫菜、鸡蛋、小葱、姜末、黄酒、盐、味精、淀粉、麻油各少许。

【做法】首先将河鳗洗净,剔去背骨,除去皮和筋刺,然后用刀剁成细泥放入盘中,加淀粉、姜末、黄酒、精盐、味精、鸡蛋清,用力搅拌,拌到稍有黏稠之后,淋上麻油,再次搅拌,即成鱼泥;打散鸡蛋敲入碗内,加淀粉、盐,用筷子打匀,在锅内摊成蛋皮待用。

最后在台板上摊开一张紫菜,先覆上一层蛋皮,再抹上一层鱼泥,中间放入一根小葱,顺次卷拢。依此方法,做成多条,放入蒸笼,用旺火蒸10分钟,取出冷却切成块即成。

【功效】这道美食富含蛋白质、钙等营养素,对胎儿的发育成长非常有益。

2. 红烧鲤鱼

【原料】鲤鱼、油、高汤、酱油、白糖、料酒、蒜片、盐、姜块、葱段、香菇、笋片。

【做法】鲤鱼去鳞、腮、内脏后洗净,一面用坡刀划"十"字花刀,另面横拉数口;把鱼炸至金黄色后起出,原油锅放入蒜片、葱、姜、高汤、料酒,开锅后放入炸好的鱼,再放入调味料移至微火煨烧,至汤剩一半时将鱼盛入盘内;锅移旺火用水团粉勾芡浇于盘中鱼上即成。

【功效】此菜分娩前食用,有利于消除因水钠潴留所致的水肿。

这个时期已接近分娩期，可以到医院检查胎位，如果发现胎位不正，应该在医生的指导下矫正胎位，使孕妈妈更顺利地分娩，同时也可保障宝宝的健康。

孕期第8次产检

孕34周，孕妈妈开始了第8次产检，这次产检的项目包括体重、血压、宫高、腹围、水肿检查和胎心多普勒、尿常规、骨盆内诊、心电图、B超等，其中骨盆内诊和B超检查，不一定在孕34周检查。一般说来，在孕34～37周之间检查都可以，具体情况可能要视孕妈妈所选择的妇产医院，以及自身情况来确定。

大多数孕妈妈都会在这一周进行骨盆内诊和B超检查。骨盆内诊可以确定骨盆大小、类型，从而为选择合适的分娩方式提供医学依据。

到了孕晚期，医生基本上还会给孕妈妈安排2次B超检查，这也是非常必要的。通过B超检查，医生可以观察到胎儿生长发育情况，在子宫内的状态，以及进一步检查胎儿是否存在畸形，并测量胎儿身体的某些部位，特别是他脑袋的大小、股骨的长度和上腹部的周长。对某些胎儿畸形及胎盘的形态与位置异常等，通过超声检查可做出诊断。检测胎儿脐动脉，胎儿体内肾动脉、脑动脉等大血管的血流参数，可评估胎盘的功能，胎儿是否有宫内缺氧窒息等。同时，孕妈妈的子宫状况、胎盘成熟度、羊水量也需要通过B超检查才能检查出来。

这个阶段妈妈在孕育宝宝，那准爸爸都该做些什么呢？准爸爸要做好一切准备，包括去医院要带的物品，去分娩医院的联系电话、乘车路线，以及准备好孕妈妈所有的检查记录。如果孕妈妈出现早产的征兆，准爸爸要迅速行动。

子宫内感染怎么办

子宫内感染是指女性怀孕后，某些微生物进入孕妈妈子宫、胎盘，导致胎儿感染病毒的情况。子宫内感染对胎儿的伤害是巨大的。导致子宫内感染的微生物很多，如乙肝、巨细胞、风疹病毒，梅毒螺旋体，弓形虫等，其中最多见的为巨细胞病毒。这些微生物感染可能会导致胎儿死亡，或引发子宫内肺炎、脑膜炎等。有的虽然在出生时看上去没有什么异常，但到新生儿期时，可出现上述感染现象，也可能会出现智力障碍、听力障碍、视力障碍等。

子宫内感染还会对孕妈妈造成伤害，如果情况严重，致病菌就会经过胎盘进入母体血循环，导致产妇败血症、中毒性休克，甚至死亡。

正常情况下，女性怀孕后子宫颈内会分泌黏液，阻挡细菌进入子宫腔，而且羊水也具有杀菌等作用，因此孕妈妈的子宫内环境应该是无菌的，通常不会发生感染。

女性在怀孕初期，应该不会出现子宫内感染情况，因为受精卵形成和着床过程中就对子宫环境要求较高，否则不会顺利怀孕。从孕 20 周至孕晚期，羊水的抗菌能力会随孕月而增加，但到了孕 40 周以后，随着身体、胎儿做好了临产准备，羊水的抗菌能力也减弱了，有些情况可以引起子宫内感染，如胎膜早破等。

除了胎膜早破外，有少数孕妈妈羊水抗菌能力较差，阴道内的致病菌可乘虚突破防线进入子宫内，引起宫内感染。另外，孕妈妈有严重的子宫脱垂症状，或者有其他部位的急性感染，也可导致子宫内感染。

子宫内感染虽然很可怕，但是可以进行预防，措施主要有以下几点：孕晚期时，严禁性生活；注意休息、情绪和营养；发现阴道有流水症状时，及时到医院检查；分娩前注意避免过多的肛门与阴道检查，以减少对肛门、宫体的刺激；应避免产程过长，如果产程过长，应及早采取催产或分娩措施。

孕妈妈应该多注意自己身体健康，如果怀疑自己的子宫内受感染，应及时去医院确诊。诊断明确后，就应采取及时有效的治疗措施。早期感染时如及时治疗，对孕妈妈及胎儿一般没有什么大的影响。如果感染严重，则应听取医生建议，及时应用药物干预，或者采取终止妊娠、提早娩出胎儿等措施。

> 若患有子宫内膜炎需要及时治疗,否则容易引发宫腔内感染,从而导致流产或死胎等严重状况。怀疑子宫炎症,要及时做检查,再对症下药。

运动锻炼助你顺利分娩

孕晚期,随着胎儿的增大,孕妈妈的身体会发生很多变化。有规律的运动,不仅能使准妈妈很快适应这些变化,而且可以帮助身体为艰难的分娩过程做好准备。

运动对促进身体健康有非常重要的作用,即使是在孕期这样的特殊阶段,保持适量运动也有助于孕妈妈和胎儿健康。运动可强健肌肉、增强耐力、增加血液循环,帮助孕妈妈应付身体承受的额外负担,使身体逐渐适应妊娠和分娩的需要。

孕晚期保持适量运动可消耗母体多余的血糖,控制孕期体重,不至于使体重增加过多。

孕晚期,孕妈妈往往懒得动弹,但因临近预产期,更应坚持适量运动,以助分娩。下面这些小运动,可以帮助孕妈妈实现帮助分娩的目的。

(1)盆底肌锻炼:左侧卧或靠墙坐在地板上。分5次使盆底肌完全收缩,然后再分5次使盆底肌逐渐放松。重复10次,共做3组。注意保持自然呼吸,不要屏气。此动作可强壮盆底肌弹性,有助于分娩时伸展。

(2)臀部和大腿外侧肌肉锻炼:右侧卧,左手放在身前作为支撑。呼气,将左腿抬高至髋部高度,稍停顿,吸气,还原。重复8～12次为1组,然后换右腿重复。此运动可锻炼臀部和大腿外侧肌肉,为骨盆部位的负重提供支持。

(3)大腿内侧肌肉锻炼:右侧卧,屈左膝,放在身前枕头上,左手放在身前的地板上作为支撑。呼气,尽可能向上抬高左腿,稍停顿,吸气还原。重复8～12次为1组,然后换右腿重复练习。此动作可增加下肢稳定性。

(4)脚部的活动:坐在椅子上,腿与地面垂直,两足并拢,放在地板上或双足交叉,足尖使劲向上翘起。同时做深呼吸运动,待呼吸1次后,再恢复原状,左右足轮流进行。

（5）肱二头肌体操：右侧卧，将头部放在右臂上，把一块折叠的毛巾放在手臂和头之间，使颈部和脊柱保持在一条直线上，双腿略微弯曲。左手持2～5千克的哑铃，手臂轻微弯曲，掌心向上，手背放在左腿外侧。呼气，慢慢屈肘90度，稍停顿，吸气还原。重复8～12次为1组。此运动可提高臂力。

（6）三角肌操：右侧卧，左手持哑铃，手臂轻微弯曲，掌心向下，将哑铃放在左腿外侧。呼气，慢慢将哑铃抬高约45度，稍停顿，吸气，还原。重复8～12次为1组。此运动可锻炼三角肌，能让孕妈妈在提取东西时更加稳定。

孕育箴言

> 对于运动锻炼的事，很多孕妈妈都敬而远之，其实孕期的运动锻炼也必不可少。科学的运动锻炼有助于强身健体，增强体质，孕妈妈强健的身体更是胎儿健康的保证。所以，平时不要太"懒"，整天躺着休息，而应该进行适当的运动。

抓住最佳的入院时机

临近预产期孕妈妈都希望早早地入院，以方便待产和及时就身体出现的各种情况向医生咨询及进行检测，从这个角度来看，及早住院确实有其好的一方面。然而，从另一面来看，孕妈妈入院后，活动减少，饮食可能也不像在家时一样可口、丰富，而且每日都可能看到有些孕妈妈表现出痛苦表情，不免会产生负面的情绪和精神压力。

有很多提前入院的孕妈妈在医院时一点临产征兆也没有，但一回到家里就出现了产兆，这种事例充分证明了情绪与分娩的关系。与过早入院相反，孕妈妈在家中与家人一起既能得到很好的照顾，又可精神放松，对分娩是很有利的。不过，孕妈妈过晚入院也不好，会增加在路上分娩的可能性，也增加了感染的可能性。所以，大家应该把握好入院的时机，当出现下列情况时，说明可以入院待产了。

规律宫缩：在怀孕的最后阶段，如果发生子宫一阵一阵有规律地收缩，伴有腹痛或腰痛，那就要引起重视了。孕妈妈可以记录一下宫缩的间隔时间,等宫缩达每6～7分钟1次,持续在30秒以上时,就可以准备去医院了。

破水:破水是指包裹在胎儿和羊水外的胎膜破裂,流出羊水。孕妈妈一般会感觉到一股热流从阴道流出,不能自控,这时要马上去医院。

见红:见红是子宫颈口附近的胎膜与该处的子宫壁分离,毛细血管破裂,少量血液与宫颈管内的黏液混合排出形成的,是分娩即将开始的一个比较可靠的征象,一般见红后1～2天即可临产。见红后,孕妈妈不必太紧张,可等规律宫缩发生时再入院。

除了上述情况外,下列一些情况下也应该及时入院:

自我监控胎动、胎心,如胎儿12小时胎动小于20次,或每小时胎动小于3次,或胎动消失;胎心率每分钟小于120次或者高于160次,要及时入院。

如孕妈妈出现严重水肿或体重增加过快,伴头痛、头晕、眼花、视物不清、咳嗽、恶心、呕吐等自觉症状时,要及时入院。

如果预产期已超过1周,或有其他的异常情况,一定要按照医生的要求按时住在医院,进行必要的检查及治疗。

如果孕妈妈既往有妊娠并发症和异常分娩史,如难产史、先兆早产、中重度妊高征等,可在预产期前10天入院,或按医生要求择期入院。

孕育箴言

　　怀上双胞胎是一件大喜事,不过这也会给分娩造成一定困难,容易在分娩过程中发生意外,比如孕妈妈生命危急、宝宝早产等。因此,为了妈妈和宝宝的安全,双胎妊娠的孕妈妈应在预产期前2周就入院,那样发生意外状况时就有专业妇产科医生提供指导。

为顺产做好充分准备

相对于其他分娩方式,自然分娩是女性的正常生理现象,也是人类进化后的自然规律,对孕妈妈产后恢复和新生儿健康都非常有益。因此,如果孕妈妈的身体状况允许,最好选择自然分娩方式。孕妈妈做好产前准备,也就能安全地自然分娩。

1.做好产前检查

产检是判断、跟踪胎儿发育和孕妈妈身体状况的科学方式,遵循医生的指导进行产检,不仅可了解胎儿健康状况,还可以对孕妈妈的产道能否承受分娩进行判断。孕妈妈能否顺利生产,与孕妈妈的产道有很大关系。产道分为软产道和骨产道。骨产道即是骨盆,骨盆的大小及形状是不会变化的,而孕前检查可以将这些影响分娩的因素做好详细的检查,进而对能否进行引导分娩做出评估。

2.树立信心

现代医疗技术不断发展,分娩技术已非常成熟,而且经过产前一系列检查和调养,孕妈妈身体条件都会达到最好的状态,分娩并不是什么危险的事。因此,对准备顺产的孕妈妈来说,要有充足的自信心。在孕期,孕妈妈也可以多了解一些关于分娩方面的书籍和信息,了解顺产的过程和应对方法,这样对保持稳定的情绪,提高自然分娩信心有一定好处。

3.控制体重

孕期,孕妈妈要保证自身和胎儿生长发育的营养,一般都会增加营养的摄入,但如果孕期营养补充过多,脂肪摄入超量,身体锻炼少,就比较容易造成胎儿过大,会给顺产带来一定的难度。因此,孕期就要做好饮食计划,合理饮食,控制好体重,为顺产做好准备。

4.勤于锻炼

孕妈妈在孕期应保持适度运动,运动不仅有益身体健康,还能锻炼生产时所需要的体力。孕妈妈可以每天坚持到公园走走,呼吸清新的空气,活动筋骨,也可以做一些有助于顺产的孕妈妈体操。经常去商场逛一逛,不仅可锻炼体力,还能顺便购买一些婴儿用品。

5.做好生理准备

最好在23～30岁之间生育,即使稍晚也不应超过35岁。小于这个年龄段的准妈妈身体各部位组织发育不够成熟,尤其骨盆还没有完全固定成形,对母体和胎儿都不够好;年龄超过的高龄产妇由于骨盆的关节变硬,不易扩张,子宫的收缩力和阴道的伸张力也较差,以至于分娩时间延长,容易发生难产。

怀孕第35周：拳脚伸展不开了

本周胎儿发育和孕妈妈的饮食

　　这周可爱的胎儿越长越胖，变得圆滚滚的。胎儿的听力已充分发育。虽然胎儿的中枢神经系统尚未完全发育成熟，但是肺部发育已基本完成，存活率高达99%。

　　孕妈妈的产道变软，扁平的乳头回复原状。这是越发容易疲劳的时期，要忠实地听从于自己身体的感觉。休息的时间要相对延长，但也不要忘记适度地运动。休息时，大多数人采取侧卧位感觉舒服。当然，采用自己觉得舒服的其他姿势也无妨。

　　这周仍在完善着骨骼的强化和血液红细胞的滋长，这样胎儿就对铁、铜等元素仍有较多需求。同时，为了胎儿以后的健康，孕妈妈还要补一些含维生素B_2的食物。

　　孕妈妈在妊娠7～9个月时，每天就需摄入铁35毫克，平日里可多吃些黑木耳、紫菜、红糖、葡萄等食物。孕妈妈别忘记补充含维生素B_2的食物，比如奶、奶酪、蛋黄等。

　　本周给孕妈妈推荐的食谱为：鱼肉馄饨、土豆丝汤。

1. 鱼肉馄饨

【原料】净鱼肉、猪肉馅、绿叶菜、料酒、酱油、葱花、干淀粉、味精、精盐、熟鸡油。

【做法】将鱼肉剁成馅状（同时将猪肉馅放料酒、酱油、盐腌制数分钟），加盐搅拌，做成鱼丸，把这些鱼丸逐次撒在有干淀粉的盆里滚动，使鱼丸渗入干淀粉后有黏性，用擀面杖做成薄薄的片，即成鱼肉馄饨皮；将腌制好的猪肉馅做馅心包起来。

　　最后起锅放清水，下馄饨，煮熟。大约5分钟，在汤中加精盐，放入绿叶菜（韭菜、香菜均可),放入味精,倒入盛有馄饨的碗中,撒葱花,淋鸡油即可食用。

【功效】这道美食味美可口,营养丰富,能够满足胎儿的营养需求。

2.土豆丝汤

【原料】土豆、圆葱、水发海带、盐、味精、虾米、植物油、高汤适量。

【做法】土豆去皮洗净切成细丝,水发海带也切成同样的丝,圆葱切成末;锅内放入植物油烧热,加圆葱略炒出香味,加高汤烧开,加入土豆丝、海带丝、虾米、盐、味精后,再次烧沸即成。

【功效】这道菜清香可口,味美价廉,有益于胎儿的发育。

孕育箴言

　　随着临产时间日益迫近,孕妈妈阴道的分泌物常常会增多,这时应当注意私处的清洁,每天用清水冲洗外阴不失为一种好的方法。如果要用洗液清洗,最好遵循医生的建议进行操作,因为有些洗液会改变局部环境的酸碱度,乃至影响宝宝的健康。

孕晚期喝水有学问

孕妈妈的身体正处于特殊时期,很多看似简单而平常的事,孕妈妈都需要多加注意,而喝水也是其中一件需要格外注意的事。

生活中很多人习惯于等到口渴时才去喝水,但口渴已经是身体缺水发出的信号,此时喝水犹如天地干裂后才浇水一样,体内水分已经失衡,细胞缺水已经到了一定的程度,而这种状态明显对孕妈妈和胎儿发育不利。

孕妈妈正确的喝水习惯应是每隔2小时喝200毫升左右,每日6～8次,共饮水1 200～1 600毫升。水分摄入包括饮食中的水分,如蔬菜汁、牛奶、各种汤菜等。在工作中,也别忘水分的摄入,在上班后、下班前,先给自己倒1杯水;外出时也别忘了带水。

如果孕妈妈觉得水没有味道,不想喝水,也可以给自己准备一台榨汁机,将喜欢的水果、蔬菜制作成果汁、蔬菜汁饮用。不过,在制作果汁、蔬菜汁时最好少放糖或者不放糖。因为市场销售的蜂蜜中也含有大量的糖分,在制作果汁、蔬菜汁时,最好也不要放过多的蜂蜜,以免糖分摄入过多,导致妊娠期间血糖过高。

　　清晨空腹喝水，可以温润胃肠，使消化液得到足够的分泌，以促进食欲，刺激肠蠕动，有利于定时排便，防止痔疮、便秘。孕妈妈应每天早餐前饮用1杯新鲜的白开水。

　　孕妈妈不仅要掌握喝水的时间和数量，而且要学会避免喝不健康的水。孕妈妈要注意，下面这几类水尽量不要喝。

　　(1)久沸或反复煮沸的开水。自来水中含有一些微量元素如钙、镁等，这些物质在加热后往往会与水发生反应，而经过反复沸腾后，水中的亚硝酸银、亚硝酸根离子以及砷等有害物质的浓度相对增加。饮用了久沸的开水以后，会导致血液中的低铁血红蛋白结合成不能携带氧的高铁血红蛋白，从而引起血液中毒。

　　(2)蒸饭或蒸菜后的蒸锅水。蒸饭或蒸菜后的蒸锅水中亚硝酸盐浓度、杂质、水垢都是比较高的，饮用这样的水对身体健康有害。

　　(3)茶水，尤其是保温杯中沏的茶水。茶叶中含有茶碱、鞣酸、芳香油等物质，饮用后会出现消化系统和神经系统紊乱，所以不适合孕妈妈。

　　(4)没有烧开的水。没有烧开的水中细菌等微生物较多，不卫生。此外自来水中的氯与水中残留的有机物相互作用，会产生"三羟基"这种有害物质，其会影响胎儿发育。

　　(5)在开水瓶中放置时间超过24小时的水。开水在开水瓶中放置太久，水中含氯的有机物会不断地被分解成为有害的亚硝酸盐，对孕妇身体的内环境极为不利。

孕育箴言

　　孕妈妈处于特殊时期，身体也极为敏感，即使是喝水这样的事也要注意。市场上的水层出不穷，有纯净水、超纯水、苏打水、矿泉水，还有各种果汁、汽水等，不胜枚举。但是孕妇还是喝普通的温开水或蔬菜汁、水果汁更适合需要。

顺产前可做哪些运动

　　在传统的观念中，孕妈妈要少动、多养，以保证胎儿的健康发育，而现代观念则认为孕期适当的运动对孕妇是有益的，某些经过设计的运动，甚至还可以起到助顺产的作用。

孕期适当运动可促进血液循环,刺激肠蠕动,增强背部肌肉张力、腹部及骨盆肌肉力量,在预防便秘、减缓腰酸背痛、减少阵痛时的疼痛、减少生产时焦虑情绪及全身肌肉的紧张以及支撑胀大的子宫方面都非常有益。

散步可以持续到产前。散步可以帮助消化、促进血液循环、增加耐力,到孕晚期,散步还可以帮助胎儿下降入盆,松弛骨盆韧带,为分娩做好准备。

游泳能增强心肺功能,而且水里浮力大,可以减轻关节的负荷,消除水肿、缓解静脉曲张,不易扭伤肌肉和关节。游泳可以很好地锻炼、协调全身大部分肌肉,增强耐力。

还有,孕妈妈可以学一些动作和缓的体操,下面的体操适合做一做。

(1)锻炼腰背的运动:趴在地板上,双手及双膝着地,低头吸气,头微向上仰,背向下压,呼气;重复动作3～5次。此动作可松弛背部,防止酸痛,增强小腹、骨盆及背部的肌肉力量。

(2)锻炼腿部的运动:仰卧在床上,双脚用两个枕头垫起,脚趾及脚踝上下摆动,然后向左右打圈摆动,重复动作10次。此动作可促进腿部血液循环,减少水肿及抽筋等情况发生。

(3)胸部练习:坐于沙发或者床边,双脚自然下垂,双手互扣在胸前,吸气;双手用力互压,同时呼气,数10下,然后放松,重复动作5～10次。此动作可锻炼胸肌,增强乳房的承托力。

(4)蹲举运动:孕妈妈自然站立,双手下垂,两脚与肩同宽,脚尖正对前方,然后吸气往下蹲,蹲到尽自己最大努力保持平衡,然后吐气站立。下蹲时,应注意膝盖不能超过脚尖,鼻尖不能超过膝盖;如果孕妈妈很担心,可以在手臂两边放置两个椅子,将手支撑在椅子上进行蹲举运动。每个动作重复12～15次,每周做3～4次。

孕育箴言

如果孕妈妈身体柔软度不足、体重过重、肌肉的力量不足,或已很久不做运动,运动前最好有医生指导。患有心脏病,或有泌尿系统的疾病、妊娠高血压,或曾经有过多次流产史的孕妈妈,不适于做孕期运动。如孕妈妈怀了双胞胎,运动也要小心。

胎位异常莫惊慌

胎位是指胎儿在子宫中的姿势和位置。胎位的正与不正直接关系到孕妈妈的分娩方式,因此到了孕晚期孕妈妈们都很关注胎位问题。

正常的胎位是指胎儿是头上臀下的姿势,而且胎头俯曲,枕骨在前,这样的姿势和位置,胎儿头部最先深入骨盆,分娩时比较顺利。而其他姿势或位置则会在本来就不易的分娩过程中设置障碍,容易导致难产。胎儿常见的胎位有正胎位、头位、臀位以及横位等几种情况。除了正胎位外,如在临产前发现胎位还未转正,分娩时最好剖宫产。

孕35周虽已到了孕晚期,但离预产期还有一段时间,所以此时即使胎位不正,孕妈妈也不要过于紧张。不过,为了谨慎起见,孕妈妈最好做一些纠正胎位的体操。

妊娠胎位不正以臀位多见,而矫正胎位多是孕妈妈自我矫正。具体方法是,孕妈妈排空膀胱,穿宽松的裤子,然后跪于床上,臀部抬高,大腿要与床面垂直,臀部不可压在小腿上,胸部紧贴床面,两手前伸,每次15 ～ 20分钟,每日3次。5 ～ 7天为1疗程,1周后复查。这是一种借胎儿重心的改变,增加胎儿转为头位的机会的方法。

胎位纠正操不需要任何条件和设备,只要在家坚持练就行。不过在做此操时,有的孕妈妈可能会出现头晕、腰酸、恶心等现象,常常不能坚持。

除了胎位纠正操外,也可采用艾灸至阴穴的方法。孕妈妈平卧或正坐于床上,由医生灸足小趾端外侧至阴穴,每日1 ～ 2次,每次15分钟,5次为1疗程,1周后复查。

如果以上两种方法都无效,孕妈妈也可以采取外倒转术,即通过外力方式让胎儿调整胎位。一般会通过肚腹按摩的方式倒转胎儿,这种方法需要专业技术,最好请富有经验的产科医生操作,孕妇不可在家自行操作。

孕育箴言

如果到预产期还没有纠正胎位,那就应该在医生指导下决定剖宫产时间,在合适的时期进行剖宫产,注意不要过早或过晚。

怀孕第36周：妈妈进入待产期

本周胎儿发育和孕妈妈的饮食

本周胎儿身长为46 ~ 50厘米,体重能达到2 800克。小宝贝的2个肾脏已发育完全,他的肝脏也已能够处理一些代谢废物。胎儿的指甲又长长了一些。当胎儿在孕妈妈的子宫里活动时,头、小手、小脚丫可以清晰地在孕妈妈的腹部突显出来。

腹中的胎儿也在做着分娩的准备工作,为了能顺利地从孕妈妈的产道里出来,胎儿需要为最后的冲刺补充足够的营养,同时,胎儿也需要孕妈妈有足够的体力。如果孕妈妈缺乏维生素B_1,易引起呕吐、倦怠、体乏,还可能影响分娩时子宫收缩,使产程延长,分娩困难。所以,应注意维生素B_1的摄取。瘦肉、白菜和芹菜中维生素B_1含量较丰富。

这个时期随着宝宝的增大,孕妈妈很容易发生便秘。为了防止便秘,孕妈妈要多吃一些含膳食纤维较多的食物,像全麦面包、芹菜、胡萝卜、白薯、土豆、豆芽、花菜等。

本周给孕妈妈推荐的饮食为:椒盐排骨、凉拌粉皮。

1.椒盐排骨

【原料】排骨、食油、鸡蛋、湿淀粉、白糖、料酒、味精、五香粉、咖喱粉、香油、花椒、盐少许。

【做法】将排骨洗净,切成小块,放在盆里,加入精盐、料酒、咖喱粉、五香粉、白糖、味精抓匀,约腌渍15分钟;鸡蛋磕入碗内打散,加入湿淀粉、面粉调成蛋糊,再将腌好的排骨块放入蛋糊中挂匀。

将炒锅上火放入食油,烧至五成热时,将挂匀蛋糊的排骨块逐一下入油锅中,炸至八成熟时捞出;待锅内油再烧至七成热时,将排骨再投入炸至呈金黄色捞出,随后放入凉热油中浸一下(使其皮酥)捞出,沥去余油,装入盘中,淋上少许香油,吃时随带椒盐上桌即成。

【功效】本菜能补充诸多营养,孕妈妈多食还可预防贫血。

2.凉拌粉皮

【原料】绿豆粉、虾米、胡萝卜、黄瓜、香菜、香油、精盐、麻酱、酱油、米醋、蒜、葱、干辣椒、味精。

【做法】将粉皮洗净捞出沥水,切成长条,拌以香油;将胡萝卜洗净、去皮、切丝,炒一下;黄瓜洗净切丝;虾米洗净加沸水泡发;干辣椒洗净去籽剪成段再用香油炸焦;香菜洗净切小段;蒜去皮捣成泥,葱切末;麻酱用凉水搅稀。

虾米加沸水调成稀糊,加盖后在温热处焖发,再加凉开水调成稀汁。滗渣后加麻酱、精盐、米醋、酱油、蒜泥、葱末、味精、辣椒油制成卤汁。

将粉皮摆在盘中,上放胡萝卜丝、黄瓜丝、虾米、香菜段,再浇卤汁即可。

【功效】这道菜清凉开胃,营养丰富,可为胎儿补充营养。

孕育箴言

本周随着胎儿发育,妈妈的腹部已经相当沉重,上下楼梯和洗澡时,一定要注意安全,以避免不小心滑倒。同时,做家务时也要注意动作轻缓,不要用力过猛。

孕期第9次产检

怀孕进入36周,孕妈妈要进行第9次产检,从这周开始,直到临产前,孕妈妈的产检间隔要改为每周1次,以详细地跟踪胎儿发育、入盆,以及孕妈妈的身体状况。

孕36周的产检也是包括体重、血压、宫高、腹围、水肿检查、胎心听诊、尿常规、心电图、B超检查、胎儿监护等项目,其中多增加了一项骨盆内诊,而血常规依然是孕妈妈根据医生的建议自行决定是否要进行检查。

每个准备自然分娩的孕妈妈,到孕晚期都必须要做骨盆检查。骨盆内诊是指医生将手指伸入阴道,来测量产道、骨盆大小、类型是否满足自然分娩条件的一项检查。骨盆内诊的准确性要比骨盆外测量更有价值。

骨盆内诊要测量对角径、坐骨棘间径、坐骨切迹宽度这3个方面。对角径值在12.5～13厘米为正常;坐骨棘间径正常值为10厘米左右;坐骨切迹宽度在5.0～5.5厘米之间为正常,如果小于5.0厘米则被定义为骨盆狭窄,孕妈妈最好采取剖宫产。

另外,本周体检还要注意脐带绕颈的问题。在第36周发现脐带绕颈,孕妈妈不要慌张,由于脐带本身就是卷曲螺旋状,而且是由有弹性的胶质包裹的,因此脐带绕颈情况、绕颈的周数与胎儿的存活程度一般没有直接关系。只有在分娩时,胎儿已入盆或者进入产道,缠绕在脖颈上的脐带被拉紧时,胎儿才可能会出现缺氧、胎儿窘迫等情况。

孕妈妈虽然不必过于担心此时的脐带绕颈情况,但随着孕期的增加,孕妈妈要及时观察胎儿脐带情况,看胎儿是否自行解开,还是绕颈周数增加了等。除此之外,孕妈妈还要及时监测胎动。临产前脐带还不正常,则需要引起重视了。

如果此时胎儿胎动情况突然变弱,或者突然变强,有可能脐带绕颈导致了胎儿缺氧。如果直到临产前,胎儿脐带绕颈的情况都没有得到有效解决,为了孕妈妈和胎儿在分娩时的安全,孕妈妈最好选择剖宫产的分娩方式。

> 随着临产日期的临近,孕妈妈要适时关注自身和腹中宝宝的健康。所以相较以前,现在要增加体检的频率,一般每周就需要检查1次,如遇特殊情况,更应增加体检次数。

如何防治妊娠黄褐斑

妊娠黄褐斑,又被称为"蝴蝶斑",是指孕妈妈脸上出现的黑色、褐色等蝴蝶状的斑片。这种情况是由于怀孕期间母体激素分泌改变而造成的,多在怀孕3～5个月出现,一般在分娩后1年可自行消失。为消除蝴蝶斑,可以从以下几方面做起。

多吃猕猴桃。猕猴桃含有丰富的膳食纤维,可预防色素沉淀,保持皮肤白皙。

多吃西红柿。西红柿含有丰富的番茄红素和维生素C,是天然的抗氧化物质。

适当吃些柠檬。柠檬中含有丰富的维生素C、钙、磷、铁和B族维生素等。因此,常饮柠檬汁,可以白嫩皮肤,防止皮肤血管老化,消除面部色素斑。柠檬内服外涂均有效果。

多吃黄瓜。黄瓜含丰富的钾盐和一定数量的胡萝卜素、维生素C、B族维生素、糖类、蛋白质以及钾、磷、铁等营养成分。经常食用黄瓜粥,能消除雀斑、增白皮肤。

吃些以黄豆为原料的食物,如大豆芽等。不仅能抑制皮肤衰老,更能防止色素沉着于皮肤。

每天1杯牛奶。牛奶中含有丰富的钙质和蛋白质,本身对孕妈妈健康就非常有益,而且它还具有延缓皮肤衰老的作用。经常食用,能有效改善皮肤。

为了能更好地保留孕前光洁的皮肤,孕妈妈在积极补充维生素的同时,还要注意少食辛辣食物等刺激性食物。如葱、蒜、桂皮、辣椒、花椒,以及可可、咖啡等,不仅对胎儿成长不利,而且也能导致孕妈妈脸上黄褐斑顽固地沉着下来。

黄褐斑的生成,除了受激素影响外,阳光、化妆品等多种因素也会导致其生成、固着。因此,孕妈妈在调整饮食,大量补充维生素的同时,最好不要在阳光下曝晒;怀孕期间最好不要化妆;平时注意面部清洁;随时保持良好的心情。

孕育箴言

黄褐斑是皮肤色素的沉着而形成的,一般情况下只影响美观,但对身体没有实质性伤害。不过,黄褐斑还是内分泌失调的先兆。如果孕妈妈内分泌长期失调,便会引发乳房肿块、子宫肌瘤等多种病变。所以,孕期出现黄褐斑,依然需要及时处理。

准备细节不可忽视

到了孕36周,虽然离预产期还有一段时间,但孕妈妈也应该为迎接孩子的出生做好一些准备了。此时准爸妈们除了进行必要的准备,比如准备待产包等,还要做好一些容易被忽视的产前准备。

1.怎样联系医院

当孕妈妈出现了产兆,大多数初产的准爸妈都会出现慌乱情绪,不知道该怎么办。对于这种情况,准爸妈要提前预想好,并可以进行适当的演练。比如如何在孕妈妈出现产兆后与医院联系,如果是节假日或者夜间,要怎么办等。

2.如何去医院

当孕妈妈已经出现产兆,要如何去医院,采用哪种交通工具? 从家到医院的路途是否通畅? 如果遭遇上下班交通高峰期该怎么办? 针对这些问题准爸妈们都要事先协商好,避免在临产前慌乱。另外,还要设计一套或多套备用方案,以便遭逢意外时可以救急。

3.准备住院用品

医院虽然可以提供待产包,但对需要住院的孕妈妈来说,医院提供的简单的待产包远远不够用,而且到了孕36周,准爸妈应该将去医院所用的物品大概准备一下,比如孕妈妈和将来新生宝宝的换洗衣物、洗浴用品,孕妈妈待产期间的休闲食品及读物、个人卫生用品,以及准备就医的医疗手册、身份证、钱、通讯录、产检病历或卡等。

4.准爸爸临时有特殊情况,谁可以替补陪护

当孕妈妈进入预产期或者临产征兆时,准爸爸应该担当起陪护和照顾孕妈妈的工作。不过,预产期并不能100%准确,除了胎儿自己外,谁也不能确定宝宝到底什么时候出生。说不定到时准爸爸会因事耽搁,所以准爸妈们不得不在孕期时想好谁可以替补陪护。

5.准爸妈的工作是否安排妥当

由于孕妈妈进入预产期后休假较长,这段时间的工作孕妈妈要提前安排妥当,将自己的预产期和休假计划事先告诉领导,以便于领导安排工作。如果孕妈妈本身是领导,则要事先将工作进行安排,考虑手边的工作谁可以接任,如何更快更好地做好交接。

孕育箴言

人们常说细节决定成败,对于孕产准备工作来说,细节影响着孕妈妈和宝宝的安全。平时一些不起眼的产前准备,你是否都准备妥当了呢? 如果产前做好了充分的准备,就不必着急和担忧,耐心地等待着宝宝呱呱坠地的时刻吧!

待产包都有哪些物品

医院所准备的待产包非常简单,都是产妇分娩后必须用到的物品,比如卫生用品和新生儿出生后的简单洗浴用品等,对于孕妈妈住院期间的物品并没有准备,因此孕妈妈本身也要准备一个待产包,以弥补医院提供的待产包的不足。

关于孕妈妈住院分娩时应携带的物品,大体如下。

(1)宽松棉质内衣3～4件。由于孕妈妈分娩后马上就要担负起哺乳的任务,所以内衣应选择宽松、舒适、方便哺乳的样式。由于产妇乳汁分泌,要多准备几件以供换洗。

(2)内裤3～4条。接近孕产期的女性,体质脆弱,容易感染,要勤换内裤。

(3)睡衣、睡裤2件。医院虽然给提供住院服,但里面的睡衣、睡裤需要准爸妈自己准备。

(4)腹带2条,在妊娠中使用过的即可。可帮助孕妈妈产后身材的恢复。

(5)湿纸巾、卫生纸若干。孕妈妈在待产期间容易出现出汗等症状,湿纸巾、卫生纸等可以随时用来清洁。

(6)当季其他衣物,比如秋冬季节的毛衣、棉衣、袜子等。

(7)住院所需日用品,如牙刷、牙膏等洗漱用具,毛巾3～4块,还有梳子、镜子等。

(8)住院时千万不要忘记带《围生期保健手册》。

除了孕妈妈的必需品外,还要充分准备好宝宝的必需品,大致有以下一些东西:衣物1组,其中包括夏日的汗衫和上衣,或冬天的汗衫、衬裤、棉背心、小棉袄等;尿布若干块;尿不湿适量;大浴巾2条;棉斗篷1件;纱布1卷;围嘴儿3～4个;袜子、连指手套(手袋)各2双。

对于必须携带的物品,按事先列好的单子备好,用包袱或塑料袋包装好。如果准爸妈们嫌准备的东西琐碎而麻烦,那么至少要为即将出生的宝宝准备最低限度的必需品。

孕妈妈和孩子的物品准备齐全以后,要注意分别包好,随时备用。

大多数准妈妈和准爸爸都缺乏分娩的常识，提前做好一切相关准备，分娩时才不会自乱阵脚。而且，分娩后还有大量事情需要处理，做好准备工作，可以更轻松地抚育宝宝。

怀孕第 37 周：宝宝是足月儿了

本周胎儿发育和孕妈妈的饮食

这周胎儿的身长已有 51 厘米左右，体重也在 3 000 克左右，胎儿到这周末就可以视为足月儿了，也就是从这周起，宝宝随时可以出生。

子宫底高已达到 30 ～ 35 厘米。孕妈妈的每个动作都很费力，而且会感到下腹部明显沉重感，腹部的皮肤有拉紧的感觉并且瘙痒，下肢也会感到发麻。总之，不适症状越来越严重。

临近产期，但胎儿仍在长身体，需要全面的营养。仍需要孕妈妈充分摄取营养，保证充足的睡眠和休息，以积蓄体力。

临近产期，孕妈妈必须补充各类维生素和足够的铁、钙，尤其以维生素 B_1（硫胺素）最为重要。如果维生素 B_1 不足，易引起准妈妈倦怠、体乏，还可影响分娩时子宫收缩，使产程延长，分娩困难。孕妈妈可以多进食豆类、糙米、牛奶等。

本周给孕妈妈推荐的饮食为：海参烧肉丸、蒜薹炒肉丝。

1. 海参烧肉丸

【原料】水发海参、荷兰豆、大肉、熟火腿、笋片、荸荠、酱油、葱段、精盐、鸡蛋白、料酒、姜末及香油各少许。

【做法】先把肉剁馅，葱、姜切末，海参、火腿、荸荠（去皮）及笋片切成碎丁；然后把肉馅用葱、姜、精盐（少许）、酱油、香油、鸡蛋白、海参、火腿、荸荠、笋丁及荷兰豆调匀煨上 15 分钟，之后把肉馅捏成一个个的丸子；将油烧到七成熟时，把丸子慢慢滑入锅中，待炸成银红色捞出，同时也放入葱段炸好捞出。最后再把炸好的肉丸子和葱段放在砂锅中，加上精盐、酱油、料酒、清汤，放大火上烧开，之后改用文火烧 40 分钟即成。

【功效】这道菜红黑相间,味鲜汁浓,四时皆宜,其中的营养成分能够满足胎儿的营养需求。

2.蒜薹炒肉丝

【原料】蒜薹、猪肉、油、味精、酱油、精盐、香油。

【做法】猪肉切细丝;蒜薹去掉两头,用开水焯一下捞出,用凉水投凉,然后切成段;锅内放油在急火上烧热,先把肉丝下锅煸炒,熟时再把蒜薹下锅煸炒,加上酱油、味精、精盐,炒熟后淋香油出锅。

【功效】这道菜营养丰富,可增加食欲,孕妈妈多吃有益于胎儿的健康。

孕育箴言

每周1次的检查在这时该派上用场了,重点检查胎儿是否入盆,如果没有入盆,那么要估计胎儿入盆的时间。还应检查胎位是否正常且是否已经固定等。根据医生检查的情况,决定采取什么样的生产方式,争取用最安全的生产方式让宝宝顺利出生。

孕期第10次产检

这周的产检项目与上一周相差无几,依然是体重、血压、宫高、腹围、水肿检查、胎心多普勒听诊、胎儿监护、尿常规,以及根据情况进行的血常规检查等项目。

体重、血压、腹围、宫高、尿常规等都是孕产检查中的常规项目,主要检测孕妇的身体状况,以及胎儿成长状况。每周1次的检查频率可以让医生比较详细地了解孕妇身体健康状况以及胎儿成长状况,为分娩做好准备。

通过监控孕妈妈体重,以及给胎儿做B超等可以推断胎儿的大小,并以此为根据让孕妈妈调整饮食、控制体重等。监控孕妈妈血压是考察孕妈妈是否出现妊高征的重要手段,而宫高等则意味着胎儿是否入盆,腹围监控胎儿大小,尿常规是检测孕妈妈身体是否符合分娩状态的重要因素,胎心多普勒和胎儿监护则是监控孕晚期胎儿生存状态的重要手段。

孕妈妈的身体已经做好了分娩的准备,子宫底高已达到30～35厘米,而且有的孕妈妈可能会出现胎儿入盆的现象,此时会感到腹部的隆起多少有些靠下。由于下降的子宫压迫膀胱，尿频更为明显，而且阴道分泌物也增多起来。由于腹壁胀得鼓鼓的，肚脐眼也消失，成了平平的一片。此时孕妈妈要尽量监控胎动情况，如果胎动愈来愈频繁，或者突然减少，孕妈妈要做好随时分娩的准备。

孕妈妈和胎儿的这些情况会在产检中有所体现，所以，此时如果还有疑问，孕妈妈可以及时向医生咨询。而医生在这次产检过程中，也会根据检查中所看到的胎儿胎位的情况，向孕妈妈提供分娩建议。

这次产检基本上与其他每周1次的产检一样，只需要带着检查用的建档卡、产检单子，孕妈妈不需要做格外的准备。不过，为了孕妈妈的身体情况着想，家人最好早早陪孕妈妈去医院检查，检查后可及时回家休息。

孕期到了第37周，胎儿随时都可能降临，这时孕妈妈应该抽空进行产妇呼吸训练。掌握分娩过程中的呼吸方式，可以帮助孕妈妈在分娩过程中正确用力、正确呼吸，从而帮助分娩顺利进行，同时也有助于保障胎儿和妈妈的安全。

小宝宝已经完美长成

怀孕进入37周后，胎儿基本可以称得上是完美的小宝贝了。此时，医生、家人都可以向孕妈妈表示祝贺了，因为进入了这一周，意味着孕妈妈就已经进入到怀孕的最后阶段。如果胎儿头已经入盆，从这刻起，胎儿随时都可能会降临。

如果胎儿还没有"着急"出来，37周的胎儿仍然会继续生长，此时的胎儿体重可以达到3 000克左右，身长51厘米左右，这基本上达到了足月儿的标准。不过，在体重或者身长方面，可能有个别的胎儿并不符合这个标准，有的胎儿可能会比较重一些，有的则会轻一些，但只要体重超过2 500克就算正常。

胎儿这时的头发已经变得又长又密，指甲长度也已基本达到了足月儿的标准。宝宝的各器官发育也基本完成，免疫系统已初步发育，这意味着即使胎儿就在此时出生了，其身体也已经具备了在外界生存的能力，能够抵御一定的致病细菌、病毒等，不会发生大的感染性疾病。

尽管胎儿的各器官发育都已基本完成，但固化过程依旧在进行。此时在母体内1日，就相当于在外面世界生活1周，因此除非有特殊情况，最好一直等到胎儿入盆，从而自然分娩。

离预产期越来越近，准爸爸、准妈妈总会接到亲戚朋友的电话，询问"生了没有""宝宝可不可爱"之类的话。越接近分娩期，家人的心情越迫切，孕妈妈也会开始一天天地数日子，开始了分娩倒计时。孕妈妈和家人要平复心情，静待宝宝降临。

孕育箴言

　　越是临近分娩期，孕妈妈越应该调整自己的情绪，不要因为宝宝即将降临而过度兴奋，也不要有压抑的情绪，应该以自信、乐观、愉悦的心态迎接分娩日。同时，家人要做好孕妈妈的身心保健工作，让她享受家人的关爱，体会到作为孕妈妈的幸福感。

胎位已经正式固定

胎位决定着分娩方式，所以到了孕后期，胎位也成为孕妈妈们讨论的主要话题之一。一般说来，在孕期8个月之前，胎位不正是非常常见的现象，此时胎儿的胎动比较频繁，胎儿能在子宫内自由转动，任何体位都有可能会出现。

不过，这种情况到了孕期8个月后就发生了改变。尤其是36周后，胎头一旦开始入盆，胎位基本就确定了，妇产医院一般是以36周后，即第37周的胎儿胎位来推测分娩时的胎位，如果此时胎儿胎位不正，医生一般会诊断为胎位不正，此时，医生就会与孕妈妈讨论，采用哪种分娩方式是最好的选择。

当然，如果此时胎儿还没有表现出胎头即将要入盆的倾向，那么即使此刻是胎位不正，胎儿也有可能会在最后一刻自己转回来。因此，只要胎头还没有入盆，孕妈妈即使被诊断为胎位不正，也不必过于担心，但不得不说，此时胎儿转回正胎位的概率已经比较小。

如果出现了以下这几种情况，胎儿出现胎位不正的概率将会大大增加：

骨盆狭窄,子宫畸形,胎儿活动范围过小,到第37周时,胎头衔接受阻。此外,巨大胎儿、前置胎盘等情形也属于此种情况。

孕妈妈腹壁松弛(这种情况可能是由于多胎生产导致的)、羊水过多,使得胎儿在宫腔内的活动范围过大,也容易导致胎位不正。

羊水过少、多胎、胎儿畸形、胎儿在子宫中活动较少、宫腔内活动范围过小等因素,也是导致胎位不正的重要原因之一。

确定了胎位之后,医生会根据胎儿的胎位情况来给孕妈妈提供分娩方式建议。如果胎头已与骨盆衔接,但胎位不正,出现脸朝前等情况时,基本不可改变。孕妈妈只好通过改变分娩方式来迎接新生宝宝,比如采用剖宫产。到了第37周,如果胎儿出现胎位不正的情况,孕妈妈依然要保持平静心态,顺其自然。千万不要因为心急而自己盲目采取措施,以试图纠正胎位。

孕育箴言

> 胎位是否正常直接影响分娩方式的选择。如果胎位不正,一般顺产会有很大风险,因此最好选择剖宫产。平时孕妈妈多注意安全,听从医生的建议。

孕妈妈第37周的食谱

怀孕37周,随着腹部的膨大,子宫向上对胃与膈肌的压迫,孕妈妈会出现消化功能减退,胃口不好,便秘或腹泻等症状,此时孕妈妈应该吃一些制作精细、易于消化、营养丰富的菜肴。

这个阶段,胎儿身体长得特别快,各个脏器都在快速发展,皮肤逐渐坚韧,皮下脂肪增多,孕妈妈需要摄入足够的营养才能保证胎儿的健康成长。不过,由于此时是胎儿快速成长期,如孕妈妈摄入营养过多,也可能会导致胎儿体重增加过多、过快,给自然分娩造成一定困难。因此,孕妈妈应合理安排自己的饮食。

这时孕妈妈饮食要以量少、丰富、多样为主,一般采取少食多餐的方式进餐,要适当控制进食的数量,特别是高蛋白质、高脂肪食物。饮食的调味宜清淡些,少吃过咸的食物。

注意均衡营养,热量高的食物,如甜食和米、面包等主食不要吃太多,要多吃含有优质蛋白质的蛋、牛奶、肉类以及大豆制品等,同时也要考虑食用含有其他营养成分的食物。

按科学计算,这段时期每日约需要增加热量300千卡(1千卡 = 4 186焦),增加蛋白质25克。蛋白质是胎儿生长发育所需的首要营养素,来自植物性食物和动物性食物。植物性蛋白含量丰富的食物是豆类,黄豆为首,蚕豆、红豆为次。可将豆类制成豆制品食用,如豆腐和豆浆,不但蛋白质丰富,还包含有豆类的其他营养成分。每日量可在50 ～ 100克。

动物蛋白含量丰富的食物是鸡蛋、鸭蛋、鹅蛋等各种蛋类及各种瘦肉、鱼、虾等。蛋每日可食1 ～ 3个,瘦肉、鱼、虾等每日可食50 ～ 100克。此外,为了满足对多种矿物质和维生素的需要,可吃一些动物的内脏,如心、肝、肾等,另外可多吃些花生、芝麻、豌豆、菠菜等含各种维生素的食物,以避免胎儿发育异常和肌肉萎缩。

随着孕晚期胎儿的长大,铁质若是摄取不足,胎儿出生后容易得缺铁性贫血,这时孕妈妈应该多吃含铁质的蔬菜。另外,孕妈妈容易出现便秘、下肢水肿的情况,此时可多吃一些富含膳食纤维和能排水利尿的食物,如紫薯、青菜、冬瓜、红豆、海带等。

孕育箴言

如果孕妈妈身体状况良好,工作强度并不大,可以在预产期前2周左右停止工作,甚至还可以往后再推迟一些。不过,孕妈妈到底何时可以停止工作,最好根据不同的工作性质,以及自身的健康状况来决定,任何决策都要以宝宝和妈妈的健康为前提。

怀孕第38周：胎脂脱落，皮肤润滑

本周胎儿发育和孕妈妈的饮食

很多胎儿的头发也长得较快,有1 ～ 3厘米,当然还有的胎儿一点头发都没长,这都很正常。此间胎儿的皮肤也变得很光滑,原来覆盖在身上的胎脂渐渐滑落。

腹部膨出很明显使孕妈妈睡在床上很不舒服,子宫的前方突出,心窝的下方凹入,胸部的压力减少,子宫常有轻度的收缩。而且增大的子宫压迫下腔静脉,使回心血量减少而出现低血压,会让孕妈妈表现为平卧后头晕、眼花、心悸、呼吸困难、出冷汗等。

这周的胎儿同孕妈妈一样需要一些脂肪和糖类来补充能量,为分娩做最后的准备工作。当然,在饮食方面,必须保证维生素、蛋白质、锌等营养素的摄取量。

孕妈妈的饮食应以精细为主,多补充一些含脂肪、糖类较多的食物,像排骨、鸡肉、蜂蜜、巧克力等,为分娩继续储备能量。

本周给孕妈妈推荐的菜谱为:虾子海参、凉拌海蜇头。

1.虾子海参

【原料】干海参、干虾子、盐、味精、淀粉、葱、姜、料酒、酱油。

【做法】先将干海参放入盛有清水的锅内,用小火烧开后关火,让海参泡软之后捞出,并将其去掉内脏后清洗干净;用同样的方法反复浸泡海参,直至发软,注意锅里不能沾油和盐;海参肚内划"十"字花刀,入开水锅内滚一下捞出,沥干水分备用。

然后将虾子先洗净放入盘中,加入水、酒,上笼蒸约10分钟取出。

另起锅,放油,煸炒姜、葱,兑入料酒,加入盐、酱油、海参、虾子、水;煨透成浓汤汁,用淀粉勾芡,最后放味精起锅食用。

【功效】这道菜是由海洋动物为主料制作而成,营养丰富,多吃有益于胎儿健康。

2.凉拌海蜇头

【原料】海蜇头、鸡蛋、香菜、虾米、荞米粉、香油、酱油、醋各适量。

【做法】先将海蜇头的沙粒洗去,在冷水中浸泡1小时,用刀斜切成薄片,在沸水中焯一下,捞出沥去水;鸡蛋打散煎成薄饼切成丝;虾米用温水泡5分钟洗净;香菜择洗后切成长段;将海蜇片盛入盘内,放入蛋丝和香菜,虾米撒在最上面;荞米粉盛入小碗中,用沸水慢慢冲入碗中,边冲边用筷子搅拌成糊状,倒在海蜇上,再加酱油、醋、香油拌匀即成。

【功效】这道菜富含蛋白质、维生素、脂肪,有利于胎儿营养的吸收。

怀孕第38周,一定要禁止性生活,而且其实前几周就需要禁止了。因为在这个时期依然同房,很容易造成提前分娩,而且子宫口容易张开,极易导致细菌感染。

孕期第11次体检

怀孕进入38周,应该进行第11次产前检查,这次检查项目与上次检查没有太大的区别,主要还是进行体重、血压、腹围、宫高、尿常规、水肿检查、胎心多普勒听诊、B超等项目,医生会根据情况给孕妇开具血常规检查单。

第11次产检中B超检查是必须要进行的项目。孕38周意味着孕妈妈离预产期更近了,此时胎儿虽还有各种变化,但大的动作或变化应该没有了,所以B超成为检查胎儿是否入盆,是否有脐带绕颈等的重要手段。

另外,随着预产期的临近,胎儿体重的快速成长,孕妇下肢水肿的症状可能也越来越明显。水肿在妊娠期可能不是病态表现,但也可能是妊娠高血压的表现之一,而妊娠高血压可能会给孕妇分娩带来生命危险,因此产检将水肿定为必须进行的项目之一。在历次产检的水肿检查中,医生都要区分清楚孕妇的水肿是妊娠期的水肿,还是妊娠高血压所引起的。如果下肢水肿非常严重,医生还会建议孕妈妈采取利尿治疗。

关于产检第11次的血常规检查,医生则是视孕妈妈的身体情况来进行,并不是所有的孕妈妈都会集中在第11次产检时检查该项。如果有血常规检查,孕妈妈要注意下面这几点:早上空腹接受检查最适合,所以早上尽量早点去医院,争取在10点之前做完血常规检查;在进行血常规检查当天最好穿宽松的衣服,尤其是袖口要宽松;检查前一天的晚餐最好能在家里吃。

除了以上的检查外,在第11次产检时,孕妈妈还要就自己自上一次产检以来的不适症状向医生咨询,比如注意有没有见红、胎动的情况,有没有早破水的迹象、宫缩迹象等,如果必要,还需带好上一次检查的化验单给医生看。检查后要仔细看检查单,对于检查结果不清楚的地方,要问询医生。

孕育箴言

> 正常的胎位,头部开始入盆,胎动的频率、幅度和强度逐渐减弱。胎儿会继续努力向产道口移动。对于胎儿来说,这是出生前必须努力完成的任务。此时,有的孕妈妈会感觉胎动变少了,于是会故意刺激胎儿,其实这会干扰宝宝的正常移动。

做好围生期的保健

临近预产期,所有的孕妇都会既欣喜又期待,宝宝的降生会让全家人都沉浸在喜悦之中。关键时刻孕妇不能只高兴,临产前的保健工作也非常重要。

绝大多数的孕妇都是初产,因为没有经验,很多孕妇都会精神紧张,这就会提高孕妇对外界刺激的敏感度,即使轻微的刺激也会引起疼痛。所以,孕妈妈在临近预产期时,需尽量放松心情,多接触些愉快、积极的事物,轻松的心情是战胜分娩痛苦的一大法宝。

除了紧张,有些孕妇还会表现得很焦急,日夜盼望能早些见到宝宝,有些人甚至用催产药催产。其实,不稳定的情绪会间接影响到宝宝,瓜熟自然蒂落,孕妇应该怀着欢愉的心情,静候宝宝的降临。

临近预产期的孕妇最忌讳的就是过度劳累。分娩要消耗孕妇大量的精力和体力,只有孕妇拥有足够的体力才能保证分娩顺利进行。产前孕妇要调整好自己的身体状态,睡眠一定要充足,饮食也要搭配合理,生活要有规律。可以在产前适当做一些有助分娩的运动,但要适可而止,不要把自己弄得过于疲劳。

产前孕妇还要注意清洁卫生,有很多产后病症都要从产前开始预防的。临产前不能有性生活,以免阴道里有细菌存在,给小宝宝的安全出生埋下隐患。产前要洗澡,除去身上的污垢。此外,阴部的护理也十分重要,可以用专用的消毒湿巾擦拭。如果有破水情况出现,一定要让孕妇呈头低脚高姿势,及时送往医院。

临近产期孕妇还要按时排便,因为胎儿入盆,膀胱等周围的器官与胎儿的距离就进一步拉近了。如果积留着大小便,胎儿也会受到影响。

即使快到预产期了,孕妈妈也应保持适量的运动,在早晨或者晚上散散步,适量的运动有助于保持血液流通,帮助胎儿按时入盆,以助孕妈妈顺利分娩。不过,由于此时孕妈妈身体已经非常笨重,不适合进行剧烈的、长时间的运动,每天散步20 ~ 30分钟即可。

了解待产中的突发状况

待产意指等待分娩,是指分娩前期等待身体状况成熟的一段过程。分娩过程中的待产时间一点也不短,初次怀孕者一般都在8 ~ 12个小时或者更长时间。在这一段时间里,孕妈妈需要忍耐一阵紧似一阵的阵痛性宫缩,而且可能要独自躺在分娩室的产床上,等待产道完全打开。医护人员可能会在固定的时间来帮助产妇检查宫颈开口状况。

由于胎儿的出生迫在眉睫,孕妈妈身心紧张,容易出现一些突发情况。

1.胎儿窘迫

胎儿窘迫即是胎儿正处于缺氧窒息的状况,这种情况常常发生于孕妇子宫收缩较剧烈、胎盘功能不良、胎儿脐带受压迫、脐带绕颈或破水太久没有娩出等情况。胎儿窘迫时间过长,会危害到生命,医生及时采取措施是关键。

2.脐带脱垂

脐带脱垂是指破水后脐带先胎儿而出,胎儿娩出时压迫脐带,导致自己血液、营养供输系统阻断的情况。如果此情况持续5分钟,就有可能导致胎儿死亡。脐带脱垂多是在胎位不正及破水的情况下发生。面对这种情况,要让孕妈妈采取头低脚高的姿势躺着,并用手伸入产道将胎儿向上顶,然后及时进行剖宫产。

3.胎盘早剥

胎盘早剥是指在胎儿尚未出生时,胎盘提前剥落的情况,会导致胎儿窘迫以及产妇大出血。在待产过程中,如果产妇的阵痛转变为持续性的腹痛,且阴道出血有所增加,则可能为胎盘早期剥离。如果确定为胎盘早剥,则要及时采取剖宫产。

4.胎头骨盆不对称

胎头骨盆不对称是指胎儿头部与产妇骨盆不相称的情况,常表现为胎头太大或母亲骨盆腔过窄。发生这种情况,胎头便被卡在骨盆中,不再下降,子宫颈也无法开足,所以不能进行顺利的自然分娩,这时多半要采取剖宫产。

5.麻醉意外

对于采用无痛分娩或剖宫产分娩的产妇来说,在使用一定剂量麻醉剂时,有可能会出现过敏或麻醉意外。发生这种情况,须及时处理,以免发生危险。

不过,现在分娩技术已经非常发达,医护人员已经积累了相当丰富的经验,只要及时采取了措施,基本上不会出现危及胎儿或产妇生命的情况。

孕育箴言

分娩是一项复杂而艰巨的任务,在分娩过程中,任何意外情况都可能会发生,有些情况医生都无法从容应对,作为普通人的我们更难以很好地解决。所以孕妈妈一定要选择在医院分娩,而不是在家分娩,这样可以降低分娩时的风险。

胎儿的营养输送器:胎盘

胎盘是指妊娠期间由胚胎的胚膜和母体子宫内膜联合长成的,承担母子间交换物质重任的过渡性器官。简单说来,胎盘其实就是维持胎儿营养,使胎儿与母体保持联系又彼此相对独立的器官。

胎盘呈圆盘状,主体部分是树枝状的绒毛,中央厚而边缘薄,嵌在子宫壁中。胎盘有两面,向着羊膜腔的一面,即向着胎儿的那面非常光滑,称为"子面",子面中央有脐带。脐带中有血管,由其分支连接各绒毛子叶。胎盘的"外面",即向着母体的一面表面粗糙,它是剥离的蜕膜组织撕裂断面,称为"母面"。分娩时,子宫收缩促使胎盘剥离,从而随着胎儿掉落出子宫。

胎盘对胎儿和母体的作用非常大,它不仅可以从母体中吸取营养提供给胎儿,而且还产生多种维持妊娠的激素,以保证妊娠持续进行。

胎盘和胎儿一样,是逐渐发育成熟的。其成熟度可分为0 ~ 3四个级别:

0级意味着没成熟,妊娠12 ~ 28周的孕中期阶段,胎盘都是0级;1级标志胎盘基本成熟,30 ~ 32周的妊娠晚期胎盘基本处于1级状态;2级是指胎盘已经成熟,多指妊娠36周以后胎盘状态;妊娠38周后,胎盘进入3级状态,即胎盘开始衰老,逐渐开始出现钙化和纤维素沉着现象。这种现象的发生意味着胎盘输送氧气及营养物质的能力降低,胎儿随时可能有危险。

胎盘成熟度与妊娠时间长短大致有这样的协调性,但是这样的协调性并不是完全准确的,每个人的情况都不同。一般胎盘成熟度进入2级,即是胎儿可以出生的标志。

进入孕38周以后,检查胎盘成熟度时可能会获得不同的结果,有人是0级,有人是1级,也有的人会达到2级或3级。胎盘成熟度意味着胎盘的功能。通常胎盘成熟度达到2级或者3级,而胎儿也成长到孕38周以上,则可视为胎儿和胎盘都成熟,达到了临盆的标准。

如果在孕早期,胎盘达到了成熟度3级,则可认为胎盘早熟,此时要仔细检查胎儿情况,看胎盘功能还能否支持胎儿成长发育,如果不能则要采取措施。如果胎儿尚不具备出生后生存的底线,而胎盘已经钙化,那么胎儿就会停止发育,必须采取终止妊娠措施。

孕育箴言

相对于胎盘早熟情况,胎儿已经达到了出生的标准,获得了出生后生存的能力,而胎盘依然还处在初成熟期或者未成熟期时,要参照其他因素,比如羊水状况、双顶、股骨颈等。如果羊水状况不妙,而且孕妇已经到了过期妊娠的底线,那么最好采取剖宫产措施。

怀孕第39周:万事俱备,等待宝宝

本周胎儿发育和孕妈妈的饮食

这周胎儿的体重达到3 200 ~ 3 400克,当然还有的胎儿达到3 500克,甚至4 000克。尽管如此,胎儿还在继续长肉,这些脂肪储备将会有助于宝宝出生后的体温调节。这周的胎儿安静了许多,是因为胎儿的头部已经固定在骨盆中,缓慢地向下运动。

胎儿压迫胃的程度渐小，孕妈妈感到胃舒服了，食欲也增加了。不过孕妈妈常感到腹部发胀、子宫出现收缩的情况，这种情况如果每日反复出现数次就是临产的前兆。当子宫收缩时，孕妈妈把手放在小腹上，会感到腹部发硬。

即将要分娩了，孕妈妈可能会很激动，但是在激动的同时，孕妈妈还是不要忘记补充胎儿需要的营养，这周的孕妈妈可多进食一些鱼、鸡蛋、牛奶、花生、核桃、果仁、芝麻等。

本周给孕妈妈推荐的饮食为：木耳茭白、三鲜烩鱼唇。

1. 木耳茭白

【原料】茭白、水发木耳、盐、味精、胡椒粉、水淀粉、泡辣椒碎、蒜片、姜片、葱花。

【做法】先将茭白和木耳洗净，并把茭白切成长 4 厘米的薄片；泡辣椒、葱分别切成马耳朵形；将盐、胡椒粉、味精、水淀粉兑成芡汁；另起锅放油，下泡辣椒碎、姜片、蒜片炒香，再放入茭白片、木耳炒 2 分钟，放入葱花及芡汁；1 分钟后，出锅装盘即成。

【功效】木耳和茭白的营养都非常丰富，非常适合孕妈妈食用。

2. 三鲜烩鱼唇

【原料】发好的鱼唇、叉烧、花菜、冬菇、姜、葱、盐、生抽、糖、料酒、生粉、麻油、胡椒粉。

【做法】将鱼唇洗净，放入开水中煮 5 分钟，之后取出冲净切开；冬菇泡软去蒂，叉烧切片；青花菜洗净摘小朵，放入油、盐，水中焯熟盛起备用；姜切片、葱切段；另起锅放油，爆香姜片、葱段，放入鱼唇，加入调味料，鱼唇软了之后再加入叉烧、青花菜拌匀，下料酒、生粉、麻油勾的芡汁即可。

【功效】鱼唇是高蛋白质的食品，三鲜烩鱼唇最适宜胎儿补充蛋白质。

孕育箴言

孕晚期已经准备好了宝宝和孕妈妈的用品，不过这时可以再查看一遍，检查所准备的用品是否齐全。如果亲朋好友想要赠送你婴儿用品，那也不要客气，你不妨给他们派发任务，购买可以实际派上用场的物品，以免重复准备而导致浪费。

孕期第12次产检

第12次产检一般是孕期的最后一次门诊产检,此时孕妈妈在身体上虽然还没有什么特别的变化,但随着预产期的到来,很多孕妈妈都会表现出紧张的情绪,而且也会非常注意这个关键月份里的最后一次门诊产检。

第12次产检内容除了包括孕妇骨盆测量、腹围、宫高、胎儿胎位、胎心监护、B超等孕育专项检查外,还包括尿常规、血压、体重、身体有无水肿等常规性检查。这些检查结果能更准确地检测胎儿是否健康,帮助孕妇和家人辨别哪一种分娩方式更适合孕妇和胎儿。

在这次检查中,骨盆测量是重点,因为骨盆是胎儿娩出必须经过的通道,医学上称之为"骨产道",孕妇是否能够顺利分娩,选择哪种方式分娩与这次的骨盆测量有紧密的关系。

骨盆的大小与形态因人而异,孕妇的遗传因素、身体状况、营养状况以及种族等因素都是造成个体骨盆形态与大小差异的原因。产检在测量骨盆时,一般用骨盆各骨之间的距离,即骨盆径线,来标识骨盆大小、形态。如骨盆各径线测量值正常,则意味着孕妇可以选择自然分娩方式,而且多数能顺利分娩;相反,如果骨盆各径线显示骨盆有狭窄,则意味着自然分娩可能会不太顺利,最好选择其他分娩方式。

有时孕妈妈还会出现骨盆各径线测量值正常,但骨盆形态不符合自然分娩条件的情况,如骨盆大小不对称、畸形等,也不适合自然分娩。

由于预产期的来临,在第12次产检的同时,医生也会与准爸妈们讨论分娩方式的选择问题。在经过了孕妇骨盆测量、B超检查后,医生对孕妇身体状况,胎儿的健康、体重状况有一个了解,如果这些检查显示孕妇、胎儿情况正常,如骨盆大小、形态正常,胎儿体重也在新生儿正常体重范围内等,医生一般会建议孕妇选择自然分娩。

孕育箴言

对于分娩方式,人们最熟悉的是自然分娩和剖宫产,其实除了这两种方式外,还有中海油产钳助产术、胎头吸引术等分娩方式,不过这多是孕妈妈在自然分娩过程中出现不顺利,如宫缩乏力、胎位不正等情况时,医生不得不采取的措施。

过期妊娠怎么办

月经周期正常的孕妈妈在超过了预产期2周以上，孕期大于或等于294天尚未临产时，称为"过期妊娠"。超过预产期并不能简单地定义为过期妊娠。即使超过预产期2周以上，也应结合孕妇月经周期、排卵时间、胎盘功能、胎儿情况等多种因素才能确诊。

过期妊娠可出现两种情况。一种为胎盘功能正常，不影响胎儿健康，但继续妊娠可使胎儿长得过大，头颅过硬，通过产道时有困难；另一种为胎盘功能迅速减退，呈现衰老变化，胎盘不能再给胎儿提供足够的氧和营养物质，这种情况可导致胎儿严重缺氧，使已经发育良好的胎儿变得形体消瘦、皮肤多皱，胎儿脑细胞功能受到影响，还有可能造成小儿智力低下或神经系统后遗症。

一旦确定了过期妊娠，要及时采取措施。因为过期妊娠造成难产、胎儿缺氧率以及孕妈妈产后大出血的概率很高，容易给孕妈妈和胎儿带来生命危险，所以孕妈妈需在怀孕42周之前入院，积极配合医生准备引产。引产时间尽量选择在胎儿胎盘经检查尚具一定储备时促使分娩发动，迫使胎儿娩出，使其脱离危险，确保母子安全。

针对过期妊娠的措施一般有两种，一种是选择剖宫产术，一种是通过药物促宫颈成熟，即引产术。不过，目前促宫颈成熟的行之有效的方法少，往往药物引产失败后，迫不得已行剖宫产手术。

过期妊娠对母子不利，尤其对胎儿有害，所以应当避免其出现。防止过期妊娠应做到这几方面：按期做孕期保健检查；核对末次月经及以往月经周期是否规律，以准确计算胎龄；及时监测胎儿情况，如有异常要及时就医；经过核实，凡预产期超过10天，应入院做好引产准备，计划分娩；如羊水不少，胎儿大小适中，胎盘功能正常，宫颈尚不成熟的，可积极进行宫颈软化，在全面监测后，延迟分娩2～3天。

孕育箴言

面对妊娠过期的情况，如果是高龄孕妈妈、患有妊高征者，或者胎儿过大，则应该积极引产，为抢救胎儿并保障孕妈妈的安全，可施剖宫产。需要提醒准爸妈的是，如果没有条件随时监测，则应及时采取引产措施，千万勿使妊娠周期超过42周。

本周准爸爸该做些什么

孕妈妈就要进入预产期,准爸爸开始准备迎接妻子分娩的时刻到来,把到外地开会、出差等事情推掉,尽量离妻子近一些,以便随时听从妻子的召唤。这时的准爸爸可能比准妈妈更心急,准妈妈主要担心宝宝能否顺利出生,准爸爸不但担心宝宝是否顺利出生,更担心妻子是否能平安度过分娩难关。

此时,准爸爸除了准备好妻子和宝宝的日常用品外,还要多关注妻子的心理,消除妻子的紧张感,与妻子共担分娩的一切风险。

尽管进入产房、分娩室时孕妈妈是关键人物,但准爸爸对医护程序的了解,可以更好地缓解孕妈妈的情绪,让孕妈妈更好地配合医护人员进行分娩。准爸爸在了解医护程序的同时,也是给自己提个醒,不要对医护人员采取的助产等程序一惊一乍,影响孕妈妈心情。

在分娩前后,大多数孕妈妈都希望自己处在一个舒适的环境下:光线柔和,室温适宜,环境清静,有亲人陪伴,有舒缓的音乐。在临产前,和妻子一起去了解一下病房、产房的环境,熟悉医生,能减少临产前的忧虑。住院时,准爸爸也可以带上一些能让她心理得安慰的东西,比如她喜欢的娃娃、衣服、小摆设等,让她即使在医院里,也能感觉到家的温馨。

在临产时,孕妈妈需要大量喝水,注意排尿,适当走动,不要让孕妈妈一直平躺着,这时准爸爸要及时提醒孕妈妈,并帮助孕妈妈活动。住院后,护士一般会教孕妈妈家属应该做什么,比如说记录宫缩时间等,准爸爸千万不要把它当作差事应付一下或者是认为一板一眼地按要求去做显得太"傻",要知道,准爸爸这时的一举一动都会极大影响孕妈妈的心情,而且这种影响是极其深远的。

最后,作为孕妈妈精神上的支持者,准爸爸一定要给予孕妈妈积极的心理暗示,让她积极地面对这个自然的生理过程,勇敢地面对这一刻。

孕育箴言

如果孕妈妈在分娩前没有充分的心理准备,或一直对分娩充满了恐惧,或对疼痛的耐受性比较差,进入产程第一阶段时,往往会被一阵阵突如其来的宫缩疼痛打倒,不断地哭喊,从而导致自己和家人紧张。所以,产前对分娩相关知识的学习和心理准备尤为重要。

怀孕第40周：幸福来敲门

本周胎儿发育和孕妈妈的饮食

这周胎儿所有的器官已全部形成，头盖骨变硬，指甲也长到超出手指尖，男宝宝睾丸完全下降到阴囊之内，女宝宝的大阴唇已充分发育，乳房稍稍隆起。胎儿已完全可以在体外独立生活了，这时的胎儿已迫不及待想出来与爸爸妈妈见面了。

这周孕妈妈的腹壁胀得鼓鼓的，像个快爆破的气球，肚脐眼也消失了，成了平平的一片。在40周末，腹壁紧绷有时痒得难受。大部分的胎儿也在这一周诞生，但提前2周或者延迟2周也都属于正常。

胎儿马上要与孕妈妈见面了，刚出生胎儿的大部分营养来自妈妈的母乳，所以孕妈妈在临产前的几天要注意多进食一些有助于下奶的食物，像含蛋白质较多的食物可以让孕妈妈的奶水充足。

分娩的这一周，孕妈妈的饮食以清淡精细为主，可以进食一些清汤面、牛奶、巧克力等。

本周给孕妈妈推荐的菜谱为：蜜枣麻根母鸡汤、香椿拌豆腐。

1. 蜜枣麻根母鸡汤

【原料】老母鸡、麻根、蜜枣、生姜、葱、盐、鸡精、绍酒、胡椒粉。

【做法】先将老母鸡和麻根洗净，葱切段备用；另起锅把水烧开，放入老母鸡，用中火煮去其中血水，捞起洗净备用；把鸡放入煲内，加入麻根、蜜枣、绍酒、生姜、葱，注入清汤，用小火煲2小时至鸡烂；调入盐、鸡精、胡椒粉，再煲5分钟去葱即可。

【功效】这道菜能清热止血，对孕妈妈产前心胸烦闷有显著疗效。

2. 香椿拌豆腐

【原料】豆腐、香椿、香油、精盐适量。

【做法】先将豆腐用开水焯一下，之后切成小方丁，放入大碗中备用；把香椿洗净，同样也用开水烫一下，切成末，放在豆腐上面；加入精盐、香油，拌匀装盘即成。

【功效】这道菜味甘微寒，且营养丰富。

消除焦虑，从容"应战"

　　分娩有时会经历很漫长的过程，尤其是待产期的时间更长，可能要经历十几个小时甚至数十个小时，在这期间，有很多孕妈妈会多愁善感，常想到分娩时如何度过，分娩后如何抚养宝宝等问题，于是在临产前会产生焦虑。

　　焦虑情绪对身体健康影响非常大，而孕妈妈正处于孕育的特殊时期，如果长期陷于焦虑情绪中，可能会对自己身体或胎儿造成直接的影响。产前严重焦虑的孕妈妈采取剖宫产及阴道助产方式分娩的比例比正常孕妈妈高1倍。严重焦虑时会有恶性妊娠呕吐症状，这可能会导致早产。

　　孕妈妈对分娩过分恐惧而使精神过度紧张，或因胎儿长得太大或胎位不正常等，使产程延长，导致胎儿的头部受压时间过于长久，会使大脑受到损伤。

　　要想改善孕妇的焦虑情绪，除了要有针对性地减轻孕妇身体不适情况外，孕妇自身也应该采取积极的态度，和家庭成员共同努力消除产前焦虑。

　　孕妇在妊娠最后阶段，通常表现为心理依赖性强，希望寻求保护，引起他人重视。其实，这并非娇气，而是一种正常的心理反应。孕妇会喋喋不休，这是宣泄不良情绪的合理渠道。丈夫应该理解妻子情绪上的波动，耐心倾听妻子诉说，给予妻子精神上的鼓励和安慰，打消其心中顾虑，尤其是在孩子的性别上避免给妻子施加压力。腹壁紧绷会给孕妇造成多种不适，丈夫可在晚间为妻子轻抚腹部，不但可与尚未谋面的宝宝交流，且又减轻了妻子的不适，使妻子依赖心理得到满足，焦虑情绪得到改善。

　　对孕妈妈来说，要自己学会调节情绪，这也是改变坏情绪的根本。要有意识地提醒自己保持良好的情绪，尽量不去思考那些消极的、负面的信息，注意身心调节。孕妇要增加对自身的了解，增强生育健康宝宝的自信心。还要多了解孕产知识，特别是分娩过程，纠正对生产的不正确认识。生育能力是女性与生俱来的能力，生产也是正常的生理现象，相信自己能顺利产下宝宝。

最后，有产前并发症的孕妇必须积极治疗并发症，有问题及时请教医生，保持良好情绪。也可以和一些妈妈们交流一下，讨教一些经验。临产前做一些有益健康的活动，如编织、绘画、唱歌、散步等，也可以消除不良情绪。

孕育箴言

临产之前，孕妈妈要保持镇静放松的心态，相信医生护士的判断，并且冷静对待临产前出现的任何问题。如果孕妈妈格外紧张，那身边的家人会更加紧张，这样不利于你的顺利分娩。所以，孕妈妈和家人都要做好产前的思想准备，勇敢面对。

宫内环境和胎儿变化

大多数胎儿都将在怀孕第40周诞生，不过由于受孕具体时间确定有差异，第40周的确定有难度，很多孕妈妈知道哪个月受孕的，却没办法确定哪一天受孕，因此从确定早孕那刻起到这一周的前2周或者后2周出生都是正常的。如果推迟2周后，还没有临产迹象，那就需要采取催产措施了，因为从孕妈妈进入怀孕第40周起，宫内环境和胎儿都发生了变化。

孕晚期时胎儿位置向下降，子宫底高33～35厘米，胃及心脏的压迫感减轻，但膀胱及大肠的压迫感却增强，尿频、便秘的情形更加严重。此外，下肢也有难以行动的感觉。

这时孕妈妈会觉得子宫变得比以前"硬"一些了，但实际上这并不是子宫本身变"硬"了，而是由于胎儿的快速成长，将小小的子宫撑得变硬了。相反，这时子宫和阴道趋于软化，容易伸缩，分泌物增加，而子宫颈会变得柔软、成熟。它变薄了，并且拉长，开始出现扩张。有些孕妈妈在分娩前几周宫颈就已经扩张，而另一些人直到进入分娩时宫颈尚未张开。

这些都是孕妈妈感觉到的子宫变化，而在孕妈妈感觉不到的子宫内部，也正开始着变化。子宫内此时羊水总量已经降低，通过B超检查可以发现羊水指数在8～18厘米，而且羊水质量也发生了变化。原来的羊水是清澈透明的，现在由于胎儿身体表面绒毛和胎脂的脱落，及其他分泌物的产生，羊水变得有些混浊，呈乳白色，胎盘的功能也逐渐退化。这一系列的变化表明胎儿在宫内的环境越来越严峻,羊水会逐渐减少,胎儿的活动空间受到限制,传输营养的通道正在渐渐退化,胎儿已经到了"瓜熟蒂落"的时候。

第40周胎儿皮下脂肪继续增厚,皮肤滋润,没有皱纹,且呈现光泽的淡红色,头发可能会有2～3厘米长,指甲已越过指尖,正持续向外生长。内脏、肌肉、神经等非常发达,头部已进入了母体骨盆之内,为即将到来的出生做好了准备。

怀孕到第40周,无论是宫内环境,还是胎儿成长状况都已经做好了分娩的准备,此时孕妈妈也要一切准备就绪,耐心等待宝宝的降生。

> 到了预产期,如果宝宝还没有动静,孕妈妈要加强运动,直立运动能促使胎儿入盆。同时还应多锻炼盆底肌肉,增加产力。不过运动时要有人在身边,以免发生意外。

本周孕妈妈怎么吃

从子宫规律地收缩开始,到胎儿、胎盘娩出,分娩的全过程是一个"持久战",初孕妈妈大概需要16～18小时才能完成,而孕妈妈在分娩的过程中还要根据宫缩的节奏用力,以保证胎儿顺利娩出。据产科专家研究,孕妈妈的正常产程总共约消耗热量6 200千卡,就相当于爬上200多层楼梯或跑完1万米所消耗的能量。所以,孕妈妈在临产前需要补充些热量,以保证有足够的力量促使子宫口尽快开大,顺利分娩。

分娩通常可以分为三个过程,第一产程、第二产程以及第三产程。一般第一产程就是通俗意义上的待产时间,即孕妈妈已经躺在了医院的床上,只不过由于产道还没全开等原因,还没有进入分娩室;而第二产程则是已经正式进入了分娩程序,甚至可以看到孩子的头。此时,已经不宜再进食,所以,其实孕妈妈能够补充体力的时间只能是第一产程内。

分娩会消耗大量能量,孕妈妈产前要补充足够的食物,那应该吃些什么呢?

孕妈妈在产前要吃一些营养价值高、热量高、易消化的食物,如一些以淀粉类食品为主的细软食物和流质食物,面包、稀饭、蛋糕、面条等,也可喝些糖开水，保证体力和精力。但要照顾孕妈妈的口味，并且要少量多餐，以增加体力。

孕妈妈还要注意补充足量的水分，为分娩时失去过多的水分做储备，所以可以适量饮白开水或者自榨果汁等，但要注意及时排尿。

在临产前还可吃些有利于分娩的食物，如空心菜粥、马齿苋粥和小米面茶等。

当前大多数营养学家和医生都认为，巧克力是"助产大力士"。首先是它营养丰富，含有大量的优质糖类，而且能在短时间内被人体很快消化、吸收和利用，产生出大量的热量，供人体消耗。据测定，每100克巧克力含有50克糖类、30克脂肪、15克蛋白质，还含有较多的锌、维生素B₂、铁和钙等。它被消化、吸收和利用的速度是鸡蛋的5倍、脂肪的3倍。其次是它体积小，发热多，而且香甜可口，吃起来也很方便。只要临产前吃少量巧克力，就能在分娩过程中产生出很多热量。所以，让孕妈妈在临产前适当吃些巧克力，对母亲和宝宝都十分有益。

孕育箴言

产前应该补充什么样的食物，很多人都清楚，但常常忘记了不该吃什么样的食物，而恰恰是这些误区可能会引起很严重的问题。平时适合孕妈妈补充营养的食物，如鸡蛋、龙眼等，分娩临近都不宜吃。鸡蛋不容易消化，龙眼则会导致子宫收缩无力，所以这些都会妨碍分娩。

准爸爸要为"月子"做准备

在孕妈妈要进入产房，开始承受分娩之痛时，准爸爸们也需要学习一些伺候"月子"的知识。"坐月子"期间新手妈妈身体极度虚弱，而且还需要哺乳小婴儿，身心都经历重大改变，这对女性来说是一段特殊时期，很多事情都需要新手爸爸来帮助完成，所以准爸爸必须要提前了解一些有关"坐月子"的事。

女性在经历了孕育之后，身心状况会产生较大变化，而且在照顾婴儿方面，可能会与老一辈产生分歧，引起情绪上比较大的变化，这时作为丈夫要多体谅、体贴妻子，与妻子交谈，鼓励妻子宣泄内心的喜悦或苦闷，给予更多的关心和体贴，千万不要对妻子漠不关心，甚至争吵和埋怨。

孕妇经历生产后，首先要做的就是休息，而丈夫给妻子提供一个良好的起居环境非常重要。要保持卧室的温度和空气的清新。如果是在冬天，还要注意保持室温；如果是夏季，则要注意保持屋子的通风，清新的空气有利于孕妈妈的恢复和精神的愉悦。只要注意别让风直接吹到新手妈妈和新生儿就可以了。

孕妈妈生产过程中会消耗极大的体力，及时的休息和营养很有必要。尤其要注意的是产后前几天，由于体力尚未恢复，消化功能较弱，所以要给予富含营养、易于消化、不油腻的半流质食物，以后逐渐转为普通饮食；不要一味大鱼大肉，要合理添加蔬菜和水果，这样做既可以防止发胖，又可以增加膳食纤维，防止便秘。

有些孕妈妈产后乳房柔软，无胀感，没有乳汁分泌，这是产后虚亏、气血不足的表现。此时，丈夫应注意调整饮食，让孕妈妈多吃雄鸡、猪蹄、鲤鱼等营养丰富的食物，以使乳汁更快分泌。

孕育箴言

生完孩子后，新手妈妈就开始了较长的坐"月子"历程。妈妈本来分娩时就会消耗大量体力，已精疲力尽，同时又要担负哺乳宝宝的责任，更加剧了疲劳程度。这时，新手爸爸应该主动承担家务以及部分照顾宝宝的责任，以帮新手妈妈减轻负担。